口腔修复和重建中的
功能𬌗学

Functional Occlusion
in Restorative Dentistry
and Prosthodontics

口腔修复和重建中的功能殆学

Functional Occlusion
in Restorative Dentistry
and Prosthodontics

（澳）艾文·克林伯格　（澳）斯蒂芬·埃克特　主编　　　张　渊　主译
（Iven Klineberg）　　（Steven E. Eckert）

（美）乔治·扎伯　序
（George Zarb）

北方联合出版传媒（集团）股份有限公司
辽宁科学技术出版社

图文编辑：

张　浩　刘玉卿　肖　艳　刘　菲　康　鹤　王静雅　纪凤薇　杨　洋　戴　军　张军林

图书在版编目（CIP）数据

口腔修复和重建中的功能殆学 /（澳）艾文·克林伯格（Iven Klineberg），（澳）斯蒂芬·埃克特（Steven E. Eckert）主编；张渊主译. —沈阳：辽宁科学技术出版社，2024.5

ISBN 978-7-5591-1943-8

Ⅰ.①口⋯　Ⅱ.①艾⋯　②斯⋯　③张⋯　Ⅲ.①口腔科学—矫形外科学　Ⅳ.①R783

中国国家版本馆CIP数据核字（2024）第058533号

出版发行：辽宁科学技术出版社
　　　　　（地址：沈阳市和平区十一纬路25号　邮编：110003）
印　刷　者：鹤山雅图仕印刷有限公司
经　销　者：各地新华书店
幅面尺寸：210mm×285mm
印　　张：15.75
插　　页：4
字　　数：320千字
出版时间：2024年5月第1版
印刷时间：2024年5月第1次印刷
出　品　人：陈　刚
责任编辑：殷　欣　苏　阳
封面设计：袁　舒
版式设计：袁　舒
责任校对：李　霞

书　　　号：ISBN 978-7-5591-1943-8
定　　　价：298.00元

投稿热线：024-23280336
邮购热线：024-23280336
E-mail:cyclonechen@126.com
http://www.lnkj.com.cn

ELSEVIER

Elsevier(Singapore) Pte Ltd.

3 Killiney Road

#08–01 Winsland House I

Singapore 239519

Tel: (65) 6349–0200

Fax: (65) 6733–1817

FUNCTIONAL OCCLUSION IN RESTORATIVE DENTISTRY AND PROSTHODONTICS

This translation of Functional Occlusion in Restorative Dentistry and Prosthodontics edited by Iven Klineberg, Steven E. Eckert, was undertaken by Liaoning Science and Technology Publishing House Ltd and is published by arrangement with Elsevier (Singapore) Pte Ltd.

Functional Occlusion in Restorative Dentistry and Prosthodontics edited by Iven Klineberg, Steven E. Eckert由辽宁科学技术出版社有限责任公司进行翻译，并根据辽宁科学技术出版社有限责任公司与爱思唯尔（新加坡）私人有限公司的协议约定出版。

口腔修复和重建中的功能殆学，张渊主译

ISBN 978-7-5591-1943-8

Copyright © 2016 by Elsevier Limited

主译

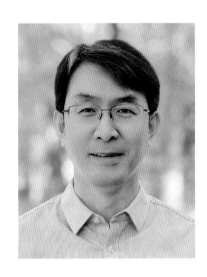

张渊

中国科学院大学西安存济口腔医院院长

杭州口腔医院温州分院院长

存济口腔学术委员会颞下颌关节学组组长

西北大学口腔医学院兼职教授

延安大学口腔医学院兼职教授

空军军医大学（原第四军医大学）口腔医院颞下颌关节门诊博士

丹麦Aarhus大学牙医学院、Aalborg大学访问学者

2009年教育部"国家精品课程"团队成员，国家级数字教材《口腔解剖生理学》编委，陕西省科技进步一等奖团队成员，主译《天然牙列和种植体的调𬌗治疗：三维咬合》。

副主译

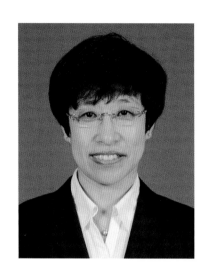

李波

医学博士，副教授，副主任医师，硕士研究生导师。中国医科大学口腔医学院解剖生理学教研室副主任。辽宁省口腔医学会颞下颌关节病学及骀学专业委员会委员，辽宁省生命科学学会睡眠专业委员会委员。《Chinese Medical Journal》《华西口腔医学杂志》《中国医科大学学报》《解剖科学进展》《中国组织工程杂志》审稿专家。主编、参编专著7部。主持省级科研课题3项。发表核心期刊论文20余篇，其中SCI收录5篇。

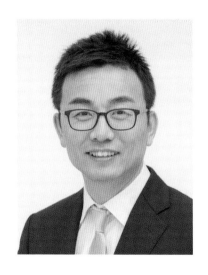

周炜

医学博士，空军军医大学口腔医院修复科副主任医师。2002年本科毕业于空军军医大学口腔医学院，2010年获口腔医学博士学位。中华口腔医学会口腔种植专业委员会青年委员，陕西省口腔医学会口腔修复学专业委员会青年委员，国际口腔种植学会（ITI）会员。长期致力于口腔种植修复的基础与临床、口腔美学以及显微修复。主译《龈上美学修复》《可摘义齿临床指南》《牙齿磨损修复与控制》《无牙颌患者全口义齿治疗》。在《Clinical Oral Implant Research》等杂志发表SCI论文7篇。2011年获得全军优秀博士论文，2019年3M lava全国优秀病例奖。

译者

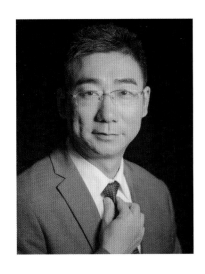

储庆

医学博士，空军军医大学口腔医院牙周病科副主任医师。毕业于空军军医大学，访日学者，中国科学院大学西安存济口腔医院牙周黏膜病科主任。中华口腔医学会老年口腔医学专业委员会委员，中华口腔医学会牙周病学专业委员会青年委员，陕西省口腔医学会牙周病学专业委员会委员。《实用口腔医学杂志》《中华医学教育杂志》等杂志审稿人，国家口腔执业医师资格考试考官，主编、副主编专著2部，参编教材5部。主持并参与国家级以及省部级课题10项。专注口腔领域的临床与基础研究，发表研究论文20余篇，其中SCI收录8篇。擅长牙周病的综合治疗、牙周病及口腔黏膜病的中西医结合治疗，在临床上积极推广并开展牙周病的微创治疗、牙周激光治疗、牙龈美容手术、牙周组织再生治疗以及牙周病多学科联合治疗等。

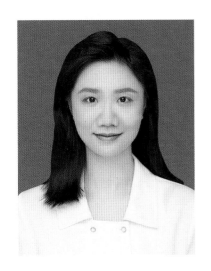

张璇

口腔正畸学硕士，主治医师。2014年在空军军医大学口腔医学院获得正畸学硕士学位，后一直工作于空军军医大学口腔医院颞下颌关节病科。中华口腔医学会颞下颌关节病学及殆学专业委员会会员，陕西省口腔医学会颞下颌关节病学及殆学专业委员会会员。

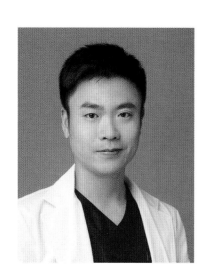

赵翰驰

主治医师

2017年获四川大学华西口腔医学院修复学硕士学位

前成都武侯艾珂口腔全科医生

现成都瑞泰口腔全科医生

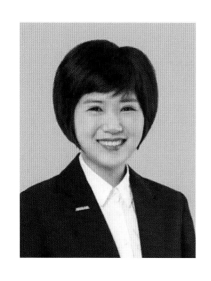

唐卫容

2003年9月—2011年7月，南京医科大学口腔医学院全日制学习，口腔临床医学硕士研究生毕业。

2011年7月—2015年7月，三甲医院口腔综合科工作。

2015年8月—2021年6月，瑞尔齿科（杭州欧美中心）工作，任职诊所副主任。

2021年7月—2022年7月，北京摩线口腔门诊部副主任，全科医生。

2022年9月至今，杭州口腔医院集团杭州下城口腔医院正畸综合科主任。

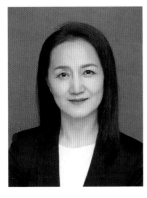

一度被俗称为"玄学"的𬌗学，之所以不断受到业内热捧，显然不是因为它的"玄"。处于咬合治疗第一线的牙医，对𬌗学所表现出来的热切渴望和锲而不舍的追逐，是𬌗学旺盛生命力的重要源泉。

当闭锁的国门突然被打开，业界如饥似渴的学习精神令人震惊，几十年如一日的追赶，也使得我们在一定程度上养成了一种惯性，那就是学习一切可及的知识。然而在学习𬌗学的时候，我们尴尬地发现，拿来主义在这里好像走不通，因为𬌗学这门学科本身，面临着很多科学问题，大家都在摸索，在从不同的角度寻找答案。我们几乎是被这种不愿看到的事实拖着跨过了"抄作业"阶段，跟跟跄跄进入了探索的轨道。这或许也是𬌗学这一特殊学科所带给我们的一种幸运？它逼着我们走出"舒适区"，深度参与思考、实践、创新的医学研究过程。

无论如何，交流是创新不可或缺的环节，在大家都懵懂的时候，交流可以让某些微弱的光照进某一个角落，进而点亮一盏灯，照耀前进的方向。交流有多种形式，如发表研究论文、召开学术会议。在许多高水平的国际学术会议上，我看到显赫的声明：不代表任何商业利益；我看到学术争鸣中直截了当的提问以及谦卑的答复。这些百年学术沉淀下来的规矩，让我们感受着独立思考的力量，体会着他人分享独立思考结果的价值所在。

这本《口腔修复和重建中的功能𬌗学》，就出自这样一批长期浸染于学术界的资深口腔学者，他们中许多人很早就执着于𬌗学相关领域研究。例如：Iven Klineberg、Barry J. Sessle、Gunnar E. Carlsson、Sandro Palla，我与他们都有过面对面地交流。他们出色的研究工作和牙科教育/工作背景，给这本书的内容增色不少。他们尽可能客观地以平视的角度，全面阐述了目前𬌗学在修复学中的应用情况及其科学依据。

主译张渊约20年前在我指导下就读博士学位，在咬合-颞下颌关节生物力学研究方面颇有钻研，博士毕业后一直从事颞下颌关节紊乱病的诊疗工作，因而对相关基础和临床问题有自己的经验与思考，这本译著倾注了他对𬌗学的热爱和追求。将国际同行的研究成果介绍给国人，让我们看到更广阔的学科风景，这无疑将促进𬌗学的学术交流和专业发展。相信口腔修复专业乃至更多其他口腔医学专业的医生，会从中受益。

王美青

复旦大学上海口腔医学院𬌗学研究院院长、教授、主任医师，曾任美国Tufts大学客座教授。从事口腔解剖生理学教学、𬌗学及颞下颌关节病学的研究和相关诊疗工作。曾获得"全军优秀教师"称号，以及育才银奖、金奖，IADR百年大庆"发现号"封面论文奖。以申请人身份获得国家自然科学基金11次。以第一完成人身份获得陕西省科技进步一等奖、军队科技进步二等奖等科技奖励；2014—2021年连续荣获Elsevier出版物"中国大陆"十大高被引口腔医学专家之一。现任《Arch Oral Biol》副主编及多本SCI杂志的编委。

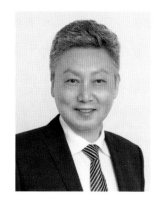

殆学一直以来都是口腔基础和临床研究的关注点与热点，也是口腔各临床专业众多医生感兴趣但又感到难以掌握的一个内容。非常高兴看到张渊教授主译的这本《口腔修复和重建中的功能殆学》在国内出版，为广大渴求掌握殆学知识的专业人员提供了一个很好的学习机会。

本书由众多国际知名专家合编而成，其中既有基础研究领域的科研学者，也有专注于临床诊治的医疗专家，同时也不乏二者兼顾的典范。本书书名虽然强调是口腔修复中的功能殆学，但内容也涉及牙周、正畸、种植等多个专业学科，从基础到临床的不同角度，对殆学理论系统地进行了阐述，尤其是对外周与中枢神经系统之间信号传递过程的讲解，非常有助于临床医生理解在患者诊治中遇到的一些临床现象，知其然也知其所以然，利于掌握临床治疗规律，这是特别值得强调的。

殆学是口腔医学的学科之一。本书中所提供的临床随机化对照实验，不仅让我们看到殆学研究严谨的科学方法，同时也更容易理解实验结果对于贯彻殆学理念的治疗原则确实十分必要，特别是在涉及口颌重建的治疗，如正畸、修复和种植治疗时。针对正畸的治疗原则、保持以及复发等情况，本书也从殆学角度给予了专业的建议。属于不可多得的有益于临床多学科的参考图书。

张渊教授是长期在殆学领域进行基础研究和临床治疗的专家，不仅有扎实的理论基础和丰富的临床经验，更勤于钻研和学习，拥有开阔的视野。相信由他领衔翻译的这本《口腔修复和重建中的功能殆学》，一定能让开卷者获益。正如本书作者所言"殆学是一门相对年轻的学科"，还有很多问题需要深入研究，我们也期待有更多新的研究成果和学术著作能够推出。

陈丹鹏

主任医师
医学博士、教授
杭州口腔医院集团总院长
中华口腔医学会口腔美学专业委员会常务委员
浙江省口腔医学会医院管理专业委员会副主任委员
浙江省口腔医学会正畸专业委员会委员
英国爱丁堡皇家外科学院正畸专科院员

在口腔科学研究的浪潮中，有关𬌗的话题似乎已经完全被淹没，要么依然努力挣扎着在牙科学校课程体系中保留一个独立的临床学科位置，要么在口腔医学各专业学科范畴的冲突"夹缝"之中陷落生存。因此，往往只有在继续教育课程中讲到的关于𬌗的问题才会备受重视，但是在这些课程中，一些才华横溢、自信满满的牙医经常会将他们的临床经验和观察结果包装成令人狂热的"艺术品"，最终这些教育课程使得受众忽略了相对较新的科学方法对传统观念的挑战，不论他们的科学背景如何，对于𬌗学真实意义的陈旧执念，已然无法得到质疑和改进。

但还是有一些著作力争把𬌗学置于其应有的科学背景下，其中由Norman Mohl、Gunnar E. Carlsson、John Rugh和我在1988年共同主编的书就是一个特别好的开端。然而30年来，骨结合、CAD/CAM相关的生物技术、疼痛治疗以及神经可塑性等相关领域的科学进步，已经深刻地改变了牙科专业的格局，因此现在需要对𬌗学逐渐发展的生物学背景进行更创新和更全面的思考。

于是这本书应运而生！

值得注意的是，尽管𬌗学仍然是一门相对年轻的学科，但是在研究中并不排斥将所总结出的临床观察、经验与科学的见解、解释进行相互印证，而且这一点在我们面对悬而未决的临床问题时尤为重要。这也提醒我们，对于任何医学学科而言，忽视由临床观察而得出的解决问题方法，都会阻碍科学发展的进步。两位主编坚持认为，随着时间、疾病以及对肌肉和骨骼治疗性干预的发展变化，咬合也随之发生变化，所以非常有必要对𬌗的生物学过程有更为复杂的理解，这样的要求对于我们而言，既不可抗拒，又极具挑战。而且他们非常明智地招募到最能胜任这项工作的专业同行们，通过本书所述来彰显其学术目的。在𬌗这个经常被低估的主题上，对于编写本书的专家（实际上是整个团队）所采取的理性而又不教条的态度，谨代表广大同行致以诚挚的谢意。

George Zarb CM, BChD, MS, DDS, MS, FRCD(C)
多伦多大学名誉教授
《International Journal of Prosthodontics》主编

本书是关于𬌗及其在现代牙科临床实践和口腔修复学中的最新应用内容呈现。通过介绍牙齿咬合与咀嚼在维持认知水平和更高层次认知技能中的关键作用，为口腔修复实践提供了一个崭新的视角。这将是一个新的思考模式：强调通过理想牙齿状态或者功能重建来维持咬合关系的特殊重要性，并将其重要性扩大延伸到修复治疗和全身整体健康中。

同时本书所著的时代也正处于专业发展的十字路口，因为将生物学作为疾病治疗基础的口腔医学和修复学，都将在这场数字化革命中发生根本性转变，而在口腔种植学中，病例管理、种植修复治疗计划和决策制定中的骨结合原则一样，都具有深远的意义。在工业领域中已逐步引入计算机技术，以提高产能、准确度、精确度和效率，而临床科学也将是这些变革的受益者。在口腔修复学中，数字化革命已然开始涌动，数字化工作流程的可预见性特征也将促进和加速这场变革。计算机辅助设计和计算机辅助制造（CAD/CAM）的出现对修复牙科学的影响非常重大，这也与现代瓷修复材料的特性有着密切的关系。近年来，针对嵌体、高嵌体和全覆盖修复体的CAD/CAM设计程序正逐渐应用于临床实践。椅旁CEREC（Sirona，Bensheim，德国）CAD/CAM系统的采用极大地引起牙医的兴趣；尽管该系统早期版本提供的修复边缘密合度不够精密，但是经过10多年的技术发展，如今已经能够达到足够应用于临床实践的修复精度（Tsitrou et al. 2007；Lee et al. 2008）。在借鉴传统的失蜡技术（Almasri et al. 2011）的基础上，现代CAD/CAM技术进行提高并改进了边缘精度和边缘缝隙，这也是优化临床修复结果的关键特征体现之处（Renne et al. 2012）。

鉴于如今患者的三维（3D）影像数据近乎唾手可得，而且将这些图像与自然牙列和对颌牙齿表面的记录数据相结合的能力已然具备，那么就意味着能够实现静态和动态条件下对牙齿解剖结构进行近乎天然的复制。基牙预备时有可预估的精确外形，加上后续修复体能够实现精准切削，这两条都将是高质量牙体预备的直接结果，最终实现预后效果的提高。

三维拟合重建技术扩展已经被应用到许多领域，近年来也对牙科学有着深入的影响，正如引入的虚拟𬌗架概念。对于虚拟种植体植入设计的软件开发而言，通过获取的三维放射影像，如颌骨解剖的计算机断层扫描（CT）或容积锥形束CT与种植体植入软件系统（如Nobel Biocare从Nobel Guide、Nobel Clinician到Nobel Connect，以及SimPlant中的替代方案）相结合，在进行虚拟种植体植入的操作时，可以实现种植体在骨骼中三维位置的最优化。根据三维影像数据来确定和指导最终修复体可能所处的位置，再通过诊断性预备得到种植体的定位标记，而这些种植体定位标记是作为导板这个影像数据引导的重要组成部分。

CAD也使得颅颌面复杂手术变得容易，借助虚拟𬌗架计算机软件，就可以在计算机上进行手术模拟设计。而在传统的种植体植入设计中，转移患者记录（面弓和颌位关系记录）上𬌗架后，石膏模型的初始准备过程都是可以在模型上直接进行分析和修改的，最终为每位患者提供明确的治疗计划。

将现代软件应用与影像学解析相结合的一项三维成像和计算机仿真研究（Schendel & Jacobson 2009），开发出笔者提及的根据患者虚拟记录信息来实现个性化重建的软件，研究者报道，与传统的二维成像和研究模型𬌗架分析相比，在精度上该方法提高显著。Ghanai等（2010）继续对应用石膏模型、颌位关系转移记录和𬌗架的传统技术与计算机辅助三维外科设计衍生的虚拟技术进行了比较研究，通过开发的一个验证工具来评估传统技术和虚拟技术的差别，分析结果数据表明：在准确度上，虚拟技术方法最终得到的结果至少与传统技术是一样的，而且还能避免研究模型分析和转移咬合记录上𬌗架这些操作过程的需要，也就回避了这些操作所带来的误差。

本书分为4个部分：

第1部分内容包括咬合相关的生物学考量。Barry J. Sessle编写的神经生理机制与Stefan A. Hienz和Sašo Ivanovski对牙周生物学所做的全面综述，都是对神经网络的重要陈述。此外，还有𬌗与健康（Iven Klineberg）、𬌗与适应性（Sandro Palla和Iven Klineberg）、下颌运动及其控制因素（Greg M. Murray），以及颞下颌关节解剖特征和病理生理学（Sandro Palla）。

第2部分内容包括𬌗的形式和临床特征（Iven Klineberg）、综合治疗计划中的咬合诊断（Iven Klineberg），以及𬌗架、记录转移和研究模型（Rob Jagger和Iven Klineberg）。

第3部分是口腔种植的𬌗相关内容，包括口腔种植功能的生理学考量（Krister G. Svensson和Mats Trulsson）、口腔种植修复的咬合原则（John A. Hobkirk），以及口腔种植修复和临床治疗（Steven E. Eckert）。

第4部分内容是临床实践与咬合治疗，为患者提供了具体的临床治疗方法，具体包括颞下颌关节紊乱（Gunnar E. Carlsson）、咀嚼肌紊乱（Merete Bakke）、𬌗与牙周健康（Jan A. De Boever和AnneMarie De Boever）、𬌗与正畸（Om P. Kharbanda和M. Ali Darendeliler）、𬌗与固定修复（Terry Walton）、𬌗与活动修复（Rob Jagger）、颅颌面修复中的𬌗（Rhonda F. Jacob和Thomas J. Vergo Jr）、𬌗垫与咬合治疗（Tom Wilkinson），以及咬合治疗中的调𬌗（Anthony Au和Iven Klineberg）。

Iven Klineberg

Steven E. Eckert

参考文献

[1] Almasri R, Drago CJ, Seigel SC, et al: Volumetric misfit in CAD/CAM and cast implant frameworks: a university laboratory study, *J Prosthodont* 20:267–274, 2011.

[2] Ghanai S, Marmulla R, Wiechnik J, et al: Computer-assisted three-dimensional surgical planning: 3D virtual articulator: technical note, *Int J Oral Maxillofac Surg* 39:75–82, 2010.

[3] Lee KB, Park CW, Kim KH, et al: Marginal and internal fit of all-ceramic crowns fabricated with two different CAD/CAM systems, *Dent Mater J* 27:422–426, 2008.

[4] Renne W, McGill ST, Forshee KV, et al: Predicting marginal fit of CAD/CAM crowns based on the presence or absence of common preparation errors, *J Prosthet Dent* 108:310–315, 2012.

[5] Schendel SA, Jacobson R: Three-dimensional imaging and computer simulation for office-based surgery, *J Oral Maxillofac Surg* 67:2107–2114, 2009.

[6] Tsitrou EA, Northeast SE, van Noort R: Evaluation of the marginal fit of three margin designs of resin composite crowns using CAD/CAM, *J Dent* 35:68–73, 2007.

致谢 ACKNOWLEDGMENT

感谢来自澳大利亚悉尼的Rita Penos夫人的帮助和奉献，她从项目开始就与Iven Klineberg进行合作，并协助按照时间线推进工作安排，与作者持续相互交流，并且对逐步增加的文献知识数据库进行管理，以保持结论的科学性。

Anthony Au, BDS, MDSc, FRACDS, FICD, MRACDS(Pros)
Clinical Associate Professor, Faculty of Dentistry, University of Sydney, Sydney, New South Wales, Australia

Merete Bakke, DDS, PhD, DrOdont
Associate Professor, Department of Odontology, University of Copenhagen, Copenhagen, Denmark

Gunnar E. Carlsson, LDS, OdontDr/PhD, DrOdonthc, FDSRDS (Eng)
Professor Emeritus, Institute of Odontology, University of Gothenburg, Gothenburg, Sweden

M. Ali Darendeliler, BDS PhD, DipOrtho
Professor and Chair of Orthodontics, Faculty of Dentistry, University of Sydney, Sydney, New South Wales, Australia

AnnMarie De Boever, DDS
Department of Fixed Prosthodontics and Periodontology, Faculty of Medicine and Health Sciences, Ghent University, Ghent, Belgium

Jan A. De Boever, DDS, DrMedDent, PhD
Professor Emeritus, Department of Fixed Prosthodontics and Periodontology, Faculty of Medicine and Health Sciences, Ghent University, Ghent, Belgium

Steven E. Eckert, DDS, MS, FACP
Professor Emeritus, Mayo Clinic, College of Medicine, Rochester, Minnesota, USA

Stefan A. Hienz, DMD, PhD
Associate Professor Periodontology, Program Director MClinDent Implantology, Regenerative Medicine Center, Griffith Health Institute, School of Dentistry and Oral Health, Griffith University, Queensland, Australia

John A. Hobkirk, BDS, PhD, DrMedhc, FDSRCS (Ed), FDSRCS (Eng)
Professor Emeritus, Prosthetic Dentistry, Eastman Dental Institute, Faculty of Medical Sciences, University College, University of London, UK

Sašo Ivanovski, BDSc, BDentSt, MDSc (Perio), PhD, FICD
Professor of Periodontology, School of Dentistry and Oral Health, Griffith Health Institute, Griffith University, Queensland, Australia

Rhonda F. Jacob, DDS, MS
Formerly Professor of Maxillofacial Prosthodontics, MD Anderson Cancer Center, Houston, Texas, USA

Rob Jagger, BDS, MScD, FDSRCS
Consultant Senior Lecturer, Bristol Dental School, University of Bristol, UK

Om P. Kharbanda, BDS, MDS, MOrth, RCS (Edin), M MEd (Dundee)
Professor and Head, Division of Orthodontics and Dentofacial Deformities, Centre for Dental Education and Research, All India Institute of Medical Sciences, New Delhi, India

Iven Klineberg, AM, RFD, BSc, MDS, PhD, FRACDS, FICD, FDSRCS (Lond, Edin)
Professor, Head of Discipline of Oral Rehabilitation, Nobel Biocare Chair of Oral Rehabilitation, Faculty of Dentistry, Westmead Hospital, University of Sydney, New South Wales, Australia

Greg M. Murray, BDS, MDS, PhD
Professor, Faculty of Dentistry, University of Sydney, New South Wales, Australia

Sandro Palla, Prof Dr Med Dent
Professor Emeritus, Clinic of Masticatory Disorders, Removable Prosthodontics and Special Care Dentistry, Center for Dental Medicine, University of Zurich, Switzerland

Barry J. Sessle, BDS, MDS, BSc, PhD, DSc (hc)
Professor and Canada Research Chair, University of Toronto, Toronto, Canada

Krister G. Svensson, DDS, MSc, PhD
Assistant Professor, Department of Dental Medicine, Section for Oral Rehabilitation, Karolinska Institute, Stockholm Sweden

Mats Trulsson, DDS, OdontDr/PhD
Professor and Head, Department of Dental Medicine, Karolinska Institute, Stockholm, Sweden

Terry Walton, BDS, MDSc, MS (Mich), FRACDS
Clinical Professor, Faculty of Dentistry, University of Sydney; Specialist Private Practitioner, Sydney, New South Wales, Australia

Tom Wilkinson, BDS, MSc, MDS, GradDip (Orofacial Pain)
Private Practitioner, Specialist Prosthodontist Practice limited to Orofacial Pain and Temporomandibular Disorders, Adelaide; Clinical Senior Lecturer University of Adelaide, South Australia, Australia

Thomas J. Vergo, Jr DDS, FACD, FAAMP
Professor Emeritus, Department of Restorative Dentistry, Tufts University School of Dentistry, Boston, Massachusetts, USA

目录 CONTENTS

第1部分 | 1

生物学考量

功能骀的生物学基础：神经网络

The Biological Basis of a Functional Occlusion: The Neural Framework

Barry J. Sessle

概述

　　本章主要讲解对咬合界面起到决定和影响作用的神经网络。由于疼痛或咬合界面的变化（缺牙或者相应进行的修复处理），导致口内状态发生改变时，机体具有学习和适应新咀嚼行为的能力，这种现象的神经学基础就是神经网络的组成部分。

章节要点

- 与功能骀和咬合修复处理相关的神经网络，包括与口颌面部知觉、情感和认知行为相关的周围和中枢神经系统（CNS）处理进程、口腔面部肌肉组织的调控，以及周围和CNS组成部分的适应潜力
- 位于牙齿内部和周围以及其他口腔组织中的感受器，向CNS提供反馈和前馈感觉信息，用于其信息处理过程
- 口颌面部感觉和运动系统中枢组成部分的兴奋性，受CNS的神经和非神经调节的影响，这些影响与不同的行为状态有关，并且通过多种内源性化学介质来实现
- 咀嚼、吞咽和其他口颌面部感觉运动功能，受到脑干神经回路的调控（如中枢模式发生器），以及来自大脑高级中枢（如面部感觉运动皮层）的调节影响
- 口颌面部损伤和涉及的口腔组织损伤的常规牙科或口腔颌面临床操作，其影响不仅局限于面部和口腔本身，而且还会引起CNS的神经可塑性改变
- 口颌面部组织的损伤或感染，不仅会增加伤害性传入神经（即外周敏化）的兴奋性，而且也会增加在CNS中传递疼痛相关信息的伤害性神经元的兴奋性（即中枢敏化）
- 外周敏化和中枢敏化所体现的神经可塑性改变，这种改变在短暂、无并发症的损伤或炎症时通常是可逆的，但有时也可能会持续表现而处于慢性疼痛状态
- 由于口内改变导致疼痛或牙列咬合变化，也会导致面部感觉运动皮层和相关CNS区域发生神经可塑性改变
- 有些神经可塑性改变可能会对认知、记忆和感觉运动控制产生不利影响，但是其他改变可能会表

现为积极的动态构建，对于适应和学习新的运动技能，以及针对已改变的口内感觉环境的行为，这种构建至关重要

在论及殆的生物学框架时，牙医常常考虑到的是牙齿和导致牙齿形成功能接触的生物力学因素〔如骨性支持、牙尖斜度和颞下颌关节（TMJ）的结构特征〕。显而易见这些因素是很重要的，当出现影响上述组织的紊乱或疾病（如牙周炎和TMJ关节炎）时，这部分结构就会被破坏，进而也影响到咬合。这些特殊的影响因素将在第2章、第13章和第15章进行阐述。本章讲解的焦点是与功能殆密切相关的神经网络。神经网络包括咀嚼系统的外周感觉和运动部分，以口颌面感觉、运动、情感与认知行为和口颌面肌肉的控制为基础的外周与CNS，以及这些外周和中枢部分的适应性潜力。这些神经处理过程为殆及咬合修复处理提供了神经网络保障。神经网络本身与其他生理影响因素会相互作用（如内分泌、代谢和免疫），这些因素构成了功能殆的部分生理基础，而且它还会受到基因和环境因素的影响，后者包含局部因素（如机械创伤、组织负荷和疾病）以及其他"生活事件"（如心理压力和社会经济条件）。

神经网络发生改变时，上述各种因素都会直接影响咀嚼系统的功能储备，而且可以作为风险因素或发病诱因起到促进或削弱系统适应能力的作用，而这些适应过程与口内改变尤其相关，如疼痛和咬合界面的变化。

考虑到这些因素，本章依次回顾了组成神经网络的外周机制和中枢机制，而且本章还对牙齿咬合或相关口内结构发生变化时这些神经网络的适应机制进行了阐述。

外周机制：感觉过程

牙齿、面部皮肤、TMJ和相关的肌肉这些口腔组织，其神经支配主要来自三叉神经的初级传入（感觉）神经纤维，这些传入信号终止于特异性或非特异性的末梢，也就是通常所指的受体。几乎所

有的这些传入信号在三叉神经节都有其初级传入细胞体，但是对于闭口肌中肌束这类牵张敏感性受体，以及一些牙周力学感受器，它们的初级传入细胞体却是位于CNS的三叉神经中脑核内。这些多样化的初级传入将感觉信息提供给CNS，用于感觉、运动、情感（如情绪）和认知功能，并且为口颌面感觉运动功能的良好控制提供了重要的外周反馈和前馈信息（Dubner et al. 1978；Lund et al. 2009；Sessle 2006，2009）。

口颌面许多组织的神经支配来自大直径、快传导的初级传入纤维（A-β和A-δ纤维），传入纤维终止于组织内形成低阈值受体，能够被非伤害性的力学刺激激活，如触压和牵张刺激。这种受体具有上皮或结缔组织细胞特化包绕传入神经末梢的典型特征，当传入信息终止的组织受到低阈值的力学刺激时，其神经末梢表现出高度敏感的生物力学特性。例如每颗牙齿牙周组织中的低阈值力学感受器，能够被施加于牙齿上的力学刺激而激活（如牙齿与对颌牙齿发生接触时），而且在牙齿移动过程中也会被激活。当口腔黏膜、面部皮肤和TMJ等组织受到力学刺激时，其中类似的特异性神经末梢也可以起到力学感受器的作用，在口颌肌肉收缩、下颌或舌运动以及TMJ髁突运动中，还能够行使本体感受器的功能，通过这些组织提供感觉信息传入。对于面部和开口肌的控制这种特性显得尤为重要，因为对于其他大多数骨骼肌，包括灵长类和非灵长类的闭口肌以及灵长类的舌肌，在这些肌肉中很少或者没有肌束和Golgi腱器官（Dubner et al. 1978；Sessle 2006，2009）。这些特异的肌肉或肌腱受体分别在其对应的肌肉发生牵拉和形成收缩时做出反应。

具有游离神经末梢的小直径、慢传导初级传入纤维（如A-δ和C纤维），在口颌面组织中也作为痛觉感受器存在，而且后文有述，通过痛觉传入末梢将痛觉传入信息传导到脑干，能够用于运动控制和感知过程，比如疼痛感觉（Dubner et al. 1978；Sessle 2000，2006）。而一些小直径传入纤维的终端末梢承担温度感受器的作用，口颌面部中的味蕾具

有特殊的化学感受器末梢，通过小直径传入纤维传导至CNS，参与味觉感受和情感功能，而且还会影响咀嚼的形式（Neyraud et al. 2005）。

口腔黏膜、面部皮肤、牙周、TMJ和肌肉等组织中的各种低阈值受体受到激活后，会导致它们相对应的初级传入纤维产生神经冲动（动作电位），这些神经冲动沿着传入纤维传导到CNS，为运动和感知（如反射）提供感觉信息，而且还与以下其他反应相关：口内和皮肤组织所受到的触压觉与无害的热刺激，无害的关节位置和运动状态以及肌肉牵拉和舒张状态（Dubner et al. 1978；Sessle 2000，2006）。髁突运动会激活TMJ中一些感受非伤害性疼痛刺激的低阈值传入纤维，但是如前所述，其他非关节区受体（如闭口肌肌束、皮肤和口内的一些力学感受器传入纤维）在下颌运动时可能也会被激活，因为下颌运动能够诱发上述电活动，所以这些非关节区传入神经纤维也会参与感受下颌位置（运动觉）和运动的控制。TMJ和闭口肌中的力学感受器加上牙周力学感受器，共同用于辨别牙齿之间距离的大小（如辨别相对牙齿间物体大小的能力）。

在第10章将对牙周力学感受器的特性进行深入回顾，因而在此只做简要阐述。如前所述，因为牙周低阈值力学感受器将附加到牙齿上力的时空特性进行了编码传递（如牙齿-食物、牙齿-牙齿或牙齿-舌接触的结果），所以有助于辨别牙齿间距大小，以及我们感知到牙齿所受到的触压刺激。CNS将这种感觉信息进行处理，不仅用于对这些力的感知，而且还用于运动的控制。例如，在牙齿咬合之前和咀嚼运动当中，都需要通过咀嚼肌收缩来辅助食物定位，进而调控施加在牙齿上力的水平和方向，因此这些感觉信息是很重要的。同样在咬合和咀嚼活动中，感觉信息对于调整与适应运动方式也是很重要的，这种运动方式是用来分解、粉碎食物的，因而才能使得咀嚼肌活动与食物的硬度相匹配，并且能够根据食物与牙齿的相互位置关系，调整到最优化的咬合力参数。在采用种植体支持的修复体来修复缺牙的时候，因为这些牙齿的牙周受体被破坏或者无法再提供信息，所以不能提供精确的牙周力学

感受器信息，因此患者对于咬合力和其他咀嚼因素的控制是减弱的。当种植体支持的修复体受到刺激时，尽管参与感觉和运动反应的受体类型、位置目前还不清楚，但是仍然存在残余的控制功能（Jacobs & van Steenberghe 2006）。

对于口颌面部的疼痛感受器而言，因为疼痛刺激施加于口颌面组织，所以在相关的A-δ和C神经传入纤维产生动作电位，进而激活痛觉末梢。此外，这些痛觉传入纤维还会通过三叉神经节传导到CNS，从而产生感觉、反射和其他行为反应，如疼痛（Dubner et al. 1978；Lam et al. 2005；Sessle 2000，2009；Dostrovsky et al. 2014）。伤害性刺激引起细胞或血管损伤而释放出化学物质（如K^+、前列腺素和缓激肽），进而激活痛觉感受的传入末梢。对于牙齿和其他口颌面组织来讲，在特殊情况下，传入末梢还会表现出长时间增强的兴奋性（名为伤害感受器或外周敏化）。更多有关疼痛传入末梢超兴奋的细节信息，以及可以用于调控兴奋性的临床相关因素，将在下文进行叙述。

中枢机制

脑干感觉核与通路

如前所述，大多数支配面部和口腔外周组织的初级传入，在三叉神经节都有自己的初级传入细胞体，在神经节之后，每个初级传入的基（近）部突入脑干并与二级神经元形成突触，也称为三叉神经脑干感觉核复合体（Dubner et al. 1978；Sessle 2000，2006；Dostrovsky et al. 2014）。邻近的孤束核不仅接受来自颅神经Ⅶ、Ⅸ和Ⅹ的内脏传入（如来自舌、喉、咽及味蕾），而且还有部分三叉神经传入。三叉神经脑干感觉核复合体可以分成感觉主核和脊束核，后者包括3个亚核（颅侧亚核、极间亚核和尾侧亚核；图1-1），其最尾侧部分的尾侧亚核是一个薄层状结构，类似脊髓背角，而且事实上确实会延伸到颈脊髓，最终融入脊髓背角。三叉神经脑干复合体不同部位的神经元之间存在着内部联系，但是复合体4个部分的许多神经元轴突会突入丘脑腹侧基底核、冰管周灰质、脑桥臂旁区或脑干网状结

5

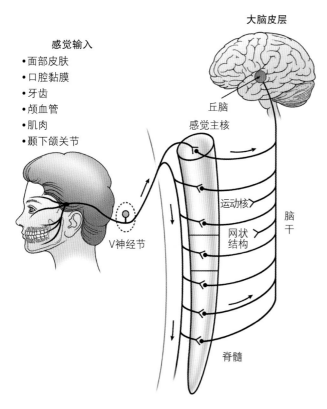

感觉输入
- 面部皮肤
- 口腔黏膜
- 牙齿
- 颅血管
- 肌肉
- 颞下颌关节

大脑皮层

丘脑

感觉主核

运动核

网状结构

脑干

V神经节

脊髓

图1-1 口颌面区域主要的躯体感觉通路 三叉（V）神经的多数初级传入纤维在三叉神经节有自己的细胞体，并且突入三叉神经脑干感觉复合体的二级神经元。这个复合体包括感觉主核和脊束核，后者具有3个亚核：颅侧亚核（Vo）、极间亚核（Vi）和尾侧亚核（Vc）。这些神经元突入大脑中更高水平（如丘脑）或脑干的部位如网状结构或颅神经运动核的神经元。在此，第Ⅶ、Ⅸ、Ⅹ、Ⅻ对颅神经和颈神经传入复合体的一些突触，以及许多第Ⅴ、Ⅶ、Ⅸ、Ⅹ对颅神经传入到孤束核的突触都没有显示（转载自Sessle 2000，获得许可）。

构，因而这些神经元在参与躯体感觉功能的形成或对躯体感觉功能的调控过程中，促成上行痛觉和非痛觉传导通路。但是一些神经元与网状系统和脑干其他部分也会存在关联，因而参与形成口颌面刺激有关的自主反射（如唾液分泌与心肺呼吸改变的关联）。复合体的所有部分和其邻近区域（如三叉神经上核）的一些神经元，都会在口颌面或颈部肌肉反射通路中充当中间神经元的作用（下文简要进行回顾）。

低阈值力学敏感的三叉神经初级传入，主要终止于三叉神经脑干复合体的头端区域和尾侧亚核的Ⅲ～Ⅵ层。包括牙髓传入在内的与皮肤和口内疼痛相关的部分三叉神经传入，也终止于这些头端区

域，但是大多数三叉神经疼痛传入终止在尾侧亚核，尤其是在它的Ⅰ、Ⅱ、Ⅴ、Ⅵ层（Dubner et al. 1978；Sessle 2000，2006；Dostrovsky et al. 201）。尽管三叉神经脑干复合体（尤其是尾侧亚核）最主要的传入来自三叉神经初级传入，但是它还会接受来自其他颅神经的传入（如Ⅶ、Ⅸ、Ⅹ、Ⅻ），以及上部颈神经的传入；这种传入的会聚方式与疼痛的扩散和牵涉机制是密切相关的（见后续部分）。

脑干低阈值机械感受神经元的特性

三叉神经脑干复合体头端的许多二级神经元，接受来自面部和口腔局部区域的低阈值力学感受器的初级传入，然后传递到丘脑，是脑干中用于传达所谓精细触觉的重要神经结构（Dubner et al. 1978；Sessle 2006）。然而口颌面局部区域所感受到有关触觉刺激的精细躯体感觉信息，也能经过复合体所有层级的一些神经元传递。受到刺激而激活特定神经元的口颌面局部区域，称为神经元的感受野（RF），触觉传递神经元也就是低阈值机械感受器（LTM），其响应特性是对口颌面机械刺激信息（如触觉）进行精细地编码。例如当局部RF刺激面积或刺激强度逐渐增大时，LTM神经元表现出逐渐增强（分级的）的反应。因为RF受到刺激，会导致LMF传入的脑十末梢释放兴奋性神经递质（如兴奋性氨基酸谷氨酸），然后神经递质在三叉神经节的传入细胞体中进行合成，当在脑干释放后，作用于LTM神经元的离子通道和膜受体上，进而激活神经元。

LTM神经元的这些功能特性，确保了从口颌面部机械感受器来的触觉信息，可以安全地通过三叉神经脑干复合体传递到大脑更高级的部位（如丘脑和大脑皮层），在这些部位，将作用于面部或口腔触觉刺激的形式和时空特性这些细节进行处理。经过脑的高级部位对这些信息的处理，使得我们具有感知刺激的形式、部位、持续时间和强度的能力，而且还能用于认知、情感和激发等功能，如对运动的控制。三叉神经脑干复合体的许多LTM神经元都具有重要的功能作用，如既参与牙齿的机械感受，

也参与感觉运动的控制。从机械敏感的牙周传入接收到的感觉信息，经由它们转发到CNS的更高层级，参与感觉和感觉运动功能的控制，这些信息的一部分也会传导到脑干区域，参与感觉运动（反射）控制（见后续讨论）。

三叉神经脑干复合体还存有其他类型的低阈值神经元（Dubner et al. 1978；Trulsson & Essick 2004），有些神经元能够被下颌、舌体或者髁突的运动所激活，其激活传入途径是通过TMJ中的低阈值机械感受器或肌肉中对牵张刺激敏感的受体。这些特殊的神经元似乎与感觉通路上行到高级脑部中枢或者脑干回路的过程相关，并且参与咀嚼肌活动的反射调控。而对于其他三叉神经尾侧亚核的神经元，对作用于口颌面组织的冷热无害刺激唯一响应且高度敏感，尤其在传达面部和口腔的热刺激到高级大脑中枢并提供精细的时空信息（如部位、持续时间和强度）方面尤为重要。

在此需要说明的是，并不是所有的神经元的外周传入，都会激活LTM神经元产生兴奋性冲动。一些传入会进入并激活在三叉神经脑干复合体内外的抑制回路，这些抑制回路投射到神经元，可以减少甚至完全抑制神经元的活动，这些抑制作用就是所谓的传入抑制或节段性抑制。

脑干伤害性神经元的特征

如前所述，多数小直径疼痛初级传入终止于三叉神经尾侧亚核，在此释放神经化学物质（在三叉神经节中它们自身的细胞体合成），如谷氨酸和神经肽P物质（Sessle 2000，2006；Lam et al. 2005，Dostrovsky et al. 2014）。这些化学介质作用于尾侧二级神经元的离子通道和细胞膜受体，进而激活神经元［如神经激肽受体亚型NK-1被P物质激活，谷氨酸能够激活天门冬氨酸受体（NMDA）、离子致兴奋性氨基酸受体亚型以及非NMDA受体］。

在结构、外周传入、细胞类型和突触部位方面，尾侧亚核和脊髓背角具有类似的特点，颈部、躯干或肢体的痛觉感受器提供的传入疼痛信号，在脊髓实现完整的传递中继是由脊髓背角来实现

的。而且尾侧亚核和脊髓背角还具有生理相似性（Dubner et al. 1978；Dubner & Bennett 1983；Sessle 2000；Dostrovsky et al. 2014），在尾侧亚核以及脊髓背角，都存在神经元对皮肤或深部的伤害性刺激反应。如同脊髓背角的神经元一样，依据其皮肤（或黏膜）RF和反应特性，这些尾侧亚核的疼痛性神经元可以分成两种主要类型：一种是疼痛特异性（NS）神经元，接受A-δ和/或C纤维来源的小直径初级外周传入，只针对作用于局部RF的疼痛刺激（如针刺和热）；第二种类型为广动力范围（WDR）神经元，其接受大直径和小直径A纤维和C纤维初级外周传入，所以非伤害性刺激和伤害性刺激都可以将其激活。故此三叉神经尾侧亚核与脊髓背角的功能和形态非常相似，所以现在尾侧亚核常常又称为延髓背角。

这些伤害性神经元，就像三叉神经脑干复合体中的LTM和其他低阈值神经元，会受到被某些外周传入所激发的传入（节段性）抑制的影响。在临床上这些抑制作用是有意义的，因为它们可能在以下情况发挥作用：疼痛可能因为触觉或本体感受的传入信息而减弱，而这些传入信息可以通过触碰受伤的组织和临床治疗操作［如针灸和经皮电刺激（TENS）］而诱发。此外，还包括抑制回路和相关的化学介质，正是依靠这些机制，许多作用于中枢的疼痛药物能够控制疼痛（见后续讨论部分）。

值得注意的是，尽管感觉状态和注意力水平会影响神经元的兴奋性（如在特殊的睡眠阶段，口颌面部刺激所诱发的神经元反应可能会被抑制），但是在不同的行为状态下，这些伤害性神经元的许多特性还都能够得到保留。许多WDR和NS神经元还能够接受会聚性感觉传入，来源包括体表（如皮肤、黏膜）和深部组织（如TMJ、肌肉和牙髓），并参与传递深部和体表来源的口颌面痛感觉；一些会聚性外周传入机制只能在病理生理情况下得到证实（揭露），如在出现中枢致敏和牵涉疼痛现象的时候（见疼痛性神经元的神经可塑性改变：中枢敏化部分）。而且在三叉神经脑干复合体的更头端部分（如尾侧亚核和极间亚核）还存在一些WDR和NS神

经元，但是它们在口颌面疼痛机制中的作用仍然不是很清楚（Sessle 2000）。

丘脑和大脑皮层的感觉区域及通路

三叉神经脑干复合体的神经元投射到丘脑，会导致外侧丘脑、丘脑后核群和内侧丘脑（Dubner et al. 1978；Sessle 2000，2006）的部分神经元激活（如动物体内的腹侧基底核丛，也就是人体内的丘脑腹后核）。这些丘脑区域包含很多LTM神经元，一些热敏和疼痛性（WDR和NS）神经元接受来自口颌面部的躯体感觉信息，并通过三叉神经脑干复合体进行传递。还有一些神经元接受味觉信息，通过孤束核也传递到丘脑。许多腹侧基底躯体感觉神经元通过神经元直接投射到神经元的方式，传递信息到躯体感觉大脑皮层的表面，同样这些神经元还具有特定的功能特性，在触觉、温度和痛觉的感觉鉴别中占据主导作用，如同尾侧亚核中的WDR和NS神经元一样，腹侧基底丘脑的伤害性神经元也具有位于口颌面部区域的RF，而且对口颌面部刺激具有渐变反应。然而内侧丘脑的伤害性神经元通常具有更大的RF，并且还具有其他属性和关联区域（如前扣带皮层，见后续讨论），这就预示着它们的功能与疼痛的感知或激发范围的大小更为相关。

在所谓的面部初级躯体感觉皮质区（SI），具有很多的LTM神经元，每个神经元对应于局部的皮肤或口内RF，并对触觉刺激具有渐变反应。因此这些神经元与皮质处理信息过程是有关联的，与施加在口颌面部刺激的部位、大小和时间编码密切相关（Dubner et al. 1978；Sessle 2006；Avivi-Arber et al. 2011）。SI区域还包括一些与口颌面部温度敏感性有关的热敏神经元，同样还有WDR和NS神经元，后者与尾侧亚核和腹侧基底伤害性神经元具有相似的特性，都决定着疼痛部位、刺激强度和时间编码（如疼痛的感觉识别大小）。在其他大脑皮层区域也存在伤害性神经元，如前扣皮带层和脑岛，其特性均与疼痛的感受和激发大小有关。近些年来，脑成像研究证明这些皮层特性与人类疼痛过程相关，人类疼痛刺激能够激活躯体感觉皮层、前扣带皮层

和脑岛，而这些部位也能够被慢性疼痛状态所激活（May 2008；Davis & Stohler 2014）。

下颌、舌或面部肌肉外周传入的低强度刺激，也会激活丘脑腹侧基底核或面部SI或初级运动皮层（MI；Sessle 2006；Avivi-Arber et al. 2011），这些感觉传入到面部SI和MI，伴随着那些来源于更为浅表受体（如皮肤和牙周）的传入信息，在以下三方面起到非常重要的作用：下颌运动觉和咬合间隙大小的识别，以及通过口颌面受体提供感觉反馈，用于口颌面运动功能的皮质调节控制。种植体支持的修复体产生的刺激，也会引起面部SI和MI的感觉传入，这点似乎与"骨感知"的理论有关（Klineberg & Murray 1999；Jacobs & van Steenberghe 2006）。

脑干运动核和反射通路

口颌面肌肉和运动需要复杂并且合理的神经回路，来保证其控制功能，以及与相关运动行为的协调，如呼吸过程。这些回路包括各种感觉核和运动核，其传入信息来自口颌面部，以及调控神经池活动的CNS高级区域，然后将传入信息分配到脑干中不同的神经池进行处理（Dubner et al. 1978；Sessle 2009，Avivi-Arber et al. 2011）。口颌面肌肉的运动支配来自颅神经运动核的脑干运动神经元，包括：①三叉神经运动核的运动神经元，通过它们的运动轴突（α传出）提供大多数咀嚼肌的运动神经支配；②面运动核的运动神经元支配面部表情肌；③舌下神经核的运动神经元，支配内外舌肌；④疑核的运动神经元，主要支配腭、咽喉的肌肉。支配各个肌肉的运动神经元，通过受体接收来自触觉、热觉或伤害性的口颌面刺激，以及代表味觉、关节位置或肌肉牵张的外周传入信息。

三叉神经中脑核的一些初级外周传入（肌肉、肌梭和牙周）在三叉神经运动核与闭口肌运动神经元形成突触连接，与此不同的是大多数口颌面外周传入并不直接传入脑干运动神经元，而是由中间神经元接受外周传入，再传递到相应的运动神经元（Lund et al. 2009）。中间神经元主要位于三叉神经脑干复合体和孤束核，但是其他重要的中间神经

元位点包括三叉神经中间核、三叉神经上核和内侧网状结构，尤其是外侧网状结构部分，都位于紧邻三叉神经脑干复合体和孤束核的区域。这些位点提供了组成中枢模式发生器（CPG）的部分神经回路和突触，而CPG在启动和控制如咀嚼和吞咽等复杂的口腔功能方面至关重要（Dubner et al. 1978；Jean 2001；Lund et al. 2009）。通过接受和整合施加到各种口颌面组织的刺激所激活的外周传入信息，中间神经元区域还能提供用于启动和调控脑干反射的神经基质。对于这些中间神经元区域来说，外周传入不仅能够诱发口颌面肌肉在脑干水平的反射改变，而且传入信号还可以通过脑干传导到大脑高级中枢，然后再通过下行投射返回到中间神经元、CPG或运动神经元，参与到肌肉的感觉运动控制当中。通过这些脑干多部位联结特性和大脑高级中枢的影响，口颌面外周传入能够激活或者抑制支配口颌面肌肉的颅神经运动神经元。如前所述，脑干回路是自主神经反射如心率、血压、呼吸和唾液分泌发生改变的基础，而且还会与口颌面组织受到非伤害性或伤害性刺激所激发的复杂行为有关系。

由于口颌面区域肌肉数量很多，而且受体和外周传入的类型多种多样，所以口颌面反射的类型也非常多，如牵拉闭口肌（如咬肌）会诱发闭口肌的牵张反射，这种反射包括如下过程：牵拉引起咀嚼肌中的肌梭传入激活，如前所述在三叉神经中脑核有其初级传入细胞体；牵张诱发的冲动沿着核体传导；然后通过其中央轴突投射，在支配被拉伸肌肉的三叉神经运动核中，单突触激活闭口运动神经元（Dubner et al. 1978；Sessle 2006）。另外两个涉及脑干回路下颌反射的例子是开口反射和刺激牙周受体后的反射效应。这种刺激能够激活外周传入，进而诱发开口肌（如二腹肌前腹）短暂的兴奋性反射，但是同时也会诱发闭口拮抗肌出现一种瞬时抑制反射，其中包含一个或多个静止期。这些反射效应体现出脑干回路发挥着保护或者调控的功能，如在下颌运动中能够帮助控制额外的咬合力，或者当个体遇到口内伤害性刺激（如吃鱼时的鱼骨）能够做出保护性开口动作。然而动物实验也揭示，对于

TMJ、肌肉、牙齿和其他口颌面组织，施加能够产生疼痛的化学物质（如高渗盐水、谷氨酸、芥子油和辣椒素）刺激后，会导致开口肌和闭口肌的肌电图（EMG）活动持续增强（Lam et al. 2005；Sessle 2000，2006）。这些特殊反射过程包括：相应组织的痛觉末梢被激活，外周疼痛传入传导到三叉神经脑干复合体激活中间神经元，尤其是会在尾侧亚核，然后经过中间神经元直接或间接投射到三叉神经运动核中控制开闭口的运动神经元。在尾侧核和运动核中，几种化学介质、受体机制（如NMDA、阿片类药物和GABA）都参与了激活和调控反射作用的回路。这种开口肌和闭口肌协同收缩的特性，正是病理生理状态（如疼痛）作用于深部组织（如TMJ和肌肉），进而限制下颌运动，实现"殆垫"效应的生理机制。疼痛活动会影响到参与感觉运动控制的高级大脑中枢活动，如感觉运动皮质；而且疼痛活动还能提供额外的通路，使得疼痛相关的感觉传入可以影响到咀嚼肌功能。接下来详细介绍这些下行影响。

对感觉和运动过程中的下行影响

与三叉神经脑干复合体和尾侧亚核的神经元的功能活动相同，中间神经元和运动神经元也投射到大脑高级中枢，并且受到行为状态（如意识、觉醒、注意和睡眠状态的不同水平）的影响而表现各异。除了前面提到的传入和节段性调控影响，机体还具有兴奋性或抑制性的调控作用，信号来自涉及这些行为状态和其他功能的不同皮层与皮层下结构，然后施加于下行投射的神经元（Dubner et al. 1978，2013；Sessle 2000，2009；Avivi-Arber et al. 2011；图1-2）。这些下行调控作用来源部位包括两类：一是起始于大脑高级中枢，如大脑皮层的一些区域（如感觉运动皮层、前运动皮层、辅助运动区和皮质咀嚼和吞咽区），杏仁核和边缘系统的其他部分，外侧下丘脑，基底神经节，皮盖前核和红核；二是来自脑干区域，如CPG、小脑和中缝系统。通过这些下行兴奋或抑制影响，下行投射可以施加控制在LTM和伤害性神经元上，影响其时空编

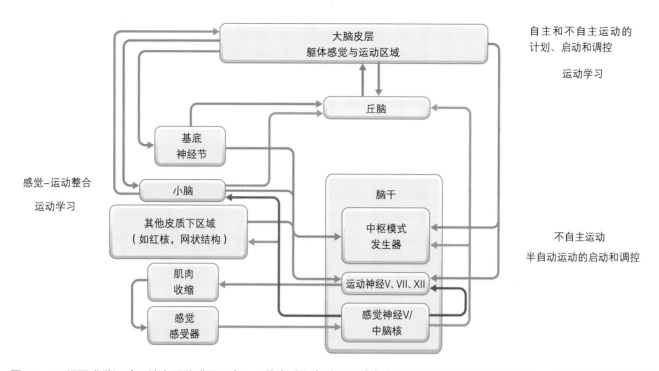

图1-2　口颌面感觉运动系统主要关联图　在不同的皮质和皮质下区域存在广泛的兴奋与抑制交互连接，颅神经运动神经元支配参与咀嚼（"咀嚼中心"）和吞咽（"吞咽中心"）肌肉，中枢模式发生器为其提供程序化的输出信号（转载自Avivi-Arber et al. 2011，获得许可）。

码特性，并且通过CPG和那些涉及口颌面感觉运动功能的中间神经元，传递感觉信息到大脑高级中枢，以及通过脑干运动神经元自身来支配口颌面肌肉。这些调控过程是通过释放一些兴奋性或抑制性神经化学递质［如类阿片、GABA、5-羟色胺（5-HT）和去甲肾上腺素］，进而作用于神经元组成而发挥影响，因此可以启动、引导和调节口颌面的感觉运动功能。它们的重要作用会在出现口颌面感觉或运动障碍时得到体现，当一些区域出现损伤或其他改变时，会导致下行影响的表现（如一些异常的感觉运动功能，比如常见的口腔运动障碍和夜磨牙症，其原因可能源于基底神经节的多巴胺分泌失调）。下面简要叙述其他3个特殊的下行调控作用（中缝系统、CPG和感觉运动皮层），以例证下行作用在口颌面感觉运动功能中的重要性。

中缝系统

　　中缝系统是一种重要的内在中枢神经系统（CNS），调节包括疼痛在内的多种功能，包含中

脑导水管周围灰质（PAG）和延髓头端腹内侧区（RVM）的两个组成部分。例如PAG和RVM都会投射到三叉神经脑干复合体，如果刺激PAG或RVM的特定区域，所出现的显著抑制反应就会影响尾侧伤害性神经元的活动，以及针对伤害性口颌面刺激的反射和其他行为反应（Dubner et al. 1978，2013；Sessle 2000）。参与这些抑制反应的化学介质包括类阿片（如脑啡肽）、5-HT和GABA，这个系统为机体提供了先天控制疼痛的能力，这个能力存在的个体变异性，可能就是用于解释为什么人类忍受疼痛的能力不同的原因所在。也有证据表明，一些通过激活外周传入来缓解疼痛的方法（如针灸和TENS），至少在一定程度上是涉及这种内在疼痛抑制系统的补充，而且一些镇痛药（如吗啡）也是通过作用于这个系统的组成部分而起到作用。然而该系统的有些部分反而会促进疼痛的传递表现出易化作用，因此中缝系统在疼痛调控中的作用是相当复杂的（Dubner et al. 2013）。更为甚者，对PAG或RVM调控作用的改变可能会与慢性疼痛状态有关

（May 2008；Dubner et al. 2013）。

中枢模式发生器（CPG）

CPG的另外一组起到重要影响的结构是控制咀嚼、吞咽以及其他类似复杂的感觉运动行为的多种CPG，能够直接或者通过中间神经元，接受口颌面组织的外周传入和大脑高级中枢的传出信息，经过处理这些传入和下行输入信号，CPG将信号传递到颅神经运动神经元，最终实现产生或调节咀嚼、吞咽和其他口颌面感觉运动的功能（Dubner et al. 1978；Jean 2001；Lund et al. 2009；Sessle 2006，2009）。咀嚼CPG（"咀嚼中枢"）是位于脑干的特定神经元网络，可以通过其产生的兴奋性或抑制性神经冲动，投射到运动神经元来产生或调节咀嚼运动。此CPG通过口颌面的外周传入，尤其是牙周机械感受器和咀嚼肌肌梭，与来自大脑高级区域（如感觉运动皮层）的下行输入相呼应，以提供对这些运动的引导和调整（图1-2）。因而典型的咀嚼运动中程序化的下颌开闭口运动是由CPG来确定模式的，但又是可以被改变和重新规划的，如咀嚼中舌和颊以一种整体协调的方式进行运动，使得定位食团以及压碎和操纵食团时能够调整咀嚼力、速度和下颌位移，这些过程可以解释为什么牙齿数目、食物成分和硬度以及咬合力都能够影响咀嚼过程，为将食团压碎至合适大小为吞咽做准备。在咀嚼过程不同阶段，CPG监控由牙齿、舌颊等部位而来的口内感觉传入，同时也能够调节这些感觉传入信息。CPG能够提供一种中枢控制形式，以实现向运动神经元外周传入的抑制，从而避免产生不必要的干扰和反射，而打断正在进行的咀嚼过程。但是它并不能抑制疼痛外周传入，而是允许其传入咀嚼运动神经元，进而实现对咀嚼器官的保护。这种中枢控制作用的常见例子就如前面提到的开口反射，在咀嚼过程中CPG并不能够抑制疼痛外周传入，而是疼痛刺激诱发开口反射导致咀嚼过程被中断，如前面所举实例，当吃鱼时鱼骨刺入黏膜，咀嚼活动会立刻停止，以避免对口腔黏膜更大的损伤，这对于机体是非常重要的。而对于吞咽CPG（吞咽中枢）来说，包括脑干孤束核内和邻近的神经元，这些吞咽CPG神经元的输出信号为不同的颅神经运动神经元池提供了有时间锁定的模式驱动，而这些运动神经元池用于支配许多参与吞咽的肌肉。吞咽CPG神经元受到外周传入信号的触发，尤其是来自咽喉的外周传入，但是咀嚼CPG与之不同，咀嚼CPG对感觉传入和中枢控制都很敏感。所以一旦吞咽过程开始，吞咽CPG对感觉反馈或下行控制都相对不敏感（Dubner et al. 1978；Jean 2001）。

感觉运动皮层

在感觉运动的控制中，大脑皮层的感觉运动区域通过对CNS中感觉和运动通路都进行调控，发挥其绝对的主导作用。感觉运动皮层包括初级躯体感觉皮质区（SI）和初级运动皮质区（MI），SI和MI都具有躯体定位分布特征，它们的内侧对应于躯干和四肢的躯体感觉与运动，外侧对应于口颌面的感觉和运动功能，因此后一部分共同形成面部感觉运动皮层（Avivi-Arber et al. 2011）。面部SI和MI的外侧以及与外侧边界重叠的区域称为皮质咀嚼区，或者称为皮质咀嚼和吞咽区更为恰当，因为这个区域参与咀嚼和吞咽的启动与调节。体现这些大脑皮层区域重要性的一个临床实例是：在出现脑卒中时，会影响面部感觉运动皮层或皮质咀嚼和吞咽皮层，导致言语、咀嚼或吞咽所需口颌面运动的感觉运动控制缺失（Martin 2009）。

一些技术的发展，如皮层表面电刺激、皮层内微刺激（ICMS）、经颅磁刺激（TMS）、脑成像或皮层神经记录，使得我们能够深入地认识面部感觉运动皮层包括皮质咀嚼和吞咽皮层的功能。面部MI的主要作用在于启动、控制和完成口颌面运动，但是同样与学习新的运动技能和适应感觉传入的改变相关，如在牙齿缺失、牙齿修复和正畸导致的牙齿移动等情况时就会发挥作用（Avivi-Arber et al. 2011）。面部MI神经元通过直接或者间接的下行投射，传导到脑干中间神经元以及运动神经元，实现对口颌面肌肉的支配，面部MI参与对面部、下颌和舌"基本"运动（如伸舌和开口）的双侧控制。除了皮质咀嚼和吞咽皮层，面部MI的投射目标还包括CPG，因而可以调节"半自动"运动如咀嚼和吞咽，这些运动在以往被认为主要受到脑干调节回路（如CPG）的控制。尽管名字如此，面部MI并不是单纯只涉及"运动"，因为和面部SI一样，其神经元也会接受从肌肉、面部皮肤、牙齿和其他口颌面组织的感觉传入（通过脑干和丘脑或面部SI传递），可以利用这种感觉信息来控制口颌面肌肉（如调节咬合力或下颌的垂直距离）。对于面部SI来说，其神经元主要参与躯体感觉功能如触觉，处理通过脑干和丘脑接收到的口颌面躯体感觉传入。但是面部SI在口面部躯体控制中也有着重要作用，因为它不仅与面部MI存在相互关联，而且它还具有下行投射，所以对于运动当中口颌面刺激所诱发的感觉传入，它可以调控脑干和丘脑神经元对其的传递及处理过程（Avivi-Arber et al. 2011）。

咬合及其他口内改变对感觉和运动控制机制的影响

口腔内疼痛和牙齿咬合或口内其他组织的改变，不仅会激活口颌面传入末梢，还能够引起组织中其他细胞成分的形态和功能改变，而且也会引起传入神经末梢和口颌面感觉运动系统中枢部分（三叉神经痛复合体、丘脑和大脑皮层）的神经可塑性改变。下面将阐述咬合及其他口内改变对感觉运动功能的影响和相关的生理机制。

外周效应

与口颌面其他组织的改变一样，咬合发生变化时，支配这些组织的三叉神经LTM初级传入的性能也会相应改变。外周组织的损伤（包括神经）也能够影响疼痛传入外周末梢的兴奋性（Lam et al. 2005；Sessle 2011；Iwata et al. 2011；Dostrovsky et al. 2014），损伤可以导致炎症，并且受损伤细胞或血管会释放化学介质，在这些介质中，前列腺素会引起疼痛末梢的明显激活，但是其他介质则会调控末梢的兴奋性。有些介质属于神经化学介质［如谷氨酸、P物质、降钙素基因相关肽（CGRP）］，

在外周组织损伤或炎症后由疼痛外周传入末梢释放的（图1-3）。这些神经化学介质可能会作用于血小板、巨噬细胞、肥大细胞以及免疫系统的其他细胞，引起它们释放炎症介质如5-羟色胺（5-HT）、组胺、缓激肽和细胞因子以及其他介质（如类阿片如脑啡肽），因而就形成了一种"神经源性炎症"，这样命名是因为最初产生源于疼痛传入末梢释放的物质，而且这些介质还能够作用于疼痛传入末梢上的膜受体和离子通道，并选择性地与对应介质相互作用，如5-HT对应5-HT受体，脑啡肽对应阿片类受体，谷氨酸对应谷氨酸能受体，组胺对应组胺受体。有些介质（如脑啡肽）会降低疼痛传入末梢的兴奋性，但是更多的介质会增强其兴奋性，这就是常说的中枢敏化（Lam et al. 2005；Dostrovsky et al. 2014），它不但体现在疼痛末梢的自发活动，而且还会对随后出现的疼痛刺激表现出反应性增强。而且有些介质还会引起激活阈值的降低，降低到疼痛传入末梢甚至对非疼痛刺激产生反应的程度。这些生理改变分别与自发痛、痛觉过敏（对疼痛性刺激的敏感性增强）和痛觉超敏（由正常的非伤害性刺激导致的疼痛）这些急性疼痛的特性相关。这些介质还会通过损伤和炎症组织扩散，进而影响邻近区域疼痛末梢的兴奋性，这正体现了疼痛扩散的外周过程。当组织愈合之后，外周敏化通常会逐渐消退，但是如果外周敏化持续存在，大多是与自发痛、痛觉超敏、痛觉过敏和许多慢性疼痛如关节炎的典型疼痛状态有关。

有些介质对机体的影响存在着性别差异，循环激素如雌激素可以调节疼痛传入末梢的兴奋性（Lam et al. 2005；Cairns et al. 2014），这些特性被认为是疼痛性别差异和女性常表现出慢性疼痛状态的外周基础证据。临床相关研究也发现，疼痛传入末梢的激活或致敏可以被一些抗炎或镇痛药物调节（如阿司匹林的镇痛作用大多可以归结为其对前列腺素合成的外周效应）。另外支配许多外周组织的交感神经传出末梢所释放的物质（如去甲肾上腺素），也能调节疼痛传入末梢的兴奋性，并且与区域性疼痛综合征所表现的疼痛状况有关。

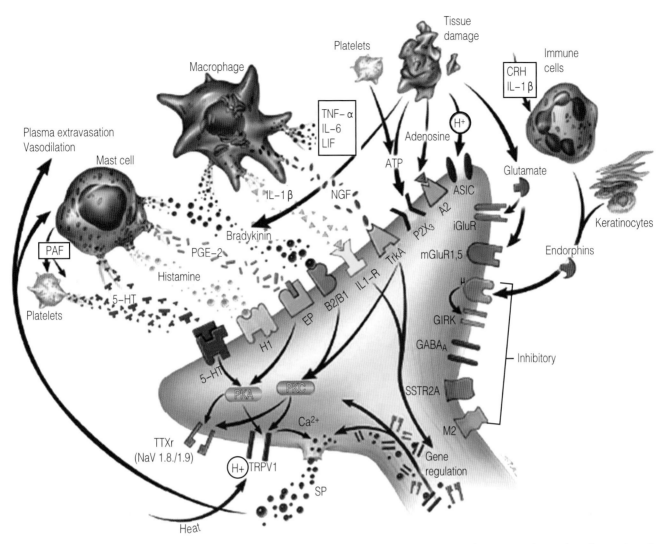

图1-3 口颌面组织疼痛感觉神经末梢中参与炎症相关的外周敏化介质 炎症导致巨噬细胞、肥大细胞、免疫细胞和损伤细胞释放大量化学介质。这些介质作用于疼痛感觉末梢的离子通道或膜受体，进而改变末梢的兴奋性。有些介质能够提高疼痛感觉末梢的兴奋性（如外周敏化），而其他介质则会产生抑制效应。图中显示了一些介质：ASIC，酸敏感离子通道；CRH，促肾上腺素皮质激素释放激素；GIRK，G蛋白偶联向内整流钾通道；5-HT，5-羟色胺；iGluR，促离子型谷氨酸受体；IL-1β，白细胞介素-1β；IL-6，白细胞介素6；LIF，白血病抑制因子；μ，mu型阿片肽受体；M2，毒蕈碱受体；mGluR，代谢型谷氨酸受体；NGF，神经生长因子；PAF，血小板激活因子；PGE-2，前列腺素E-2；PKA，蛋白激酶A；PKC，蛋白激酶C；SSTR2A，生长激素抑制素受体2A；TNF-α，肿瘤坏死因子-α；TrkA，酪氨酸激酶受体A；TRPV1，辣椒素受体1；TTXr，抗河豚毒素钠离子通道（转载自Meyer et al. 2006，获得许可）。

外周传入纤维本身的损伤，可能会导致神经芽生入外周组织或者传入纤维的改变，与常讲到的异位或异常的传入放电有关。异常的传入放电沿着传入纤维传导通过三叉神经节再到脑干，这种异常的感觉传入会引起与神经性疼痛状况相关的CNS效应（见后续讨论部分）。

不仅外周传入纤维本身会发生改变，而且也会出现在三叉神经的细胞体上（Chiang et al. 2011；

Iwata et al. 2011；Sessle 2011）。口颌面组织或支配它们的神经出现损伤或炎症时，会导致神经节的神经化学介质或其他介质的上调或下调，进而调节传入神经节细胞体本身的兴奋性。神经节中的非神经细胞（卫星胶质细胞）也会参与神经节细胞体中兴奋性改变的影响和扩散。口颌面发生损伤或炎症后，这些神经节的改变会导致异常的感觉信息传入到脑干（Chiang et al. 2011；Iwata et al. 2011；Sessle

2011）。

外周过程涉及损伤部位疼痛传入末梢的外周敏化，其主要过程表现为损伤部位的疼痛敏感性持续增强（原发性痛敏）。然而，随着外周组织发生损伤或出现炎症，增强的伤害性传入会进入CNS，可能会引起中枢伤害性感受过程的神经可塑性改变，从而导致持续性或慢性神经源性或炎症性疼痛状态。这点在后文还会提及，这个过程称为中枢敏化，与继发性痛敏尤其相关，表现为在远离损伤的组织部位出现疼痛敏感性的增强。另外，后文还会阐述，外周损伤可能与处理触觉信息的LTM神经元的CNS神经可塑性改变有关。

中枢效应

低阈值机械感受器神经元的神经可塑性改变

除了前面提及的传入、节段性和下行调控作用之外，在这些神经元的神经可塑性上，还有另外一种作用于LTM神经元时空编码特性的调节形式。对于"神经可塑性"这一名词，其含义是大脑在生命历程中适应结构性和功能性改变的非凡能力，这些改变不仅对于CNS的发育、记忆、运动技能的获得以及学习是很关键的，而且对于外周创伤或其他改变导致传入到CNS的感觉适应性也是很重要的。神经可塑性改变可以快速发生也可以缓慢出现，可短期存在也可长期持续，并且可能包含几种不同类型的基本机制。例如正畸治疗产生的牙齿移动或其他影响牙齿咬合的处理，都会导致三叉神经脑干复合体或CNS更高水平中的结构和功能改变（Kubo et al. 2007；Avivi-Arber et al. 2011；Oue et al. 2013；见后续讨论部分）。文献报道，对成年动物进行牙髓治疗做牙髓传入神经阻滞，会引起传导到CNS的牙髓感觉传入减少，进而导致三叉神经脑干复合体不同部位LTM神经元反应特性和对应RF出现显著的神经可塑性改变，而且还发现，牙齿拔除也与面部感觉运动皮层中口颌面代表区的神经可塑性改变有关（Hu et al. 1986；Sessle 2000；Avivi-Arber et al. 2011；见后续讨论部分）。啮齿动物触须的传入神经阻滞也会引起对应感觉运动皮层显著的神经可塑

性改变，同时三叉神经躯体感觉系统也处于较低水平。因而涉及牙齿、口腔和口颌面的常规治疗所带来的组织损伤，不仅局限于面部或口腔本身，而且还会导致脑部的神经可塑性改变，理解这一点是非常重要的，如后文所述，这些改变在CNS的三叉神经疼痛系统中体现得尤为显著。

疼痛性神经元的神经可塑性改变：中枢敏化

因为外周组织的损伤或炎症，导致在CNS中疼痛传导通路表现神经可塑性是有证据的。在三叉神经系统，增强的疼痛外周感觉传入CNS（如神经源性损伤或炎症直接刺激外周神经）或降低的感觉传入（如神经损伤导致的传入神经阻滞），都可以引发尾侧伤害性神经元的神经可塑性。神经可塑性体现为中枢疼痛感觉神经元兴奋性的提高，同时可能伴随着疼痛，它被认为是伤害性神经元中枢性"功能重塑"或"中枢敏化"的体现（Sessle 2000，2011；Iwata et al. 2011）。

在发生损伤或炎症之后处于急性疼痛状态时，出现中枢敏化为基础的神经可塑性改变，它在慢性疼痛的发展中同样具有重要作用，本质上来讲为慢性疼痛是一种神经系统疾病或紊乱的观点提供了证据。中枢敏化的部分原因可能是由于大量的汇聚外周传入信号阵列的暴露和效率的提高，这也正是许多WDR和NS神经元的特性。去抑制包含发生在CNS中的中和作用，其中一些下行抑制作用可能会引起中枢敏化，同样也会提高下行易化作用（Dubner et al. 2013，2014）。中枢敏化的3个基本特征为：伤害性神经元自发活动的增强、针对伤害刺激的反应和降低的激活阈值，并且分别对应着自发痛、痛觉过敏和异常性疼痛的表现，这也正是很多临床病例在损伤或炎症后出现持续疼痛的特征表现（Sessle 2000，2011；Iwata et al. 2011；Dostrovsky et al. 2014）。因为一些传递到神经元的汇聚性外周传入纤维发生暴露，所以中枢敏化还可以包括伤害性神经元RF大小的增加，中枢敏化伤害性神经元的这一特征，被认为是疼痛表现扩散和牵涉的主要因素，如临床常见的口颌面炎症性或神经源性疼痛状态。

传递到脑干WDR和NS神经元的初级传入中枢末梢，能够释放一些神经肽（如CGRP和P物质）和兴奋性氨基酸（如谷氨酸），参与形成三叉神经中枢敏化的过程（Sessle 2000，2011；Iwata et al. 2011；Dostrovsky et al. 2014）。例如谷氨酸和P物质能够分别激活神经元的NMDA、NK-1受体，所以可以启动导致神经元兴奋性增强的细胞内改变（如中枢敏化效应）。初级感觉末梢或邻近的神经元，以及下行投射至的WDR和NS神经元或者邻近的非神经细胞（神经胶质细胞，见后续讨论），都还能够释放一些其他化学介质，来实现调节这些中枢效应的作用，这些化学介质包括类阿片（如脑啡肽）、GABA、ATP和5-HT。

有一点很重要而且需要临床医生领会：在经历短暂而简单的外伤或炎症引起的急性疼痛之后，所出现的中枢敏化同外周敏化一样，通常都是可逆的，但是尽管如此，有时还是可能会持续存在并产生疼痛，可以持续几小时、几天、几周甚至更长。为什么多数人经历损伤后出现的中枢敏化能够消退，但是其他人可能会持续存在，对此现象目前原因未知，很有可能的原因是在于基因差异。

中枢敏化的发生和维持还依赖于非神经细胞的功能完整性，也就是指神经胶质细胞。近年来与急慢性疼痛相关的三叉神经中枢敏化的动物模型实验研究发现：牙齿和口颌面组织发生损伤或炎症以及三叉神经出现损伤时，都会导致三叉神经尾侧亚核两种类型神经胶质细胞（星形胶质细胞和小胶质细胞）的上调，以及尾侧WDR和NS神经元的中枢敏化及疼痛表现，而且还发现，阻断神经胶质细胞的激活，能够阻止尾侧亚核的中枢敏化和疼痛表现（Chiang et al. 2011；Iwata et al. 2011；Sessle 2011），因而神经胶质细胞为我们控制疼痛的新治疗方法提供了一个新靶点。

外周传入改变导致的中枢敏化，凸显了外周传入和CNS中的疼痛回路之间不是硬性连接，而是可塑性连接这一事实。换句话来讲，由于三叉神经的损伤或者周围其他组织的损伤或炎症，包括咬合干扰或牙齿、口腔及颌面外科手术引起的创伤，神经

可塑性改变可以表现在RF，也可以表现在伤害性神经元的反应特性上（Sessle 2000，2011；Iwata et al. 2011；Cao et al. 2013；Dubner et al. 2013，2014）。而且三叉神经疼痛通路的中枢敏化不止局限于尾侧亚核，还会发生在三叉神经脑干复合体的颅侧亚核的伤害性神经元，以及大脑高级区域，如丘脑腹侧基底核（Sessle 2000，2011）。尽管如此，尾侧亚核通过投射到颅侧亚核和丘脑腹侧基底核，在这些结构中负责中枢敏化的表达，因而这个证据强调了尾侧亚核在中枢敏化中的重要性。进一步发现，颅颌面深部的疼痛刺激，可以反射性地诱发咀嚼肌活动增强，常伴随着三叉神经中枢敏化过程，而且这些运动反应也需要依赖于尾侧核团的功能完整性，因为在尾侧亚核还包含有反射中间神经元（Sessle 2000，2006）。所以这种状况会引起下颌运动形式的改变或出现受限，并且多有口颌面疼痛状态的表现特征（如颞下颌关节紊乱）。

包含认知、记忆和其他功能的中枢神经系统（CNS）回路神经可塑性改变

众所周知，牙齿缺失对患者的咀嚼能力、言语和生活质量都具有负面的影响（Feine & Carlsson 2003；见第3章和第4章）。最近的研究表明行为和记忆损伤也和牙齿缺失或相关的咀嚼、饮食等改变有关（Grabe et al. 2009；Okamoto et al. 2010；Weijenberg et al. 2011；Noble et al. 2013）。对于人体参与口颌面感觉运动功能、学习和记忆的皮质与皮质下区域改变，脑成像技术研究和其他研究的结果也都支持上述发现（Momose et al. 1997；Yan et al. 2008；Weijenberg et al. 2011）。而且动物实验也为此提供了支持证据，降低垂直距离（由调磨牙齿咬合面来实现）或牙齿缺失会导致啮齿类动物咀嚼能力的改变，并且还发现与学习能力和空间记忆的下降相关。这些变化可能伴随着应激激素水平和细胞密度的变化，以及海马体（CNS记忆的重要区域）潜在的神经化学过程（如胆碱能）的变化（Onozuka et al. 1999；Kubo et al. 2007；Oue et al. 2013；Iida et al. 2014）。

面部感觉运动皮层的神经可塑性改变

已有不断发现的证据表明：如前所述，口颌面组织的改变，包含牙齿咬合改变和与之对应的修复治疗（如种植、桥和义齿），不仅可能会导致构成口颌面感觉运动功能CNS回路的神经可塑性改变，而且还会导致包含面部感觉运动皮层CNS区域的神经可塑性变化（Avivi-Arber et al. 2010a, b, 2011；Weijenberg et al. 2011）。这些发现与临床中的重要问题特别相关，比如为什么有些患者可以适应牙齿的咬合改变（如牙齿缺失）或修复治疗（如义齿或种植牙），并且能够很快学会如何再次恰当地行使功能，而其他患者却做不到？还比如这些修复治疗是如何产生治疗效果的？这些问题的答案至少部分在于面部感觉运动皮层适应神经可塑性变化的能力这一基本特征，这些变化使得机体获得新的运动技能或适应改变了的口腔内环境。

在这部分内容中，阐述了面部感觉运动皮层神经可塑性所能够反应出现有益的适应性改变，举例来说，婴儿会面临新的感觉和运动体验以及掌握新的运动技能（如爬行、走和咀嚼），人去学习一项新的体育运动或乐器，或者当患者外周组织或者CNS损伤后，失去的感觉运动功能出现恢复的过程，这些都是实现适应性改变的实例。然而，神经可塑性也可能引起行为适应不良，这种行为适应不良可能与各种持续性感觉运动障碍有关，如外周肢体损伤后的幻肢痛，键盘音乐家的局限性手部肌张力障碍，或脑卒中等脑损伤后的持续性咀嚼或吞咽障碍（May 2008；Martin 2009；Avivi-Arber et al. 2011）。

人类脑成像技术和皮质TMS研究显示，神经可塑性可能在不同程度上发生在面部感觉运动皮层和其他与之有功能联系的区域，这可能反映出个体在咀嚼模式和牙列状态之间的差异性（Momose et al. 1997；Yan et al. 2008；Avivi-Arber et al. 2011）。人类和动物的研究也已经揭示：在学习一个新的口颌面运动技能时，或者对口颌面感觉传入信息进行处理操作时，都与面部感觉运动皮层的神经可塑性有关系，具体反应在面部SI中躯体感觉定位区域或面部MI中运动定位区域，出现皮层兴奋性、神经元状态和组织特性的改变（Avivi-Arber et al. 2011）。例如训练受试者学习设计新颖的伸舌动作，借助TMS或脑成像技术，在训练不超过1小时的时候，就能够发现机体MI舌定位区域显著的扩张和激活舌肌TMS诱发阈值的降低，以及TMS诱发舌运动电位振幅的增加。同样对猴进行类似设计的伸舌训练，表现出：①在猴的面部MI中，由ICMS确定的离散运动传出区域所占比例显著升高，它能够投射到脑干并且产生伸舌动作；②与表现伸舌相关活动的MI和SI神经元成比例增加；③接受舌触压感觉传入的神经元成比例增加。这些研究发现中有趣的是，当在人体实验性诱导出现口内急性疼痛症状时，面部-MI神经可塑性和舌运动技能表现都受到显著削弱，这点与动物实验中口内疼痛刺激降低面部-MI兴奋性的结果是一致的。这就可以解释为什么处于疼痛状态时，人很难去学习新的感觉运动行为或适应口腔环境的改变。

其他口内改变如三叉神经损伤和改变咬合关系（Avivi-Arber et al. 2011），也都能够引起面部感觉运动皮层的神经可塑性，如设计改变大鼠咬合和下颌垂直距离的动物实验，具体方法分别为：磨短下颌切牙进而与对应的上颌切牙失去咬合接触，利用正畸矫治器引起牙齿移动，拔除切牙或磨牙，以及在拔牙部位进行种植修复，最终发现与面部感觉运动皮层中下颌或舌运动表达区域神经可塑性的显著改变（Avivi-Arber et al. 2010a, b, 2011；图1-4）。如前所述，牙齿的改变也与皮质下结构的神经变化有关。

机体在如下情况能够表现出积极的适应反应，如咬合发生变化时、出现口颌面疼痛时、口内神经受到损伤时，或进行牙齿修复治疗时。但是，在上述临床情况出现时，有时也会导致适应不良的行为以及慢性疼痛或感觉运动失调的发生，甚至还可能会导致最微量修复治疗的失败。最近的研究发现证明，对于如何来理解和解释咬合及其他口颌面组织改变所导致的临床结局这一问题，皮质和皮质下结构所具有的神经可塑性特点为其提供了一个新的思

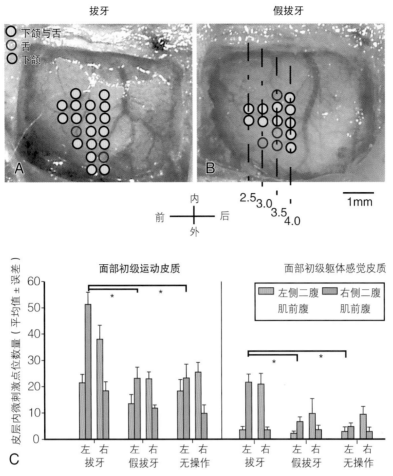

图1-4 拔牙引起的咬合改变对大鼠感觉运动皮层中下颌及舌运动表达的影响 **A**和**B**分别为1周前拔除切牙和1周前假拔牙的大鼠左侧大脑皮层表面观，在诱发下颌及舌部肌肉活动的皮层点位前后方向2.5、3.0、3.5、4.0mm区域进行皮层内微刺激（ICMS，60μA）（前囟前方），比例尺=1mm。**C**显示的是：实现诱发左右侧二腹肌前腹（LAD和RAD）肌电活动，在左右侧面部初级运动皮质和初级躯体感觉皮质中进行皮层内微刺激的点位数量。在对侧面部MI存在显著增多的LAD和RAD点位数量（方差分析，多重比较：$P<0.0001$）。在左侧面部MI，拔牙组大鼠RAD点位的数量要显著大于假拔牙组和无操作组（*方差分析：$P<0.0004$与对应两组分别多重比较：$P<0.0015$和$P<0.0016$）（转载自Avivi-Arber et al. 2010b，获得许可）。

路。例如这些发现揭示，即使是牙齿形态发生微小的改变，也可能会快速地导致面部感觉运动皮层和CNS其他区域中口颌面躯体感觉和运动表达区域的神经可塑性改变，而这些区域正是参与躯体感觉功能和咀嚼控制的重要部位。神经可塑性似乎反映了机体具有动态改变和主动适应特性的结构，这些结构是我们学习新运动技能的基础，而且还会对口腔内感觉的改变做出反应，如疼痛或咬合界面的变化。因此似乎对于适应和学习新的运动技能，以及

针对口内环境改变做出适合的反应行为，面部-MI和面部-SI的神经可塑性都是很关键的。目前还不完全清楚CNS中神经可塑性的细胞学机制基础，哪种神经可塑性改变分别对应代表积极或消极的适应过程，以及面部感觉运动皮质和其他相关CNS区域的适应能力又是如何被定位于增强修复效果，以利用这些机制来治疗患有慢性疼痛或影响口面部感觉运动障碍的患者。进一步的研究阐明大脑皮层和皮层下区域针对口内改变的行为反应与适应机制，对于

理解人类如何学习或再学习、口腔感觉运动行为对改变的口腔环境适应与否，以及反应修复治疗为基础的重建过程，都是很重要的。

总结

本章重点阐述了功能殆相关的神经网络，以及在牙齿缺失、改变和修复治疗恢复咬合之后，与疼痛或咬合界面变化相关的CNS机制。而且还对口颌面触觉、疼痛相关的神经通路和神经与非神经过程进行了概述，包括急慢性疼痛状态下外周敏化和CNS神经可塑性所表现的中枢敏化的作用。脑干神经回路和大脑高级中枢参与了咀嚼、吞咽和其他口颌面感觉运动功能，还包括这些大脑高级中枢的下行作用，能够调节口颌面感觉、疼痛及感觉运动功能的过程，因而提供了一些用于控制疼痛或感觉运动紊乱的治疗方法。对于这些下行作用中面部感觉运动皮层的贡献，以及其在感觉运动控制中的作用都给予了特别关注。人类和实验动物的研究指出，面部SI和MI不仅在基本的与后天学习的口颌面运动控制中做出重要贡献，而且在咀嚼和吞咽活动中也是如此。研究报道显示咬合的改变与咀嚼活动的下降相关，并可能导致参与认知、记忆和感觉运动控制的CNS区域有害的改变。还特别阐明了与口腔功能获得和口内环境改变之后的面部感觉运动皮层的神经可塑性（如疼痛刺激、咬合改变和神经创伤）。这些皮层变化反映了动态和适应性的生理过程，而这些事件是由重要的行为经验来模拟的，包括口面部疼痛和咬合界面的改变，在面对经历改变或获得修复的口腔内环境时，对于我们学习和适应这种改变的能力是至关重要的。

致谢

在此向Susan Carter和Fong Yuen为其所做的秘书工作表达诚挚的谢意。所引用的本人研究得到了美国国立卫生研究院、加拿大研究主席项目、加拿大创新基金会和加拿大健康研究所的资助。

参考文献

[1] Avivi-Arber L, Lee J-C, Fung M, et al: Neuroplasticity of face motor cortex following molar teeth extraction and implant treatment, *Abstr Soc Neurosci* #284.9, 2010a.

[2] Avivi-Arber L, Lee JC, Sessle BJ: Effects of incisor extraction on jaw and tongue motor representations within face sensorimotor cortex of adult rats, *J Comp Neurol* 7: 1030–1045, 2010b.

[3] Avivi-Arber L, Martin R, Lee JC, et al: Face sensorimotor cortex and its neuroplasticity related to orofacial sensorimotor functions, *Arch Oral Biol* 56(12):1440–1465, 2011.

[4] Cairns BE, Ren K, Tambeli CH: Recent advances in orofacial musculoskeletal pain mechanisms. In Sessle BJ, editor: *Orofacial Pain. Recent Advances in Assessment, Management and Understanding of Mechanisms*, Washington, DC, 2014, IASP Press, pp 351–372.

[5] Cao Y, Wang H, Chiang C-Y, et al: Pregabalin suppresses nociceptive behavior and central sensitization in a rat trigeminal neuropathic pain model, *J Pain* 14:193–204, 2013.

[6] Chiang C-Y, Dostrovsky JO, Iwata K, et al: Role of glia in orofacial pain, *Neuroscientist* 17:303–320, 2011.

[7] Davis KD, Stohler CS: Neuroimaging and orofacial pain 2014. In Sessle BJ, editor: *Orofacial Pain. Recent Advances in Assessment, Management and Understanding of Mechanisms*, Washington, DC, 2014, IASP Press, pp 165–184.

[8] Dostrovsky JO, Sessle BJ, Lam DK: Inflammatory and cancer-related orofacial pain mechanisms: insights from animal models. In Sessle BJ, editor: *Orofacial Pain. Recent Advances in Assessment, Management and Understanding of Mechanisms*, Washington, DC, 2014, IASP Press, pp 305–330.

[9] Dubner R, Bennett GJ: Spinal and trigeminal mechanisms of nociception, *Annu Rev Neurosci* 6:381–418, 1983.

[10] Dubner R, Iwata K, Wei F: Trigeminal neuropathic pain models in animals. In Sessle BJ, editor: *Orofacial Pain, Recent Advances in Assessment, Management and Understanding of Mechanisms*, Washington, DC, 2014, IASP Press, pp 331–350.

[11] Dubner R, Ren K, Sessle B: Sensory mechanisms of orofacial pain. In Greene CS, Laskin DM, editors: *Treatment of TMDs: Bridging the Gap Between Advances in Research and Clinical Patient Management*, Hanover Park, 2013, Quintessence, pp 3–16.

[12] Dubner R, Sessle BJ, Storey AT: *The Neural Basis of Oral and Facial Function*, New York, 1978, Plenum Press. 483 pp.

[13] Feine JS, Carlsson G: *Implant Overdentures as Minimum Standard of Care*, Hanover Park, 2003, Quintessence. 162 pp.

[14] Grabe HJ, Schwahn C, Voelzke H, et al: Tooth loss and cognitive impairment, *J Clin Periodonto* 36:550–557, 2009.

[15] Hu JW, Dostrovsky J, Lenz Y, et al: Tooth pulp deafferentation is associated with functional alterations in the properties of neurons in the trigeminal spinal tract nucleus, *J Neurophysiol* 56:1650–1668, 1986.

[16] Iida S, Hara T, Araki D, et al: Memory-related gene expression profile of the male rat hippocampus induced by teeth extraction and occlusal support recovery, *Arch Oral Biol* 59: 133–141, 2014.

[17] Iwata K, Imamura Y, Honda K, et al: Physiological mechanisms of neuropathic pain: the orofacial region, *Int Rev Neurobiol* 97:227–250, 2011.

[18] Jacobs R, Van Steenberghe D: From osseoperception to implant-mediated sensory-motor interactions and related clinical implications, *J Oral Rehabil* 33:282–292, 2006.

[19] Jean A: Brain stem control of swallowing: neuronal network and cellular mechanisms, *Physiol Rev* 81:929–969, 2001.

[20] Klineberg I, Murray G: Osseoperception: sensory function and proprioception, *Adv Dent Res* 13:120–129, 1999.

[21] Kubo K-Y, Yamada Y, Iinuma M, et al: Occlusal disharmony induces spatial memory impairment and hippocampal neuron degeneration via stress in SAMP8 mice, *Neurosci Lett* 414: 188–191, 2007.

[22] Lam DK, Sessle BJ, Cairns BE, et al: Neural mechanisms of temporomandibular joint and masticatory muscle pain: a possible role for peripheral glutamate receptor mechanisms, *Pain Res Manag* 10:145–152, 2005.

[23] Lund JP, Kolta A, Sessle BJ: Trigeminal motor system. In Squire L, editor: *Encyclopedia of Neuroscience*, vol 9, Oxford, 2009, Academic Press, pp 1167–1171.

[24] Martin RE: Neuroplasticity and swallowing, *Dysphagia* 24:218–229, 2009.

[25] May A: Chronic pain may change the structure of the brain, *Pain* 137:7–15, 2008.

[26] Meyer RA, Ringkamp M, Campbell JN, et al: Peripheral mechanisms of cutaneous nociception. In McMahon SB, Koltzenburg M, editors: *Wall and Melzack's Textbook of Pain*, ed 5, Amsterdam, 2006, Elsevier, pp 3–34.

[27] Momose T, Nishikawa J, Watanabe T, et al: Effect of mastication on regional cerebral blood flow in humans examined by positron-emission tomography with 15O-labelled water and magnetic resonance imaging, *Arch Oral Biol* 42(1):57–61, 1997.

[28] Neyraud E, Peyron MA, Vieira C, et al: Influence of bitter taste on mastication pattern, *J Dent Res* 84:250–254, 2005.

[29] Noble JM, Scarmeas N, Papapanou PN: Poor oral health as a chronic, potentially modifiable dementia risk factor: Review of the literature, *Curr Neurol Neurosci Rep* 13:384, 2013.

[30] Okamoto N, Morikawa M, Okamoto K, et al: Relationship of tooth loss to mild memory impairment and cognitive impairment: Findings from the fujiwara-kyo study, *Behav Brain Funct* 6:77, 2010.

[31] Onozuka M, Watanabe K, Mirbod SM, et al: Reduced mastication stimulates impairment of spatial memory and degeneration of hippocampal neurons in aged SAMP8 mice, *Brain Res* 826:148–153, 1999.

[32] Oue H, Miyamoto Y, Okada S, et al: Tooth loss induces memory impairment and neuronal cell loss in app transgenic mice, *Behav Brain Res* 252:318–325, 2013.

[33] Sessle BJ: Acute and chronic craniofacial pain: brainstem mechanisms of nociceptive transmission and neuroplasticity, and their clinical correlates, *Crit Rev Oral Biol Med* 11:57–91, 2000. Online version available at: http://cro.sagepub.com/content/11/1/57.full.pdf+html. Accessed 5 June 2014.

[34] Sessle BJ: Mechanisms of oral somatosensory and motor functions and their clinical correlates, *J Oral Rehabil* 33: 243–261, 2006.

[35] Sessle BJ: Orofacial motor control. In Squire L, editor: *Encyclopedia of Neuroscience*, vol 7, Oxford, 2009, Academic Press, pp 303–308.

[36] Sessle BJ: Peripheral and central mechanisms of orofacial inflammatory pain, *Int Rev Neurobiol* 97:179–206, 2011.

[37] Weijenberg RAF, Scherder EJA, Lobbezoo F: Mastication for the mind-the relationship between mastication and cognition in ageing and dementia, *Neurosci Biobehav Rev* 35:483–497, 2011.

[38] Yan C, Ye L, Zhen J, et al: Neuroplasticity of edentulous patients with implant-supported full dentures, *J Oral Sci* 116(5):387–393, 2008.

牙周微生物学和免疫生物学

Periodontal Microbiology and Immunobiology

Stefan A. Hienz, Sašo Ivanovski

概述

　　随着牙周疾病的微生物学和免疫生物学研究的不断发展，我们对健康和疾病的理解发生了一些变化。这种进化的一个基石是对健康和疾病状态下牙周组织微生物学特征的更多了解。另一个基石则是在确定人类对牙周生物膜的炎症反应的复杂性方面研究的持续进展，从而使人们对关键的先天性和适应性免疫机制有了更好的了解。这些知识已经描绘出牙周组织中宿主与微生物相互作用的"蓝图"，阐明了宿主如何与共生细菌和致病细菌的反应，如何在多数情况下成功地达到了平衡，但在某些情况下却导致了疾病（Ebersole et al. 2013）。对牙周正常结构和功能的了解为制订旨在维持牙周健康的临床决策提供了基础。

章节要点

- 牙齿表面的细菌定植始于口腔细菌（主要是链球菌物种）与牙齿防护膜之间的高度特异性相互作用
- 历史上，有人提出了几种假说来解释微生物是牙周病的可能病因
- 牙周炎目前被定义为一种微生物转移疾病，是由于从牙周健康向牙周疾病转变中存在的微生物变化所致
- 正常牙周膜由4个主要成分组成：牙龈，牙周膜，牙骨质和牙槽骨
- 这些成分通过交互方式对细菌做出反应，在先天宿主防御中发挥积极作用
- 应对微生物攻击时，炎症介质表达的失衡或干扰会极大地破坏了牙周组织
- 识别微生物的Toll样受体家族的发现有助于认识到共生细菌和致病细菌均可激活先天性免疫应答

微生物学

　　1683年，Antoine van Leeuwenhoek使用改良的显微镜检查了自己的牙龈刮屑，并报告看到了"微生物（animalcules）"。他的发现为更好地了解牙周微生物学奠定了基础，迄今为止，据估计口腔内共存在700多种微生物（Paster et al. 2001，2006）。

菌斑生物膜

最近的估计表明，所有微生物感染中有60%～85%与在自然组织或人工装置上形成的生物膜有关（Peyyala & Ebersole 2013；Peyyala et al. 2012）。过去，菌斑生物膜被描述为固定的微生物群落，其特征是细菌不可逆地附着在基质上，彼此共聚。一般来说，细菌是嵌在细胞外聚合物基质中。此外，最初的细菌黏附和生物膜的积聚是分两步进行的，首先细菌附着在获得性膜表面，然后细菌之间相互黏附（共聚）（图2-1）。随后生物膜成熟，这种成熟常常表现为生物膜内细菌的分层以及从固定的菌斑生物膜中的扩散（Peyyala & Ebersole 2013）。

牙齿表面的定植开始于口腔细菌，主要是链球菌与牙齿表面的获得性膜之间的高度特异性的相互作用。获得性膜是由唾液和龈沟液组成的薄层，覆盖在牙齿表面。口腔细菌已经进化出了高度特异性黏附素，包括膜蛋白和碳水化合物。这类似于在其他共生和致病菌中发现的特异性黏附素，这些黏附素表现出高特异性的组织向性（Curtis et al. 2011）。通过与宿主来源的获得性膜的相互作用，早期定植细菌在牙齿表面定植之后，这些细菌本身又为中晚期定植细菌提供了附加结合位点。Kolenbrander的研究团队对这一过程进行了不容置疑的研究和描述，结果表明，菌斑生物膜形成的每个步骤都是高度特异性的，代表了不同口腔细菌种类与宿主之间的共同进化（Curtis et al. 2011；Kolenbrander et al. 2010；Socransky & Haffajee 2005）。

牙周病可能致病菌

历史上，已经提出了几种学说来解释微生物是牙周病的可能致病菌。

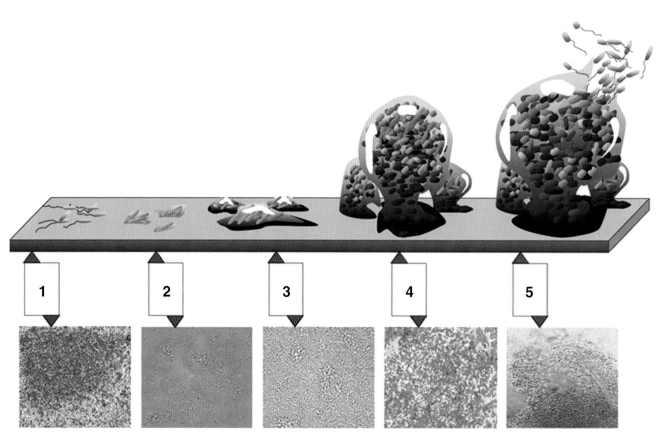

图2-1 菌斑生物膜形成的5个阶段 第1阶段，初始附着；第2阶段，不可逆附着；第3阶段，成熟 I 期；第4阶段，成熟 II 期；第5阶段，扩散阶段。图中的每个阶段都与正在孵育的铜绿假单胞菌生物膜的显微照片对照。所有显微照片均以相同比例显示（摘自http://upload.wikimedia.org/wikipedia/commons/4/4a/Biofilm.jpg）。

非特异性菌斑学说

"实验性牙龈炎"的模型中机械性去除菌斑后牙龈炎症的解决导致了"非特异性"菌斑学说的提出（Theilade et al. 1966；Theilade 1986；Loesche 1976；Loe et al. 1965）。该假说基于以下观点：牙周组织的破坏与菌斑的数量及其释放的毒素成正比。如果仅存在少量菌斑，则宿主将能够应对微生物的挑战，且不会发生牙周破坏，只有当菌斑积累超过一定的致病阈值时才会发生疾病（框2.1）。

在宿主的统一反应中，这些发现与所有菌斑的致病性相同的观点不一致，这就导致了"特异性菌斑"假说的发展。

特异性菌斑学说

特异性菌斑学说最初是在20世纪初提出的，但是它一直被忽视，直到20世纪70年代，进行了一些实验，发现牙周病可以在实验动物中传播（Keyes & Jordan 1964；Jordan et al. 1972）。后来，细菌的鉴定，如伴放线杆菌（Actinobacillus actinomycetemcomitans）（现今的伴放线聚集杆菌 Aggregatibacter actinomycetemcomitans）（Norskov-Lauritsen & Kilian 2006）是侵袭性牙周炎的特异性致病菌，推动了与各种形式的牙周病相关的特异性微生物的研究（Slots 1976；Newman et al. 1976）。随后，通过研究菌斑成熟时菌斑的发育，发现其组成发生了明显变化，其中革兰阴性专性厌氧菌的存在与牙周袋探测深度的增加有关（Socransky et al. 1998；Bartold & Van Dyke 2013）。

框2.1　非特异性菌斑学说的缺陷

"非特异性"菌斑学说的缺陷及证据（Socransky & Haffajee 1994；Bartold & Van Dyke 2013）：

- 一些患者菌斑较多，却没有牙周病
- 尽管菌斑数量相似，但某些部位比邻近部位更容易受到疾病的影响
- 在一些患者中，几乎没有可见的菌斑，但却更多地表现为侵袭性或重度牙周病

微生物迁移

与其他多种微生物疾病类似，牙周炎现在被定性为一种微生物转移性疾病，这是由于健康牙周组织向病变牙周组织转变过程中，微生物发生了明显的变化（优势菌从革兰阳性菌转变为革兰阴性菌）（Marsh 1994；Darveau 2010）。毫无疑问，宿主反应在促成这种转变中发挥了重要作用。

在Socransky等的一项里程碑式的研究中，应用全基因组DNA探针，发现了一些与牙周健康或疾病有关的细菌复合体。这包括3种被称为"红色复合体"的牙周病致病菌：牙龈卟啉单胞菌、福赛氏类杆菌和齿状密螺旋体。这些细菌聚集在患病部位，并表现出与疾病的强烈联系（Socransky et al. 1998）。

Keystone关键致病菌学说

在传统的宿主-病原体相互作用的背景下，人们对细菌的这3种致病机制学说和毒力决定因素进行了大量的研究，以单一感染因子致病的疾病就是示例（Holt & Ebersole 2005）。牙周致病菌将正常的共生菌群转变为非正常状态，从而导致其与宿主之间正常内稳态的失衡，支持这种学说的证据包括：牙龈卟啉单胞菌已进化出复杂的策略，以规避或破坏宿主免疫系统的组成部分［例如，Toll样受体（TLR）和补体］，而不是直接起促炎细菌的作用（Hajishengallis & Lambris 2011）。换句话说，牙龈卟啉单胞菌可能是牙周微生物群中引起牙周疾病的关键致病菌（Hajishengallis et al. 2012）。

小鼠模型的研究支持了关键致病菌学说。研究表明，在极低的定植水平（小于细菌总数的0.01%）下，牙龈卟啉单胞菌依然可以诱发牙周炎，并伴随着口腔共生菌数量和群落组织的显著改变。这同样表明低丰度的菌斑物种可以通过影响共生微生物群和补体系统来创造一个可导致牙周炎症的环境。

免疫学

正常的牙周组织为牙齿的功能提供必要的支持。它由4个主要成分组成：牙龈，牙周膜，牙骨

质和牙槽骨。这些牙周组织所在部位不同，组织结构和生化组成方面也不相同，并且所有这些牙周组织共同组成一个单元发挥作用。研究表明，牙周区域的细胞外基质成分会影响相邻结构的细胞活性（Newman et al. 2012）。因此，发生在一种牙周组织中的病理变化可能对其他几种牙周组织的保持、修复或再生具有重要意义（Newman et al. 2012；框2.2）。

龈沟液

已经证明，牙龈组织和龈沟液中含有一系列复杂的免疫成分，这些成分不仅能冲洗龈沟，而且还能释放到口腔中（Ebersole 2003；Ebersole et al. 2013）。龈沟液（GCF）已被证明来自牙龈毛细血管床（血清成分）和来自驻留和迁移的炎症细胞。这种液体包含一系列先天的、炎症的和适应性的免疫分子与细胞，其作用是促进宿主和细菌在这种微生态环境中的相互作用（Ebersole et al. 2013）。对GCF的分析已经确定了健康个体和牙周病患者的细胞与体液反应。细胞免疫反应包括GCF释放细胞因子，但没有直接证据表明特定细胞因子与疾病有关。尽管如此，已知白细胞介素-1（IL-1α）和 IL-1β可以增加多形核白细胞PMN、单核细胞和巨噬细胞与内皮细胞的结合，并刺激前列腺素PGE-2（PGE-2）的生成、溶酶体酶的释放和骨吸收（Gupta 2013）。初步证据还表明GCF中存在干扰素，由于其抑制IL-1β的骨吸收活性的能力，可能对牙周疾病具有保护作用（Gowen & Mundy 1986；Lamster & Novak 1992）。当发生炎症时，GCF的量增多，有时与炎症的严重程度成正比（Shapiro et al. 1979）。GCF的产生不会因为咬合创伤而增加，而是通过咀嚼粗糙的食物、刷牙、牙龈按摩、排卵、激素避孕药和吸烟而增加（Lindhe et al. 1968；McLaughlin et al. 1993）。影响GCF量的其他因素是

昼夜节律和牙周治疗（Bissada et al. 1967）。

牙龈上皮

正常的牙龈覆盖牙槽骨和牙根，直至刚好位于釉牙骨质界。在龈牙结合部，游离龈或未附着牙龈是牙龈的末端边缘，以领状的方式围绕牙齿。龈沟是围绕牙齿的浅沟，它的一侧是牙齿表面，另一侧是游离龈的上皮衬里（图2-2；框2.3）。

以前认为上皮屏障仅对感染和潜在的牙龈附着提供物理屏障。然而，现在发现上皮细胞还可以通过交互方式对细菌做出反应。在宿主天然防御中发挥积极作用。

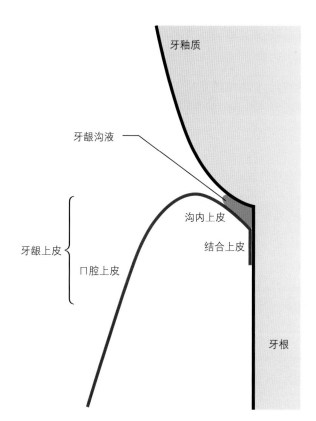

图2-2 健康的牙周组织包含结缔组织和牙槽骨，它们支撑着牙龈上皮　面向口腔的牙龈上皮称为口腔上皮（OE）。龈沟被沟内上皮（SE）覆盖，结合上皮（JE）将其末端结合到牙齿表面。牙龈沟充满牙龈沟液（GCF）。

框2.2　口腔上皮的独特性
含有口腔上皮的口腔是整个身体中上皮屏障被不脱落的硬组织突破的唯一部位。为了达到和维持口腔内的平衡，不同的免疫反应系统有助于控制微生物定植。

框2.3　牙龈上皮
牙龈上皮的组成包括： • 口腔（外/牙龈）上皮：面向口腔 • 沟内上皮：覆盖龈沟 • 结合上皮（JE）：充当龈沟底部的"密封"

上皮细胞积极参与感染的免疫应答

- 进一步发出宿主反应的信号
- 整合先天及获得性免疫反应

总体而言，上皮的功能是充当机械、化学、液体和微生物屏障，并向深层牙周结构发出信号。尽管主要由角质形成细胞组成，但在上皮细胞中还可以发现朗格汉斯细胞、黑色素细胞和梅克尔（Merkel）细胞（Dale 2002，2003）。在牙龈中，朗格汉斯细胞是位于角质形成细胞之间的树突状细胞，它们属于来源于骨髓的经过修饰的单核细胞，属于单核吞噬细胞系统（网状内皮系统），在免疫反应中扮演着淋巴细胞抗原呈递细胞的重要角色（Barrett et al. 1996）。

龈沟上皮非常重要，因为它发挥半透膜的作用，有害细菌产物通过该膜进入牙龈，组织液从牙龈渗入沟中（图2-3）。与龈沟上皮不同，结合上皮被多形核嗜中性白细胞（PMNs）大量浸润，并且似乎渗透性较差（Bartold et al. 2000）。上皮细胞可能通过促进增殖，改变细胞信号传导事件，改变细胞分化和细胞死亡以及最终改变组织的动态平衡来对细菌做出反应。它们在吞噬细胞和特定淋巴细胞亚群的上皮内募集中起关键作用，因此控制细菌侵入黏膜腔（Kornman et al. 1997; Svanborg et al.

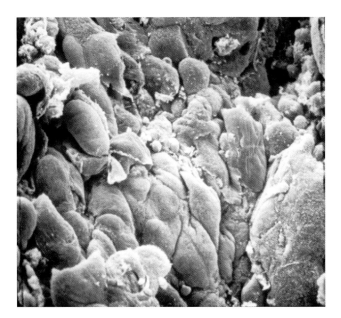

图2-3　健康牙龈沟的扫描电子显微镜图　上皮细胞形成完整的表面，成为龈下细菌及其毒素的屏障（由Renaldo Saglie博士提供）。

1994）。

为了应对持续的微生物刺激，牙周膜具有高度选择性，可选择先天性宿主防御介质的表达。先天防御介质如白介素-8（IL-8）的协同表达，促进中性粒细胞通过组织的转运。另外，牙龈上皮表达了几种先天的宿主防御介质，它们有助于清除和杀灭菌斑，包括TLR（识别致病菌和共生细菌），β-防御素和脂多糖结合蛋白（LBP）。结合上皮是高度多孔的；细胞通过一些桥粒和偶尔的间隙连接而相互连接，形成大量充满液体的细胞内空间（Bosshardt & Lang 2005）。此外，结合上皮产生可溶性CD14（另一种细菌清除介质）和脂多糖结合蛋白LBP。先天性宿主防御机制与再生和生物力学信号系统相结合，保持组织内稳态（Darveau 2010）。

总之，上皮组织在宿主防御中起着关键作用，因为它们是菌斑细菌与宿主之间初始相互作用的主要部位。沟内上皮和牙龈上皮组织中的角化上皮不仅为下面的牙周组织提供保护，而且还作为细菌及其产物的屏障（Bartold et al. 2000; Schroeder & Listgarten，1997，2003）。相反，结合上皮的独特的显微解剖结构具有明显的细胞间隙，无角化，并且表现出较高的细胞周转率，这些特性使结合上皮具有渗透性，从而允许微生物产物向内运动，而GCF、先天免疫系统的细胞和分子向外运动。此外，结合上皮细胞之间的空间随着炎症的发展而加宽，导致GCF流量增加（Bartold et al. 2000; Newman et al. 2012; 框2.4）。

框2.4　临床注意事项

临床医生必须意识到牙龈的防御机制，因为牙科治疗会影响牙龈的防御。涉及龈下区域的常规洗牙和修复治疗，可能会破坏龈沟的上皮衬里，导致炎症水平升高，使细菌及其产物直接与下面的结缔组织接触。结合上皮和口腔沟内上皮具有在破裂后7～10天内治愈和重新形成上皮屏障的能力，在此期间，必须优化菌斑控制以限制引发牙周组织破坏的风险。尤其是在没有牙周疾病的情况下进行预防性菌斑清除时，使用微创技术也很重要（Newman et al. 2012）。

牙龈结缔组织

牙龈结缔组织的主要成分如下：

· 胶原纤维（约占体积的60%）

· 成纤维细胞（5%）、血管、神经

· 基质（约35%）

牙龈边缘的结缔组织是致密的胶原蛋白，含有一个突出的胶原纤维束系统，称为牙龈纤维，它们主要由 I 型胶原蛋白构成（框2.5）。

成纤维细胞是形成、维持和修复牙周结缔组织的主要参与者。它们主要合成和维持结缔组织细胞外基质的成分。以往这些细胞仅被视为牙周组织维持的被动贡献者。然而，目前的证据表明，成纤维细胞在对细胞因子和生长因子的反应中可以表现出明显不同的行为（Bartold et al. 2000）。研究表明，淋巴细胞和成纤维细胞的相互作用可能通过自分泌或旁分泌的相互作用过程，释放可溶性介质而促成炎症反应（Bartold et al. 2000；Schroeder & Page 1972）。成纤维细胞与淋巴细胞的直接黏附相互作用是淋巴细胞进入牙龈组织并促进组织持续破坏的一种可能机制（Murakami et al. 1993）。

当细菌及其产物渗透到牙周组织中时，免疫系统的专用"前哨细胞"可以识别它们的存在并发出保护性免疫反应的信号。因此，巨噬细胞和树突状细胞表达一系列模式识别受体（PRR），它们与称为微生物相关分子模式（MAMPs）的微生物上的特定分子结构相互作用，从而发出免疫应答。因此，先天免疫反应被激活以提供直接的保护，并且为了建立持续的抗原特异性防御，激活了适应性免疫。过度和不适当的免疫反应会导致慢性炎症以及与牙周疾病相关的组织破坏（Darveau 2010；Ebersole et al. 2013；Newman et al. 2012）。牙周组织中的许多非免疫细胞（上皮细胞和成纤维细胞）也表达PRR，并且可能识别菌斑细菌的MAMP并对其做出反应。通过PRR传递的细胞因子应答信号会影响先天免疫（如中性粒细胞活性），如适应性免疫［效应T细胞表型（T-cell effector phenotype）］和破坏性炎症的发展（例如破骨细胞的活化）。许多细胞因子在先天免疫信号中特别重要，现在有充分的证据表明它们在牙周组织的免疫反应中起作用。原型促炎细胞因子是IL-1β，它通过激活表达IL-1R1受体的其他细胞（如内皮细胞）或刺激其他继发性介质（例如前列腺素E-2）、一氧化氮（NO）的合成和分泌而直接发挥作用（Darveau 2010；Ebersole et al. 2013；Newman et al. 2012）。

核因子κB配体的受体激活剂

炎症介质浓度增加的结果是牙槽骨的吸收，这是牙周炎的特征。调节牙槽骨骨改建过程中发生的正常骨吸收和骨沉积活动的关键机制是RANKL（核因子κB配体的受体激活剂）与OPG（骨保护蛋白）的比率，该机制导致牙周炎中牙槽骨的丧失（Boyle et al. 2003；Cochran 2008；Darveau 2010）。RANKL存在于几种不同类型的细胞中，它与破骨细胞前体上的RANK结合，使它们分化成活跃的多核细胞，分泌可降解骨的酶。OPG是RANKL的可溶性受体，可阻止RANK-RANKL相互作用。在高OPG浓度下，RANKL不会与破骨细胞前体结合，从而避免了骨质流失。OPG水平通过转化生长因子TGF-β相关的骨形态发生蛋白BMP来调节，而RANKL的合成是由促炎细胞因子（如IL-1β和TNF）诱导的。因此，健康牙周组织中促炎性细胞因子浓度的增加可通过增加RANKL/OPG比率直接影响骨质丧失（Belibasakis 2012；Darveau 2010）。

"病理性"及"生理性"骨丧失

牙周炎导致的"病理性"骨丧失的基本生物学机制，很可能与牙周膜增宽导致的"生理性"骨丧失相似。主要区别在于，"病理性"骨丧失的致病过程与牙周附着丧失和长结合上皮的根方迁移有

框2.5 牙龈纤维的功能
牙龈纤维具有以下功能（Newman et al. 2012）：
• 使边缘游离龈紧贴牙齿
• 提供足够的强度以承受咀嚼力而不会离开牙齿表面
• 将游离龈与牙根的牙骨质和相邻的附着龈结合在一起

关，因此是不可逆的，而"生理性"骨丧失没有附着丧失，仅与牙齿的移动有关，因此，如果牙齿稳定，则骨丧失是可逆的。这与研究结果一致，即在没有边缘性炎症的情况下单纯的牙齿移动不会导致牙周附着丧失。然而，在牙周炎症状态下，牙齿的移动会加速牙周附着丧失（Polson et al. 1976a, b; Waerhaug 1970, 1979; Lindhe et al. 2008）。

适应性免疫应答

在牙周病的明确病损区域的组织学研究证实了适应性免疫应答在牙周病发病过程中的重要性（Kornman et al. 1997）。牙龈炎（即对菌斑生物膜反应的早期阶段）和明确的、稳定的牙周病变（即牙周组织破坏明显，但没有进展的病变）的牙周组织中的白细胞数量主要由T细胞控制，这些细胞主要聚集在血管周围。细胞表面标记研究表明，这些细胞被激活，但未增殖（Gemmell et al. 2007）。此外，辅助性T细胞亚群（即CD4表达阳性的T细胞）优于细胞毒性T细胞亚群（即CD8表达阳性的T细胞）。面对菌斑生物膜的微生物攻击时，这些T细胞被认为可以积极主动地维持组织内稳态（Gemmell et al. 2007; Newman et al. 2012）。相反，在活动性牙周炎中，B细胞和浆细胞占主导，并与牙周袋的形成和疾病的进展有关。牙周组织经常与其他黏膜组织和皮肤的免疫细胞系相比较，它包含一些"专业"的抗原呈递细胞（Cutler & Jotwani 2006; Cutler & Teng 2007）。这些包括B细胞，巨噬细胞和至少两种类型的树突细胞（真皮树突细胞和朗格汉斯细胞）。这些细胞天然地表达主要组织相容性复合体（MHC）Ⅱ类分子，这些分子是抗原呈递相关T细胞受体所必需的，它们可以吸收特定的抗原并将它们运输到局部淋巴结，从而促进特定效应T细胞的活化和针对牙周致病菌的抗原特异性免疫应答的产生（Cutler & Jotwani 2006）。最后，人类微生物组计划的发展有助于促成一种观念，即健康成熟的免疫系统取决于对有益细菌的不断干预（Ebersole et al. 2013）。人们发现，通过加强抗炎手段可以保持免疫系统平衡（Lee & Mazmanian 2010）。

总结

总之，过去10年中的一些进步改变了我们对牙周微生物学和免疫学的看法。首先，现在已经众所周知，宿主先天性免疫防御系统在健康组织中具有很高的活性，而炎症介质表达的失衡或破坏会极大地破坏组织和支撑牙根的牙槽骨。其次，能够识别微生物的TLR受体家族的识别，有助于认识到共生细菌和致病细菌均可激活先天免疫应答。最后，对口腔微生物群落是生物膜的理解，使人们更加重视微生物群落的相互作用可能调节宿主固有免疫介质的表达。

参考文献

[1] Barrett AW, Cruchley AT, Williams DM: Oral mucosal Langerhans' cells, *Crit Rev Oral Biol Med* 7:36–58, 1996.

[2] Bartold PM, Van Dyke TE: Periodontitis: a host-mediated disruption of microbial homeostasis. Unlearning learned concepts, *Periodontol 2000* 62:203–217, 2013.

[3] Bartold PM, Walsh LJ, Narayanan AS: Molecular and cell biology of the gingiva, *Periodontol 2000* 24:28–55, 2000.

[4] Belibasakis GN, Bostanci N: The RANKL-OPG system in clinical periodontology, *J Clin Periodontol* 39(3):239–248, 2012.

[5] Bissada NF, Schaffer EM, Haus E: Circadian periodicity of human crevicular fluid flow, *J Periodontol* 38:36–40, 1967.

[6] Bosshardt DD, Lang NP: The junctional epithelium: from health to disease, *J Dent Res* 84:9–20, 2005.

[7] Boyle WJ, Simonet WS, Lacey DL: Osteoclast differentiation and activation, *Nature* 423:337–342, 2003.

[8] Cochran DL: Inflammation and bone loss in periodontal disease, *J Periodontol* 79:1569–1576, 2008.

[9] Curtis MA, Zenobia C, Darveau RP: The relationship of the oral microbiotia to periodontal health and disease, *Cell Host Microbe* 10:302–306, 2011.

[10] Cutler CW, Jotwani R: Dendritic cells at the oral mucosal interface, *J Dent Res* 85:678–689, 2006.

[11] Cutler CW, Teng YT: Oral mucosal dendritic cells and periodontitis: many sides of the same coin with new twists, *Periodontol 2000* 45:35–50, 2007.

[12] Dale BA: Periodontal epithelium: a newly recognized role in health and disease, *Periodontol 2000* 30:70–78, 2002.

[13] Dale BA: Fascination with epithelia: architecture, proteins, and functions, *J Dent Res* 82:866–869, 2003.

[14] Darveau RP: Periodontitis: a polymicrobial disruption of host homeostasis, *Nat Rev Microbiol* 8:481–490, 2010.

[15] Ebersole JL: Humoral immune responses in gingival crevice fluid: local and systemic implications, *Periodontol 2000* 31:135–166, 2003.

[16] Ebersole JL, Dawson DR 3rd, Morford LA, et al: Periodontal disease immunology: "double indemnity" in protecting the host, *Periodontol 2000* 62:163–202, 2013.

[17] Gemmell E, Yamazaki K, Seymour GJ: The role of T cells in periodontal disease: homeostasis and autoimmunity, *Periodontol*

2000 43:14–40, 2007.

[18] Gowen M, Mundy GR: Actions of recombinant interleukin 1, interleukin 2, and interferon-gamma on bone resorption in vitro, *J Immunol* 136:2478–2482, 1986.

[19] Gupta G: Gingival crevicular fluid as a periodontal diagnostic indicator. II. Inflammatory mediators, host-response modifiers and chair side diagnostic aids, *J Med Life* 6:7–13, 2013.

[20] Hajishengallis G, Darveau RP, Curtis MA: The keystone-pathogen hypothesis, *Nat Rev Microbiol* 10:717–725, 2012.

[21] Hajishengallis G, Lambris JD: Microbial manipulation of receptor crosstalk in innate immunity, *Nat Rev Immunol* 11:187–200, 2011.

[22] Hajishengallis G, Lamont RJ: Beyond the red complex and into more complexity: the polymicrobial synergy and dysbiosis (PSD) model of periodontal disease etiology, *Mol Oral Microbiol* 27:409–419, 2012.

[23] Hajishengallis G, Liang S, Payne MA, et al: Low-abundance biofilm species orchestrates inflammatory periodontal disease through the commensal microbiota and complement, *Cell Host Microbe* 10:497–506, 2011.

[24] Holt SC, Ebersole JL: *Porphyromonas gingivalis*, *Treponema denticola*, and *Tannerella forsythia*: the "red complex," a prototype polybacterial pathogenic consortium in periodontitis, *Periodontol 2000* 38:72–122, 2005.

[25] Jordan HV, Keyes PH, Bellack S: Periodontal lesions in hamsters and gnotobiotic rats infected with actinomyces of human origin, *J Periodontal Res* 7:21–28, 1972.

[26] Keyes PH, Jordan HV: Periodontal lesions in the Syrian hamster. III. Findings related to an infectious and transmissible component, *Arch Oral Biol* 9:377–400, 1964.

[27] Kolenbrander PE, Palmer RJ Jr, Periasamy S, et al: Oral multispecies biofilm development and the key role of cell-cell distance, *Nat Rev Microbiol* 8:471–480, 2010.

[28] Kornman KS, Page RC, Tonetti MS: The host response to the microbial challenge in periodontitis: assembling the players, *Periodontol 2000* 14:33–53, 1997.

[29] Lamster IB, Novak MJ: Host mediators in gingival crevicular fluid: implications for the pathogenesis of periodontal disease, *Crit Rev Oral Biol Med* 3:31–60, 1992.

[30] Lee YK, Mazmanian SK: Has the microbiota played a critical role in the evolution of the adaptive immune system? *Science* 330:1768–1773, 2010.

[31] Lindhe J, Attstrom R, Bjorn AL: Influence of sex hormones on gingival exudation in dogs with chronic gingivitis, *J Periodontal Res* 3:279–283, 1968.

[32] Lindhe J, Lang NP, Karring T: *Clinical Periodontology and Implant Dentistry*, Oxford, 2008, Blackwell Munsgaard.

[33] Loe H, Theilade E, Jensen SB: Experimental gingivitis in man, *J Periodontol* 36:177–187, 1965.

[34] Loesche WJ: Chemotherapy of dental plaque infections, *Oral Sci Rev* 9:65–107, 1976.

[35] Marsh PD: Microbial ecology of dental plaque and its significance in health and disease, *Adv Dent Res* 8:263–271, 1994.

[36] Mclaughlin WS, Lovat FM, Macgregor ID, et al: The immediate effects of smoking on gingival fluid flow, *J Clin Periodontol* 20:448–451, 1993.

[37] Murakami S, Shimabukuro Y, Saho T, et al: Evidence for a role of VLA integrins in lymphocyte-human gingival fibroblast adherence, *J Periodontal Res* 28:494–506, 1993.

[38] Newman MG, Socransky SS, Savitt ED, et al: Studies of the microbiology of periodontosis, *J Periodontol* 47:373–379, 1976.

[39] Newman MG, Takei H, Klokkevold PR, et al: *Carranza's Clinical Periodontology*, St Louis, 2012, Elsevier Saunders.

[40] Norskov-Lauritsen N, Kilian M: Reclassification of *Actinobacillus actinomycetemcomitans*, *Haemophilus aphrophilus*, *Haemophilus paraphrophilus* and *Haemophilus segnis* as *Aggregatibacter actinomycetemcomitans* gen. nov., comb. nov., *Aggregatibacter aphrophilus* comb. nov. and *Aggregatibacter segnis* comb. nov., and emended description of *Aggregatibacter aphrophilus* to include V factor-dependent and V factor- independent isolates, *Int J Syst Evol Microbiol* 56:2135–2146, 2006.

[41] Paster BJ, Boches SK, Galvin JL, et al: Bacterial diversity in human subgingival plaque, *J Bacteriol* 183:3770–3783, 2001.

[42] Paster BJ, Olsen I, Aas JA, et al: The breadth of bacterial diversity in the human periodontal pocket and other oral sites, *Periodontol 2000* 42:80–87, 2006.

[43] Peyyala R, Ebersole JL: Multispecies biofilms and host responses: "discriminating the trees from the forest," *Cytokine* 61:15–25, 2013.

[44] Peyyala R, Kirakodu SS, Novak KF, et al: Oral microbial biofilm stimulation of epithelial cell responses, *Cytokine* 58:65–72, 2012.

[45] Polson AM, Meitner SW, Zander HA: Trauma and progression of marginal periodontitis in squirrel monkeys. III. Adaption of interproximal alveolar bone to repetitive injury, *J Periodontal Res* 11:279–289, 1976a.

[46] Polson AM, Meitner SW, Zander HA: Trauma and progression of marginal periodontitis in squirrel monkeys. IV. Reversibility of bone loss due to trauma alone and trauma superimposed upon periodontitis, *J Periodontal Res* 11:290–298, 1976b.

[47] Schroeder HE, Listgarten MA: The gingival tissues: the architecture of periodontal protection, *Periodontol 2000* 13:91–120, 1997.

[48] Schroeder HE, Listgarten MA: The junctional epithelium: from strength to defense, *J Dent Res* 82:158–161, 2003.

[49] Schroeder HE, Page R: Lymphocyte-fibroblast interaction in the pathogenesis of inflammatory gingival disease, *Experientia* 28:1228–1230, 1972.

[50] Shapiro L, Goldman H, Bloom A: Sulcular exudate flow in gingival inflammation, *J Periodontol* 50:301–304, 1979.

[51] Slots J: The predominant cultivable organisms in juvenile periodontitis, *Scand J Dent Res* 84:1–10, 1976.

[52] Socransky SS, Haffajee AD: Evidence of bacterial etiology: a historical perspective, *Periodontol 2000* 5:7–25, 1994.

[53] Socransky SS, Haffajee AD: Periodontal microbial ecology, *Periodontol 2000* 38:135–187, 2005.

[54] Socransky SS, Haffajee AD, Cugini MA, et al: Microbial complexes in subgingival plaque, *J Clin Periodontol* 25:134–144, 1998.

[55] Svanborg C, Agace W, Hedges S, et al: Bacterial adherence and mucosal cytokine production, *Ann N Y Acad Sci* 730:162–181, 1994.

[56] Theilade E: The non-specific theory in microbial etiology of inflammatory periodontal diseases, *J Clin Periodontol* 13:905–911, 1986.

[57] Theilade E, Wright WH, Jensen SB, et al: Experimental gingivitis in man. II. A longitudinal clinical and bacteriological investigation, *J Periodontal Res* 1:1–13, 1966.

[58] Waerhaug J: Pathogenesis of periodontal diseases, *Br Dent J* 129:181–182, 1970.

[59] Waerhaug J: The angular bone defect and its relationship to trauma from occlusion and downgrowth of subgingival plaque, *J Clin Periodontol* 6:61–82, 1979.

殆与健康

Occlusion and Health

Iven Klineberg

概述

与从前相比，很显然现在的观点认为殆和健康对个体的影响更为重要。能不能有效地咀嚼食物会影响到对食物的选择，这也对个人信心有直接影响。此外，普遍认为，具有广泛饮食需求的"均衡"饮食可以满足个人的营养需求。来自动物学和临床研究的最新数据证实，殆对个体有额外和显著的益处，可以增强认知能力和高级认知推理能力。然而，与其他影响认知的因素相比，优化咀嚼和咬合所获得益处的相对重要意义尚不清楚。尽管如此，值得注意的是，无论是天然牙列还是修复牙列中牙齿的殆关系，其影响远远超出了之前人们所接受的认知。本章对这些影响进行了探讨，能够理解

殆并恢复咬合功能，是维护咀嚼和健康不可或缺的重要组成部分，本章对这一观点的重要性也予以支持。

章节要点

- 咬合对功能很重要，会影响饮食、营养和全身健康
- 咬合有助于优化美观、语言和非语言交流
- 咬合有助于增强自信、社交和自尊
- 咬合有助于保持认知能力和更高水平的认知技能
- 咬合的复合益处：维持牙齿稳定和/或恢复咬合对于提高个人健康都具有根本重要性

随着口腔修复新技术的发展，如治疗计划中的三维图像处理、计算机辅助设计和计算机辅助制造（CAD/CAM）以及新型陶瓷的应用，咬合的基本原理却往往容易被忽视。口内扫描虽然还没有被广泛应用，但它必将逐步应用于修复体、全牙列与上下颌咬合关系的三维扫描和治疗计划的制订中，这一创新将改变传统修复的临床治疗方案和技工中心的加工流程。

尽管医疗技术和治疗方法已经不断进步，但是能够认识到修复治疗中咬合因素的重要性对于临床操作和提高疗效仍是至关重要的。然而，对于个体而言，咬合所具有的重要意义要远远超出了人们普遍接受的牙齿排列对美学和功能的重要性。咬合是提高咀嚼、吞咽、饮食、营养和全身健康以及语言清晰度的关键。此外，前牙的排列、形状、颜色和

特征能够提升美学外观、社会互动性、社会信任度和生活质量。而且越来越多的数据表明，咬合在认知和维持较高水平的认知技能方面也具有重要作用。

这一发展代表了口腔重建和修复学科的新思维模式，特别是在口腔治疗需要重建牙齿咬合接触和咬合形式的情况下，这是Klineberg等（2012）研究者在其系统回顾中强调的一个主题内容。

这种思维模式的转变代表了新的治疗方向，重新强调口腔和牙齿的维护不仅对美观提升、保障功能和供给营养很重要，而且对于认知能力也同样重要，这就是所谓的发展新动态。

这种新的动态，增加了我们对牙齿以及咬合重要性的理解，维持牙齿实现功能和美观要求的重要性也得到强化，而且还提高了牙齿修复重建作为认知健康要求的重要性。

众所周知，口腔修复的益处包括改善美观、饮食与营养、生活质量、社会交往和心理健康。此外，重视牙齿与咬合的维护也是全身健康的一个关键因素。

口腔修复与全身健康

咬合会影响个体有效咀嚼和吞咽的能力，从而影响人的饮食与营养。适当的饮食对于营养摄入很重要，但同样，不当饮食与个体的龋坏易感性相关，并且可能会导致肥胖、心脏病、高血压和糖尿病（Morita et al. 2006；Osterberg et al. 2007，2008，2010）。

如果伴随气道受限，咬合还可能影响到个体对睡眠呼吸暂停的易感性；而这种易感性与心血管疾病风险增加有关，特别是对于女性而言（Lavie 2014）。

颞下颌关节紊乱病（TMD）是全身性关节炎和肌肉骨骼疾病的一个组成部分（见第13章），不会受到咬合的影响（Stohler 2004；Michelotti et al. 2005；Clark & Minakuchi 2005；DAO 2005；Markland & Wanman 2010；Greene 2010，2011；Turp & Schlinder 2012），但可能会影响功能。

适当地计划和实施口腔修复治疗并恢复咬合特征，与美观改善、总体幸福感、自我信任、功能改善和心理社会幸福感都密切相关。

临床预后

对于成功的口腔修复治疗，必须认识到骨骼、形态和咬合特征个体间存在可变化的范围（Sessle 2005；见第1章）。机体对修复体的适应具有持续性，依赖于：①心理社会因素；②审美接受和健康；③功能改善（特别是咀嚼）；④通过中枢神经可塑性来适应牙齿状态变化的神经生理因素。这些机制构成了每位患者对其口腔修复体形成信心和能力的基础（见第1章和第4章）。

面部和口腔：心理社会影响

神经生理学和心理学

除了感觉运动皮层传入投射的生理动力学特点外，口腔和面部对个体的社会心理意义重大（图3-1）。基于这种情况，在西方社会与外表、表情、沟通、咀嚼、吞咽、牙齿的存在与否以及牙齿的修复质量等因素相关的面部暴露外观是至关重要的。

在工业化发达国家中，个体会优先考虑美观，然后才是功能。个体对于外貌美观、优雅气质和社会赞许的保持或恢复，有着很高的审美期望，与交流、咀嚼、饮食、社交、自尊和提高生活质量等功能的需求并重。社交媒体已经逐渐成为感知形体外表的驱动者和主要影响因素，尤其着重强调外貌吸引力越大则会获益越多（Bull & Rumsey 1988；Patzer 2008）。此外，人们对"有吸引力"的面孔注视的时间更长、次数也更多（Maner et al. 2003）。随之而来的是，当看到有魅力的面孔后会导致个人美观偏好的调整，进而希望获取相似的"有吸引力"的面部特征。

而对于非工业化国家，个人出于需要会优先考虑功能而不是美观。因为功能往往是生存的驱动力，而且人们对美观的期望并不高。

殆与感觉运动改变

在一项研究中采用殆垫来将下颌切牙区牙冠长

躯体感觉侏儒图　　　　　　　　　　　　　　运动侏儒图

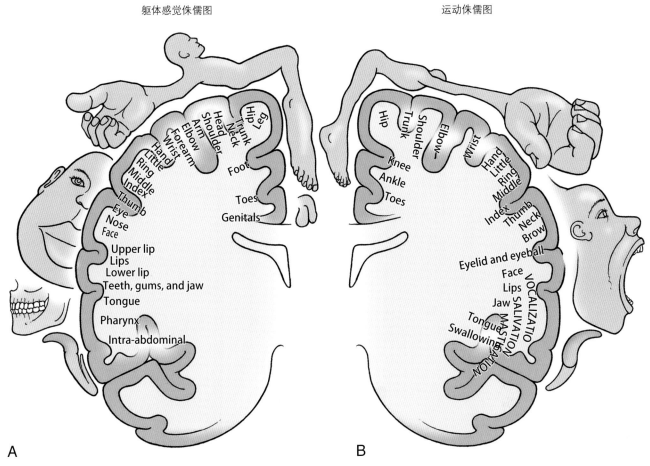

A　　　　　　　　　　　　　　　　　　　　　B

图3-1　口颌面部的感觉运动支配区域分布　这个"皮层侏儒图"是不同躯体部位感觉传入投射到感觉运动皮质（SMC）的区域分布图示，包括感觉皮层（**A**）和运动支配传出分布（**B**）。除了具有向SMC传入投射的生理动态特征之外，口腔和面部对个体具有重要的心理社会意义。在这一背景下，在西方社会中，暴露在外的面部对于外表、表情、交流、咀嚼、吞咽、牙齿的存在或缺失以及修复牙齿的质量都是至关重要的（转载自Penfield & Rasmussen人类大脑皮层。©1950 Gale, Cengage Learning部分节选，Inc.获得许可。www.cenge.com/permissions）。

度和咬合垂直距离（OVD）增加3mm，用于分析咬合变化和机体辨识感受之间的关系。如图3-2和图3-3所示，垂直距离升高导致皮质激活状态很快出现改变（Lai et al. J Dent Res 2015）。

　　试验组分析结果显示，咬合变化导致大脑左右半球的感觉运动皮质出现立刻且显著的激活。激活的区域包括额区、顶区和叶下区。右侧和左侧颞中回、额叶内侧回、中央前回和中央后回的特异性感觉皮质改变在以下3个特异性区域中表现明显：

- 额叶内侧回——6区（P=0.004）
- 中央前回——4区和6区（P=0.007）
- 中央后回——3区（P=0.001）

　　图3-2为功能性磁共振成像（fMRI）扫描的数据集图像，分别显示：①基础对照；②戴用殆垫（T1）；③戴用殆垫2周后（T2）等时间点，在中央前回和中央后回皮质区域的活动情况。那些显色区域表明在实验操作后感觉运动皮质的细胞活动增加，而且2周中这种活动持续存在。当需要通过固定或活动义齿修复来增加OVD以满足具体病例的要求时，这些数据为其提供了临床依据。

新修复体

　　口腔修复治疗的目的是通过恢复功能和美观来提高生活质量。每位患者的损伤不仅在于牙齿缺失，而且与感知和适应能力密切相关。

　　在缺失牙齿和组织修复后形成适应的过程中，

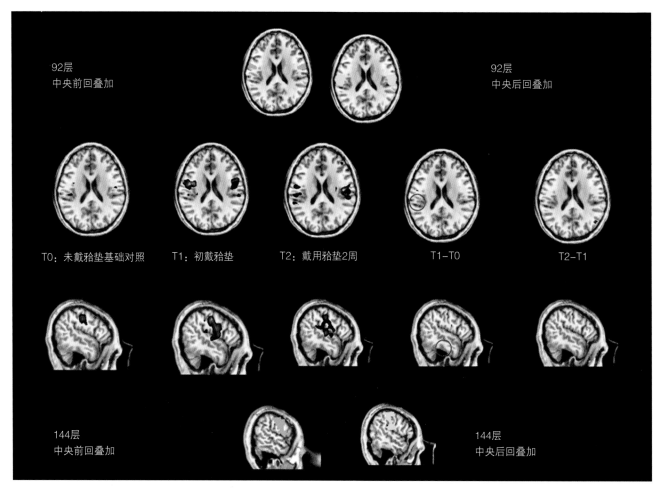

图3-2 图示为（1）基础对照、（2）初戴殆垫（T1）和（3）戴用殆垫2周后（T2），经fMRI扫描获得一组数据，可见中央前回和中央后回皮质区域的活动。显色区域表明在实验操作后感觉运动皮质的细胞活动增加，这种活动会持续2周（转载自Lai et al. 2015，获得许可）。

神经可塑性的作用被认为有4种模式（Klineberg et al. 2012；Luraschi et al. 2013；见第1章和第4章），具体如下：

- 心理物理模式——体现口腔辨识的咬合厚度感知能力
- 皮质模式——当紧咬、叩齿和嘬嘴时功能磁共振成像发生改变
- 物理模式——咬合力和咀嚼效率
- 心理特征描述——使用症状自评量表90（SCL-90-R）修订版（图3-4）、口腔健康相关生活质量（OHRQoL）和对修复效果满意度的视觉模拟评分（VAS）问卷（图3-5）

在监测修复体的接受情况时采用VAS来评估可以有效地进行病例管理。在Feine和Lund（2006）

的研究报告数据中，采用VAS来评估患者对修复体的满意度，涉及：①总体满意度；②身体满意度；③心理满意度。每个项目的评价相对值设定为从完全不满意或不舒服到完全满意或舒适，这样就为修复体的使用及其对患者的影响提供了客观而且是患者特征性的反馈。这是监测治疗结果的一种有效手段。

对于刚完成新义齿修复治疗的试验组，fMRI分析结果显示，在中央前回和中央后回出现明显激活。

在进行功能任务运动（嘬嘴；图3-3）期间的激活模式与感觉皮层支配的分布图中的口唇区域是相对应的，并且随着时间推移，经过统计发现激活的区域是连续一致的。与中央前回和中央后回的血氧

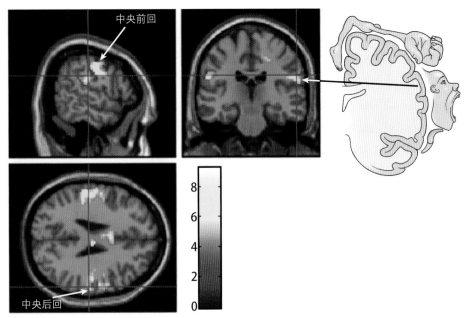

图3-3 对10位受试者进行群组分析，在戴上新义齿时的fMRI图像显示中央前回和中央后回立刻有明显的激活：矢状面左上、水平面下部和冠状面右上的图像分别表示感觉运动的激活。执行任务（嘬嘴）时的激活模式与感觉侏儒图中的唇部区域相对应。一项关联分析结果显示，随着时间的推移，出现激活的区域在统计上具有一致性。中央前回和中央后回BOLD信号值的百分比可随时间变化，提示可塑性的立刻改变（转载自Luraschi et al. 2013，获得许可）。

水平依赖（BOLD）信号值发生改变一样，这些持续一致的变化表明新修复体修复完成后立即出现可塑性反应。

心理因素

临床治疗的成功必须包括对治疗计划和实施的心理构建，这个过程需要通过使用特定的调查表来进行，这些调查表包括SCL-90-R和《颞下颌关节紊乱病的研究诊断标准》（RDC/TMD；Dworkin & Le Resche 1992）（图3-4～图3-6），或由牙科联盟和口腔面部疼痛特殊兴趣小组所建议（Schiffman et al. 2014），应用于临床与研究的最新修订版《颞下颌关节紊乱病的诊断标准》（DC/TMD），通过使用这些量表来监控心理因素对临床治疗的影响。

图3-4是用于分析一位特定患者心理特征的SCL-90-R表（Derogatis 1992）。SCL-90-R问卷调查表共有90个问题，按随机顺序共涉及9个行为学领域，其中包含躯体化、焦虑、抑郁、人际敏感性、敌意、偏执和精神病。对心理问题的分析如图3-4所示，它包括针对一位患者特定细节的图形表示，这些细节表明躯体化、抑郁和焦虑值均升高（数值在65或以上时需要进一步调查）。这些信息对于临床医生理解患者的心理状态具有重要价值，并且这种数据需要作为常规收集患者特征信息的一部分，来帮助进行患者管理。

RDC/TMD和DC/TMD是经过验证的临床标准化评估工具，用于评估鉴别TMD的亚型（颌骨肌和颞下颌关节），以确定：①是否存在诱发性疼痛、运动受限和生理功能障碍（Axis 1），以及②与体征和症状相关的心理状态（Axis 2）。此外，该方案还为TMD和口颌面疼痛的诊断和管理中涉及的临床研究与临床对照提供了标准化的文档记录。

新思维模式

认识到咬合和咀嚼作为口腔修复重建核心要素的重要性，是保持或提高认知能力的保障，这显然是临床管理中的一个新思维模式。

Thomas Kuhn（1962）提出"科学在思维模式的改变中发展进步"：这是一套由该领域的支持者群体共享的运行程序，他们按照一套特定的指导方针进行工作（Greenhalgh 2011），这也同样适用于口腔修复的康复过程。

DRN			Gender	Female	Age	

Questions					
Q1s	4	Q31d	4	Q61l	2
Q2a	4	Q32d	2	Q62p	2
Q3o	4	Q33a	4	Q63h	0
Q4s	3	Q34i	4	Q64	3
Q5d	4	Q36l	2	Q65o	0
Q6i	1	Q37i	2	Q66	4
Q7p	4	Q37i	2	Q67h	0
Q8pi	1	Q38o	2	Q68pi	0
Q9o	4	Q39a	2	Q69i	1
Q10o	1	Q40s	4	Q70pa	2
Q11h	1	Q41l		Q71d	4
Q12s	3	Q42s	4	Q72a	3
Q13pa	4	Q43pi	2	Q73l	0
Q14d	4	Q44	4	Q74h	0
Q15d	3	Q45o	3	Q75pa	2
Q16p	0	Q46o	4	Q76pi	2
Q17a	4	Q47pa	0	Q77p	2
Q18pi	1	Q48s	2	Q78a	4
Q19	4	Q49s	2	Q79d	4
Q20d	4	Q50pa	2	Q80a	0
Q21i	1	Q51o	3	Q81h	0
Q22d	3	Q52s	3	Q82pa	0
Q23a	3	Q53s	3	Q83pi	3
Q24h	0	Q54d	4	Q84p	4
Q25pa	2	Q55o	3	Q85p	4
Q26d	4	Q56s	4	Q86a	4
Q27s	4	Q57a	3	Q87p	0
Q28o	4	Q58s	3	Q88p	2
Q29d	4	Q59	3	Q89	4
Q30d	4	Q60	4	Q90p	0
	28		28		19

Dimension	Total	No. questions	Raw score	T score
Somatization (12)	38	12	3.17	73S
Obsessive- compulsive (10)	28	10	2.80	63OC
Interpersonal sensitivity (9)	13	8	1.63	53IS
Depression (13)	48	13	3.69	74D
Anxiety (10)	31	10	3.10	65A
Hostility (6)	1	6	0.17	39H
Phobic Anxiety (7)	12	7	1.71	60PA
Paranoid ideation (6)	9	6	1.50	54PI
Psychoticism (10)	20	10	2.00	63P
Additional items (7)	26	7		
Total		89		

		T score
Grand total (GT)	226	
GSI (GT/total)	2.54	67
PSDI (GT/PST)	3.01	63
PST	75	63

图3-4 症状自评量表90（SCL-90-R）修订版：口腔健康相关生活质量（OHRQoL）（表格转载自Derogatis 1992，获得许可）。

对思维的重新评价可能是与其他学科相互作用的结果，为了创新和新概念的发展，应鼓励跨学科之间的互动。

下一节将进一步探讨修复学中这一新的思维模式。

持续的创造力

与早先的理解相反，持续的创造力可以很好地延续到老年。新生儿期神经髓鞘开始形成，大脑回路在儿童时期发展和扩张，到成年早期，感觉运动技能的广度和前额叶皮层的执行功能则正在建立。

重要的是，通过当代影像学（如功能磁共振成像）的辨别结果表明，神经髓鞘的形成可以持续到老年，这个现象在颞叶皮质区尤为明显，也正是执行视觉记忆、语言、含义和情感等功能的解释区域。

推动髓鞘形成和高级执行推理能力不断进步的因素是机体活动的持续强化，这也有助于保持身体和大脑的功能。

殆与认知健康

咀嚼的作用

动物学和人类学的研究为口腔健康引入了新的领域。据报道，咀嚼不仅与大脑中海马体的认知功能有关，并且在个体学习和记忆中也起着作用（Weijenberg et al. 2010；Ono et al. 2010；Ohkubo et

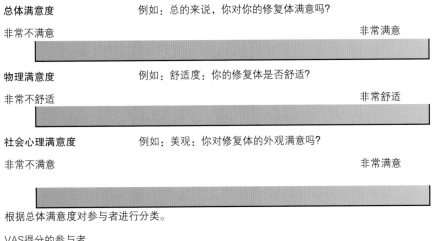

视觉模拟评分（VAS）问卷

11个问题分成3组来确定修复体的满意度：

总体满意度　　　　　　　例如：总的来说，你对你的修复体满意吗？

非常不满意　　　　　　　　　　　　　　　　　　　　　　非常满意

物理满意度　　　　　　　例如：舒适度：你的修复体是否舒适？

非常不舒适　　　　　　　　　　　　　　　　　　　　　　非常舒适

社会心理满意度　　　　　例如：美观：你对修复体的外观满意吗？

非常不满意　　　　　　　　　　　　　　　　　　　　　　非常满意

根据总体满意度对参与者进行分类。

VAS得分的参与者
–60分以上被评为"满意"
–40~60分被评为"基本满意"
–低于40分被评为"不满意"

图3-5　视觉模拟评分（VAS）问卷（转载自Feine & Lund 2006，获得许可）。

al. 2013）。

咀嚼功能下降已被证明是痴呆、空间记忆减少和海马神经元减少的流行病学危险因素，因此这种情况是否可逆的问题就显得尤为重要。

数据表明，咀嚼功能增强，会通过抑制内分泌和自主神经应激反应来改变记忆过程，从而通过增强海马与前额叶皮质的活动来改善和提高认知能力。

所谓的"异常"咀嚼（如动物存在的咬合不协调）会影响慢性应激能力，并降低空间学习能力。

在保持咀嚼功能需求方面，特别重要的是短牙弓概念，自从Witter等（2001）、Reissmann等（2015）研究者提出这个概念以来，它已经得到了全面的评估（见第7章）。已经证明拥有至少20对存在咬合关系的牙齿，这是具有咬合功能意义的。而且存在咬合关系的牙齿数量以及其对饮食、营养、肥胖和认知的重要性，还有其他重要的影响。

已经通过一系列研究对这些相互关系进行了探索，揭示了短牙弓概念的另一些方面，下面总结其中的一些数据。

Morita等研究者（2006）对于日本老龄人口（80岁以上）研究在取得共识的情况下报告，牙齿逐渐缺失影响饮食和营养，从而影响日常活动和精神健康（口腔检查以世界卫生组织标准为基础，并使用Kaplan-Meier分析法计算存活率）。值得注意的是，经过统计发现，存在咬合关系的牙齿对数少于20对的老年男性其存活时间显著较短；但在女性中则不然，存在20对或更多的牙齿并不影响她们的存活率。

在类似的背景下，Osterberg等研究者（2007）报道了北欧国家（丹麦、芬兰和瑞典）人口研究中牙周病和心脑血管疾病之间的关联。Ragnarsson等研究者（2004）之前的一项研究表明，心血管疾病死亡率的显著增加与①存在的牙数、②无牙颌、③无牙颌的存在年数有关。然而，当这些数据经过调整混杂因素后，Cox回归分析显示并没有统计学差异。

Osterberg等研究者（2007）进一步对75岁老年人群追踪7年，来分析牙齿数量与全身状况之间的关系。数据显示牙齿数量与认知能力、心血管功能、肌肉力量、听力和视觉都有显著相关性，尽管关联紧密程度因危险因素而异。存在20对以上牙齿的男女死亡率都较低，其中女性的死亡率相对男性

RDC/TMD调查结果摘要		
患者		
日期		19/03/2013
患者ID		7
医生		史密斯医生
年龄		30
性别		女性
种族		澳大利亚
教育水平		4
收入		4
患者自我报告特征		
弹响	是	
摩擦音	是	CPI 60
夜间紧咬/磨牙	是	DP 2
日间紧咬/磨牙	是	慢性疼痛分级 2
AM僵硬	是	下颌功能 0.416667
耳鸣	否	
咬合不舒适/不正常	是	
组1 肌肉紊乱		
肌筋膜痛	是	
肌筋膜痛伴张口受限	是	
非组1	无	
组2 关节盘移位		
右侧关节		
可复性关节盘移位		否
不可复性关节盘移位伴张口受限		否
不可复性关节盘移位无张口受限		否
非右侧关节组2		是
左侧关节		
可复性关节盘移位		否
不可复性关节盘移位伴张口受限		否
不可复性关节盘移位无张口受限		否
非左侧关节组2		是
组3 其他关节情况		
右侧关节		
关节痛		有
TMJ骨关节炎		否
TMJ骨关节炎		否
非右侧关节组3		否
左侧关节		
关节痛		否
TMJ骨关节炎		否
TMJ骨关节炎		否
非左侧关节组3		是

图3-6 颞下颌关节紊乱病（RDC/TMD）的研究诊断标准（表格转载自Dworkin & Le Resche 1992，获得许可）。

更低。

在Osterberg等研究者（2008）后续的横断面研究中，针对70岁受试组在7年间进行深入研究，对于4个年龄组与牙齿数量（大于或等于20对具有咬合关系的牙齿）之间的相关紧密性进行分析。7年的追踪结果表明：①牙齿数量是死亡率的一个独立预测因素；②很重要的是，牙齿数量与一般健康因素、社会经济状况和生活方式无关。数据还表明，当具有咬合关系的牙齿超过20对时，每超出一对与之相关表现出死亡率降低4%。

除了这些显著的联系之外，该小组的进一步研究（Osterberg et al. 2010）还证实（基于Logistic回归，并根据一般健康、社会经济和生活方式的混杂变量进行了调整）：肥胖增加与牙齿缺失之间存在具有统计学意义明确的关联性，特别是对于55～75岁的女性，而在男性中这种关联性较弱。

一些动物研究调查了小鼠中饮食诱导肥胖的现象，发现这种情况与免疫系统应答的降低和牙周病严重程度的增加有关（Amar et al. 2007）。尽管动物和人类学研究数据之间的相关性存在限制，但是饮食和肥胖所涉及的免疫反应似乎有着复杂的变化。

整体口腔意识

具体到每个人的口腔意识，其一般特征可以通过以下方式进行调查和评估：

- 美观——提供满足感、增强心理社会幸福感和自信心
- 咬合稳定性和颌骨支撑——优化咀嚼功能的关键要素
- 功能——包括许多功能，但修复的首要目标是咀嚼和吞咽，而且需要实现提高功能效率和舒适度；此外，用于进行沟通和社交互动的语音功能可以增强自信心，而且下颌的活动度也与此相关
- 心理物理——触觉感知以检测和辨别食物的质地与体积，往往还与味道相结合
- 咬合警觉——属于常规行为反应，而咬合过度警觉则是在缺乏认知调节的情况下发生的行为放大反应

假说

已经证实咀嚼活动与皮质类固醇水平呈负相关，这导致Ono及其合作研究者提出如下假设：①咀嚼诱导的刺激能够抑制下丘脑-垂体-肾上腺

（HPA）轴的作用；②这是维持认知功能的一个重要组成部分。

通过对HPA轴和海马神经元突触起作用，咀嚼可能会导致认知功能障碍状态的改变。数据表明，在获得认知任务之后，进行咀嚼活动会导致前额叶皮层和海马区的血氧水平升高，实现增强学习和记忆效果。这些发现导致出现这样的假说：咀嚼似乎为阿尔兹海默症和应激相关障碍的发展提供了"非药物性"保护（Ono et al. 2010）。

参考文献

[1] Amar S, Zhou Q, Shaik-Dasthagirisaheb Y, et al: Diet-induced obesity in mice causes changes in immune responses and bone loss manifested by bacterial challenge, *PNAS* 104:20466–20471, 2007.

[2] Bull R, Rumsey N: *The social psychology of facial appearance*, New York, 1998, Springer-Verlag.

[3] Clark GT, Minakuchi H: Oral appliances. In Laskin DM, Greene CS, Hylander WL, editors: *Temporomandibular disorders—an evidence-based approach to diagnosis and treatment*, Chicago, 2006, Quitessence.

[4] Dao T: Musculoskeletal disorders and the occlusal interface, *Int J Prosthodont* 18:295–296, 2005.

[5] Derogatis LR: *SCL-90-R: Administration, Scoring and Procedures Manual—II*, ed 2, Baltimore, 1992, Clinical Psychometric Research.

[6] Dworkin S, Le Resche L: Research diagnostic criteria for temporomandibular disorders: review, criteria, examination and specifications, critique, *J Craniomandib Disord* 6:301–355, 1992.

[7] Feine JS, Lund JP: Measuring chewing ability in randomised controlled trials with edentulous populations wearing implant prostheses, *J Oral Rehabil* 33:301–308, 2006.

[8] Greene CS: Managing the core of patients with temporomandibular disorders: a new guideline for care, *J Am Dent Assoc* 141: 1086–1088, 2010.

[9] Greene CS: Relationship between occlusion and temporomandibular disorders: implications for the orthodontist, *Am J Orthod Dentofacial Orthop* 139:11–15, 2011.

[10] Greenhalgh T: Why do we always end up here? Evidence-based Medicine's conceptual cul-de-sacs and some of-road alternative routes. Guest Editorial, *Int J Prosthodont* 26:11–15, 2013.

[11] Klineberg I, Murray G, Trulsson M: Occlusion on implants—is there a problem? *J Oral Rehabil* 39:522–537, 2012.

[12] Kuhn TS: *The structure of scientific revolutions*, Chicago, 1962, University of Chicago Press. (50th anniversary edition 2012).

[13] Lai A, Korgaonkar M, Gomes L, et al: f MRI study on human subjects with sudden occlusal vertical dimension increase, *Jacobs J Dent Res* 2:20–28, 2015.

[14] Lavie L: Oxidative stress in obstructive sleep apnoea and intermittent hypoxia—Revisited—The bad ugly and good: implications to the heart and brain, *Sleep Med Rev* 20:27–45, 2014.

[15] Luraschi J, Korgaonkar M, Whittle T, et al: Neuroplasticity in the adaptation to prosthodontic treatment, *J Orofac Pain* 27:206–216, 2013.

[16] Maner JK, Kenrick DT, Becker DV, et al: Sexually selective cognition: Beauty captures the mind of the beholder, *J Personality Soc Psychol* 85:1107–1120, 2003.

[17] Markland S, Wanman A: Risk factors associated with incidence and persistence of signs and symptoms of temporomandibular disorders, *Acta Odontol Scand* 68:289–299, 2010.

[18] Michelotti A, Farella M, Gallo LM, et al: Effect of occlusal interferences on habitual activity of human masseter, *J Dent Res* 84:644–648, 2005.

[19] Morita I, Nakagaki H, Kato K, et al: Relationship between survival rates and numbers of natural teeth in an elderly Japanese population, *Gerontol Assoc* 23:214–218, 2006.

[20] Ohkubo C, Morokuma M, Yoneyama Y, et al: Interactions between occlusion and human brain function activities, *J Oral Rehabil* 40(2):119–129, 2013.

[21] Ono Y, Yamamoto T, Kubo YA, et al: Occlusion and brain function: mastication as a prevention of cognitive dysfunction, *J Oral Rehabil* 37(8):624–640, 2010.

[22] Osterberg T, Carlsson GE, Sundh V, et al: Number of teeth—a predictor of mortality in the elderly? A population study in three Nordic localities, *Acta Odontol Scand* 65:335–340, 2007.

[23] Osterberg T, Carlsson GE, Sundh V, et al: Number of teeth—predictor of mortality in 70-year old subjects, *Comm Dent Oral Epidemiol* 36:258–268, 2008.

[24] Osterberg T, Dey DK, Sundh V, et al: Edentulism associated with obesity: a study of four national surveys of 16,416 Swedes aged 55-84 years, *Acta Odontol Scand* 68(6):360–367, 2010.

[25] Patzer GL: *The power and paradox of physical attractiveness*, Boca Raton, Fla, 2008, Brown Walker Press.

[26] Penfield W, Rasmussen T: *The Cerebral Cortex of Man*, New York, 1950, Macmillan.

[27] Ragnarsson E, Eliasson ST, Gudnarson V: Loss of teeth and coronary heart disease, *Intern J Prosthodont* 17:441–446, 2004.

[28] Reissmann DR, Heydeke G, Schierz O, et al: The randomised shortened dental arch study: temporomandibular pain, *Clin Oral Invest* 1:1–11, 2014.

[29] Schiffman E, Ohrbach R, Truelove E, et al: Diagnostic criteria for temporomandibular disorders (DC/TMD) for clinical research applications: Recommendations of the INternation PDC/TMD Consortium network* and orofacial pain special interest group, *J Oral Facial Pain Headache* 28:6–27, 2014.

[30] Sessle BJ: Biological adaptation and normative values, *Int J Prosthodont* 18:280–282, 2005.

[31] Stohler CS: Taking stock: from chasing occlusal contacts to vulnerability alleles, *Orthod Craniofac Res* 7:157–160, 2004.

[32] Turp JC, Schindler H: The dental occlusion as a suspected cause for TMDs: epidemiological and etiological considerations, *J Oral Rehabil* 39:502–512, 2012.

[33] Weijenberg RAF, Scherder EJA, Lobbezoo F: Mastication for the mind: the relationship between mastication and cognition in aging and dementia neuroscience, *Neurosci Biobehav Rev* 35:483–497, 2010.

[34] Witter DJ, Creugers NH, Kreulin CM, et al: Occlusal stability in shortened dental arches, *J Dent Res* 80:432–436, 2001.

𬌗与适应性：神经可塑性与认知的关联

Occlusion and Adaptation to Change: Neuroplasticity and Its Implications for Cognition

Sandro Palla, Iven Klineberg

概述

我们不应该再把𬌗简单地看作决定上下牙列或颌骨位置的动静态咬合方式，而应赋予其更宽泛的内涵，需要考虑到牙周、牙体和黏膜力学感受器的感觉传入，以及中枢神经系统（CNS）对这些感觉传入的调控，上述过程称之为感觉运动的神经可塑性。个体能否感知到各种口腔治疗导致的咬合变化，不是取决于咬合的具体类型，而起到最终决定作用的正是这些机制。因为注意力会增强感知，所以这个过程中的核心，是患者对躯体感觉所受刺激引起警觉的程度，就如同躯体感觉传入在中枢中的处理过程一样。因此对一种刺激的关注会导致辨别阈值的降低，所以对于口腔环境高度敏感的患者来讲，很可能无法适应，哪怕是极小的口腔或咬合改变，因为其对异常刺激更为敏感。然而对于适应异常来说，高度敏感似乎只是一个必要条件，而不是全部原因，就如同咬合感觉障碍的病因一样，不仅需要感觉和认知过程的不平衡，还应该包括连同出现的负面效应和异常的疾病行为。

在改变下颌位置或戴入新的修复体后，舌体空间发生变化，咬合和/或口腔状况也随之改变，这时对于下颌运动的调整适应来讲，感觉运动神经的可塑性非常重要。但在有些情况下，这种改变可能会引起口腔适应障碍的行为表现。因而我们需要认识到，当存在不恰当的和具有潜在危害性的治疗时，感觉运动的神经可塑性并不总能实现运动行为的特异性适应。

章节要点

- 先入为主和过早定论
- 咬合干扰
- 咬合感知
- 皮质信息重组
- 躯体感觉传入的调控：注意力
- 咬合高度敏感
- 咬合感觉迟钝
- 医学无法解释的症状
- 感觉运动区的神经可塑性
- 肌张力障碍

拓展𬌗学视野的需求

在牙科学中，𬌗始终是充满争议的一个领域，尤其是在与颅下颌功能紊乱、磨牙症和种植成功率的病因学关系方面一直如此。尽管已经有很多流行病学及人体和动物实验研究证实，𬌗在颅下颌功能紊乱的病因中至少占有一席之地，但是仍然有许多牙医拒绝接受这一观点。同样的情况也存在于殆与磨牙症的联系中，由于无法对这类患者进行客观的测量，所以目前依然没有能够证实种植失败和磨牙症之间的直接关系。

很显然的是，"错殆"这个名词至少在潜意识层面上就是存在一些错误解释的，从字面来看显然意味着存在有害的咬合形式（如对咀嚼系统或个体健康"有害"），而且会导致病理性改变。那么也就暗示着与这个词相对应存在"好的"或者"理想的"咬合这样的概念，但是事实上，这种所谓的错殆在人群中并不是只有个例出现，反而是普遍存在的，所以错殆只是一个对生理学原则存在误解的理论性概念。牙医之所以要创造"好的"或者"理想的"咬合这样的概念，其目的是为了简化修复治疗的技术操作要求，而且"理想殆"这个词与生理原则上"正确的"咬合含义并不相同。对于每个个体来说，咬合形式千差万别，有些个体的牙列还会遭受到严重的破坏，甚至还会有表现为与"理想殆"差距最大的安氏Ⅲ类错殆咬合类型，但是在现实中，这些咬合情况都能被很好地适应。

认为殆与颅下颌功能紊乱存在相关性的观点，其实是对根据临床有效性来支持病因假说这一论证方法的误解。临床成功经验所形成的假说，必须经过科学的验证。按照这种思路，也有一种倾向是依靠专家的意见而不是科学证据，而且给予自己的临床经验外部有效性支持（如将其推广到其他情况和其他患者）。另外，如果一种干预治疗最终确定临床有效，就会倾向于认为是消除病因的作用。例如，当很多牙医观察到经过调殆治疗或者戴入殆垫后，肌肉疼痛和磨牙症得到缓解，于是认为去除咬合干扰使得症状消除，就能够证明"咬合干扰"是这些疾病表现的病因。这种思维陷阱可以称为"先入为主"或"过早定论"，这些名词通常用在描述决策制订阶段存在的错误认知（Croskerry 2003；Nendaz & Perrier 2012；Palla 2013；Stiegler et al. 2012）。人们如果对第一个解释或者发现感觉满意时，往往就不会再去寻找其他的选择，这些

概念所说明的情况就是如此。这种认知陷阱使得牙医无法理解：临床所采取的干预性"调殆"或"佩戴咬合垫"治疗方法，其目的是为了消除早接触或改变咬合及重建正中关系，但其缓解症状的机制并不仅仅是因为这种措施的"机械性"干预方式，准确地说，似乎是因为这些治疗方法伴随的额外作用才导致症状的缓解，如临床医生积极地谈论治疗、提供鼓励，以及建立信任、恢复信心和建立医护相互支持的关系。鉴于与治疗过程有关的信念和期望，能够起到模拟、增强和掩盖对药物的有益反应（Benedetti & Amanzio 2011），所以它们似乎与非药物治疗有着相似的作用效果。

尽管事实上咀嚼系统与全身骨骼肌系统的生理学和病理学机制是相同的，但它又是非常独特的，而且其生物学反应的复杂性常常被低估。此外，目前研究对于如下现象的认知理解还不够：①CNS对躯体感觉传入的不断调控机制，也就是常讲的下行机制（见第1章）；②感觉和运动系统之间并不是生硬的连接，而是具有可塑性的（如它具有适应功能需要的能力）；③患者能否适应口腔治疗，以及如何适应口腔治疗，常常取决于认知、情感和情绪的因素。对这些方面的理解缺乏常会导致牙科治疗的失败，患者多会面临"狂换医生"以及一系列不成功治疗的局面。

这些引言所代表的含义，并不是在修复牙列时可以采取不够完美的咬合治疗，因为如本书后文所讨论的，对于咬合改变存在非常明显的个体差异，出现适应或不适应的结局都有可能，在此只是强调通过整合知觉调节和认知过程来拓展殆学视野的必要性。

本章的目的在于通过两个病例报告来阐明个体是如何对实验性咬合改变做出反应的，触觉感受器的感觉传入是如何受到中枢调控的，感觉运动皮层是如何发生神经可塑性变化的，清楚这些机制就能够理解口腔重建工作中出现的适应和不适应现象。

这段病史中必须要强调4点：第一是患者开始关注她的咬合；第二是消除咬合干扰之后不舒服的咬合感觉依然存在，导致牙医继续对未经修复的牙齿

病例报告4.1

48岁女性患者接受了14和15两个牙位的CAD/CAM制作（Cerec）瓷嵌体治疗，戴牙过程中，患者主诉觉得15咬合过高，咬合检查发现确实轻微高殆，所以采取调殆处理。之后，因为患者认为14和44的咬合接触也对她形成了困扰，所以相应地也进行了调磨。但是这些调殆处理最终并没有达到舒适的咬合状态：患者仍然觉得"新的"咬合不舒服，于是医生建议她回家观察，大概"几天后"就"可能会适应"。但是1周后患者来复诊，仍然抱怨咬合不舒服，咬合检查发现14和44之间存在轻微的干扰，于是调磨去除。大约10天之后，因为咬合不适感逐渐加重，患者要求紧急预约复诊。诱导下颌至正中关系直接进行咬合分析，右侧前磨牙区域并没有发现咬合干扰，但是在对侧24和34发现存在咬合干扰。因为临床时间有限，而且并没有发现Cerec嵌体处存在咬合干扰，所以没有进行治疗处理，预约1周后复诊检查咬合。再次复诊时患者继续抱怨咬合不适，而且几天前右侧面部出现疼痛，睡醒时疼痛最强烈，然后随着时间逐渐缓解，因此牙医决定进行新的调殆处理，去除17和37上的平衡侧咬合干扰，但是这样的处理并没有带来咬合感受的改善，而且因为平时面部疼痛感增强，常常会持续一整天不能缓解，而且咀嚼时还会加重，所以决定佩戴咬合垫（Michigan型）。这次复诊之后，患者就诊了其他几位牙医，经历了调整殆垫、制作新殆垫、进一步调殆等治疗，但是都没能提供舒适的咬合感觉或缓解疼痛。

进行调殆；第三为咬合的感觉并没有消失，相反随着咬合治疗处理越多反而变得更为明显；第四患者开始出现面部疼痛。

为了理解这种现象的原因，必须回顾咬合干扰影响的相关文献，厘清咬合感觉是如何受到中枢调控的机制，以及咬合敏感在咬合障碍发展过程中的作用，就如同上述这位患者所经历的一样。

实验性咬合干扰的影响

针对实验性咬合干扰对健康人影响有一些研究，早期的研究发现，实验性咬合干扰可能会引起颅下颌紊乱的典型症状、牙痛，以及咀嚼运动形式的改变（Karlsson et al. 1992；Magnusson 1985；Randow et al. 1976；Riise & Sheikholeslam 1982；Rugh et al. 1984；Shiau & Syu 1995；Yashiro et al. 2010）。但是出现这些症状的受试者只是少数，而且症状只持续了几天。这些研究报道还发现，一些患者在接受实验性咬合干扰之后，睡眠时的磨牙活动出现了减弱（Randow et al. 1976；Riise & Sheikholeslam 1982；Rugh et al. 1984；Shiau & Syu 1995）。尽管如此，临床医生对这一现象并未给予太多关注，仍然将咬合干扰作为磨牙症的一个病因来看待。

通过设计更为严谨的新实验来对这些研究结果进行证实，Michelotti等（2005）对11位健康女性设计了双盲试验，纳入条件为没有颅下颌功能紊乱、磨牙症或者头痛。每位女性受试者接受实施有效的咬合干扰，持续7天，同时设计假操作或者空白干扰作为实验交叉设计。通过记录咬肌肌电活动的方式来监控咬合干扰的影响结果，在自然环境清醒时（8小时）借助便携式记录设备来记录。人为的咬合干扰会导致肌肉收缩数量的显著降低，其中高负荷收缩与低负荷收缩相比下降更为明显。但是人为的咬合干扰并没有导致颅颌面紊乱症状，只是会引起牙齿不适，而且随着研究时间继续将逐渐减弱。同时，在进行人为的咬合干扰之后，引起咬肌疼痛的压力阈值并没有改变（Michelotti et al. 2006）。肌肉收缩数量的降低可以解释为对牙齿咬合不适而产生的适应。同一组研究者继续对人为咬合干扰的影响进行了系列研究，对在清醒状态表现副功能运动的受试者采用类似的设计进行实验研究（Michelotti et al. 2012）。20位女性受试者用口腔行为检查表来进行评估，根据清醒状态磨牙频率分成两组（Markiewicz et al. 2006）。与第一项研究不同的是，咬合干扰设计得更高（0.4mm对0.25mm），学者没有测量咬肌收缩的频率，而是借助生态瞬时评估法（Chen et al. 2007）测定了清醒时咬合接触的频率。结果显示，在清醒状态时两组的咬合接触频率均降低，对于副功能运动频率较高一组，咬合接触频率大大降低。

在这个背景下，Le Bell等（2002）设计实验来对4组女性受试者施加模拟和人为的咬合干扰。首先将受试者分为两组，一组为伴有颅颌面功能紊乱病史的患者，另一组则是无此病史的受试者。然后再将每一组随机分成两组，一组接受人为的咬合干扰，另一组进行模拟干扰操作，观察2周。结果显示，没有TMD病史的女性对咬合干扰表现出良好的适应性，但是对于具有TMD病史并且实施咬合干扰的受试者，则与其他组相比临床症状表现显著增强。而且在后续观察阶段还发现，对于这些女性，其明显增强的症状并没有出现减弱，但是没有颅颌面紊乱病史受试者的症状随着时间却是减弱的（Le Bell et al. 2006）。Michelotti研究组的另外一项研究也支持了这一发现，其结果显示，对健康女性施加咬合干扰会出现咬肌收缩频率的降低，但是对咀嚼肌疼痛的女性患者施加咬合干扰，虽然会出现牙齿疼痛，却不会导致咬肌收缩频率的降低（Cioffi等.出版中）。因此对于咬合干扰的易感性似乎存在着明显的个体差异。

就颅颌功能紊乱受试者尤其是咀嚼肌疼痛的患者而言，与健康受试者相比，咬合接触更为频繁（Chen et al. 2007；Fujisawa et al. 2013；Funato et al. 2014；Glaros et al. 2005a，b；Huang et al. 2002；Kino et al. 2005；Sato et al. 2006），而且高频副功能运动患者的咬合接触频率降低得并不显著。因而可以假设清醒状态保持牙齿接触的习惯，是使得这些受试者对于实验性或类似的医源性咬合干扰更易感的常见共同特性。

总结施加实验性咬合干扰的研究结果得到两个结论：第一个是对咬合干扰的易感性存在个体差异；第二个为急性咬合干扰可能会导致不同的症状，健康个体最多1～2周就可以消退，因此告诉患者"他们会适应"新的修复体是正确的，但是如果症状长久不消退，则表明要么是修复不合理，要么牙医面对的是一个适应性很差的患者（如是有出现咬合感觉障碍风险的患者）。因此可以这么假设，施加咬合干扰可以作为检测患者适应咬合改变能力的测试手段。虽然这个看法有些危言耸听，但也确实说明需要转变思维模式，牙医必须要去正确认识咬合。

咬合感知

通常采用确定咬合触觉阈值（ITT）的技术来测定咬合感知水平。将不同厚度的咬合膜放置于牙齿之间，注意不要触及软组织，嘱受试者轻柔闭口至最大牙尖交错位，反馈是否感觉到咬合膜，进而记录健康牙齿之间最小的ITT，其数值存在明显个体差异，可以从8μm到60μm，当牙齿存在冠修复或者牙髓无活性时阈值会明显增高，这也就说明ITT与牙周力学感受器和牙髓感受器都有关系。在咀嚼时阈值会增高约5倍（从2.5倍到8倍），数值从100μm到250μm（Herren 1988）。

上述ITT的这些变化特点，可以通过下面关于皮肤压力感受器调控触觉输入的情况来进行解释，正是因为高级中枢调控牙周力学感受器传入信息所需的数据信息不足，所以需要触觉调控来发挥作用。而且还有一些证据显示，皮肤和牙周力学感受器的传入调控有着相似的形式。

外部感受和本体感受的改变取决于两个生理现象：大脑高级中枢对外界信号自上而下的调节和大脑的神经可塑性（如对新需求的改变和适应能力）。

机体针对刺激如何进行敏感程度的调节，相关临床机制有很多，其中之一为通过对刺激保持注意力和分散注意力来实现调控：如保持注意力会提高敏感性，而注意力分散则会降低敏感性。例如动态功能磁共振成像研究发现，对受试者进行同一刺激选择振动性和被动性两种不同的方式时，从比较结果来看，初级躯体感觉皮层、后顶叶皮层和前岛叶皮层在振动性刺激时显著活跃（Albanese et al. 2009；细节参见Johansen-Berg & Lloyd 2000）。很重要的一点是，对神经兴奋性的调节作用，不仅在关注时会表现，而且在没有关注时也会出现（如对刺激的期待时）（Fiorio et al. 2012；Gazzaley & Nobre 2012），甚至在没有受到外界刺激时，只是单纯要求个体去自发地感受身体的某个部位时也会发生（Bauer et al. 2014），这预示着在刺激出现之前，其实相应的皮质功能区域就已经被激活了。

在任何时候注意力都是必需的，因为个体所接受到的感知信息可能会比他能够有效处理的信息要多很多。换句话来讲，注意力机制来源于能够有效地聚焦于正在进行的目标和行为相关的信息。例如在日常听觉环境常常会存在许多杂音，但是我们会选择性接受最关注的声音，比方听讲座时只关注到演讲者的声音。

对外界刺激的感知不仅依赖于感知机制，而且还取决于外周传入信号的频率和持续时间。事实上，人类大脑在一生中都保持着持续皮层重组的能力（如在大量使用、练习和训练身体后，会出现神经关联和关联强度的改变，以及身体相应皮层表达区域面积的改变）。比如专业弦乐器演奏者与非演奏者相比，左手手指对应的皮质代表区域面积明显增加，而且其面积扩展大小与弹奏年限相关（详见Pantev et al. 2001）。因此对手指反复感觉刺激之后，毫无意外它的触觉敏锐度和辨别力都会增加（Kowalewski et al. 2012；Schlieper & Dinse 2012），这种增强与代表身体所受刺激区域的皮层面积扩大是相对应的（Hodzic et al. 2004；Hoffken et al. 2007；Pleger et al. 2001）。高频反复地经颅刺激初级躯体感觉皮层，也会导致触觉辨别阈值的下降，效果比单纯增加刺激时间更为长久（Ragert et al. 2008），同时皮质表达区域面积也会增加（Tegenthoff et al. 2005）。

在咀嚼活动时，触觉程度的个体差异原因可以归于不同的注意程度。咀嚼过程中与非咀嚼状况时相比咬合触觉明显降低，其原因可能源于外界传入受到自上而下的抑制。众所周知，在运动过程中对触觉刺激的感知是降低的，因为传递到初级躯体感觉皮层的躯体感觉信号是减弱的（感觉门控），这是由于初级躯体感觉和运动皮层的下行抑制，后者的参与可以由运动启动前即出现抑制的事实来证明。这个门控机制可以理解为提高了对无法预料刺激感知的门槛（Chapman & Beauchamp 2006；Seki et al. 2003）。

总结来看，当患者有意识地闭口咬在金属膜上时，所表现出咬合感知的个体差异，其最可能的解释是因为注意力的级别不同，再加上牙周感受器对压力的适应（Morimoto et al. 2013），下行抑制机制导致了咀嚼时咬合感知的下降。

咬合高度敏感和咬合感觉障碍

咬合高度敏感患者最初将承受的疾病情况描述为"一种超过6个月持续的咬合不适感觉，与咬合、牙髓、牙周、咀嚼肌以及颞下颌关节等躯体改变无关"（Hara et al. 2012）。学者们提出了一些病因假说来解释咬合高度敏感，包括：精神障碍、幻觉现象和口内本体感觉传入传递的改变（Hara et al. 2012），但是没有一项能够独立地解释这类疾病，所以认为它是一种多病因疾病。

从定义来看，咬合感觉障碍应该包括在"医学上无法解释的症状（MUS）"组内。研究者们曾经提出过一些假说来解释这些症状（Rief & Broadbent 2007），其中大多数病因理论认为MUS患者会放大感知体验。相应的其中枢处理也是一种感知过程：人们需要通过感知感觉来描述身体的不适（Rief & Broadbent 2007）。正常情况下，不相关的本体和外部感受传入都被过滤掉了，因此不会被感知（如不会达到意识感知的程度）。例如只有在我们特别关注时，我们才能意识到咬合情况、穿衣服、体重或心跳等状态。然而当过滤机制发生向下抑制调节的时候，如注意力不能分散或选择性注意力的持续增强（高度敏感），才能允许外界传入的信息获得关注（也就是被感知）。但是单靠持续的感知并不足以发展成为MUS，还需要在负面情绪如焦虑和异常疾病状态的伴随下，感觉和认知过程（注意力、期望、预期负面影响、灾难化、烦恼和把感觉归为有害的而不是良性的原因）二者之间出现失衡（Rief & Barsky 2005；Rief & Broadbent 2007）。

高度关注身体（如身体过度敏感）和选择性聚焦于觉察到的感受，将会增强躯体感觉的知觉。临床经验显示咬合感觉障碍的患者会表现出咬合高度敏感（如他们会持续检查关注自己的咬合状况）。高度敏感在MUS病因中所具有的作用支持如下假说：对于咬合感觉障碍的发生，咬合高度敏感是必要条件但不是充分条件。因而可以推测，咬合高度敏感不单是咬合感觉障碍患者情绪状态的副产品，而且与认知、行为和情感上的消极状态一起，在疾

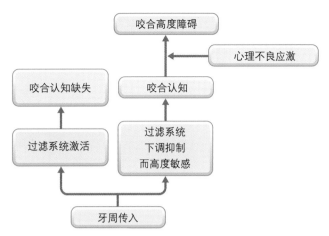

图4-1 咬合感觉障碍的假设模型。

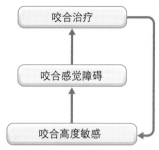

图4-2 咬合感觉障碍增强的恶性循环。

病症状的成因和持续中起重要作用（图4-1）。

已经阐述过咬合感知的差别依赖于注意力水平的不同，与此对应，咬合高度敏感患者常会伴有咬合感知的增强。尽管躯体形式障碍患者与健康人相比，触觉阈值似乎显著地降低（Katzer et al. 2012），但是对于咬合感觉障碍患者的咬合感知水平，似乎与上述情况并不一致（Baba et al. 2005）。31位健康人咬合间隙辨别能力的厚度平均值为14μm，而8位感觉障碍患者是8μm，但是这种差别在统计学上并不具有显著意义。然而对于咬合有关疾病的发展，与咬合感知的水平相比，似乎咬合感觉改变所伴随的想法和情绪更为重要。

咬合感觉的开始与社会心理附加情况会发生暂时性的关联，然后会因为患者持续关注咬合而导致患者异常咬合感觉的增强，这些社会心理附加情况包括痛苦、消极情绪、担忧、抑郁、无法解释的医学症状史或注意力不能分散等。如果牙医不能认识到这种疾病并没有咬合源性的躯体感觉病因，那么随着咬合治疗的进行，患者会更加确信咬合是有问题的，从而咬合感觉变得更为敏感，典型表现就是在每次咬合治疗之后询问患者咬合感觉如何。这些风险导致咬合高度敏感和负面心理的恶性循环，从而使得疾病更加严重（图4-2）。

咬合感觉障碍的治疗

在咬合感觉障碍的病因中，感知调控和认知、情感、情绪和行为的形成过程都发挥着核心作用，

因而就预示着这种疾病不能用咬合方法来治疗。这时必须要理解采取咬合干预的措施是有害的，不仅可能导致疾病的启动，而且会促使疾病持续存在。故此尤其是对于急性发作的病例，必须采用多学科治疗方式，其中最重要的方面为：①通过善解人意的医患沟通和有效的医患关系来建立良好的医疗环境；②常用的干预措施，如动机性会谈，给出有效的解释和安慰；③特定的干预措施，如认知疗法和最终的药物治疗（Heijmans et al. 2011）。

在全面了解患者的躯体主诉和痛苦的基础上，牙医与患者建立积极的医患关系，这样就能让患者确信治疗提供者对他/她足够重视（Heijmans et al. 2011；Heinrich 2004；Richardson & Engel Jr. 2004）。医患之间的对抗是毫无益处的，要去全面审视患者的信仰和顾虑，以及这些症状对患者日常生活的影响、所处社会环境和患病行为，从而不但可以很好地了解患者症状和问题，而且常常会为患者理解疾病所需的心理治疗提供一个起点。当患者主诉以躯体性咬合不适来就诊时，让他/她接受这是一种非躯体性的异常问题并不容易。因此在治疗过程中，需要对疾病进行鉴别诊断，根据临床检查结果让患者确信没有严重的咬合问题，尤其还要寻找有效的方式将患者转诊到专科医生处，以便进行认知、情感和情感障碍的疾病治疗，在这些过程中牙医都发挥着核心的作用。

通常这种转诊处理是很困难的，因为牙医大多事先没有准备所以觉得无所适从，如果能够向患者做出相关解释，如咬合高度敏感在疾病病因中具有的致病作用，咬合敏感是一种行为反应，相应的治疗可以实现逆转，那么就可以起到辅助转诊的作

用。因而建议在与患者交流沟通时，不去使用咬合感觉障碍、咬合神经官能症或幻咬症这些名词，而选用咬合高度敏感，因为它只代表一种反应，而不表示存在神经病理问题。

感觉运动皮质的神经可塑性

感觉运动皮质

初级运动皮层获得感觉传入，具有直接通过丘脑和间接通过躯体感觉皮层两种途径，然后运动皮层可以利用获得的躯体感觉信息来调控运动功能。

因而口腔躯体感觉皮层不仅参与躯体感觉，而且还参与口腔运动功能的调节，尤其是在学习新的运动技能时，也就是当口腔环境改变后机体的适应行为，如拔牙、咬合改变或戴入改变舌体空间的活动修复体（Sessle et al. 2005）。

一些证据显示，口内感觉传入在调节口腔运动行为上是很重要的，口腔改变会导致感觉运动皮层的神经可塑性变化。例如动物实验发现，在拔除或磨短大鼠下颌切牙之后，二腹肌和颏舌骨肌在运动皮层对应区域的表达会出现改变，这种神经可塑性

病例报告4.2

一位35岁女性患者，在接受46冠修复后，立刻感觉冠太"大"以及"她的牙齿出了问题"，之后开始出现紧咬牙现象，并且伴有头痛症状，患者形容自己变得神经很紧张。第一次来复诊的时候，患者自我描述深受咬合困扰，而且找不到一个舒适的下颌位置。临床咬合检查显示，患者习惯咬合在一个前伸的位置（图4-3A和B），好像是

因为冠的阻挡，所以不能自然地闭合至最大牙尖交错位。但是当要求紧咬牙时，下颌可以向后滑动咬合至最大牙尖交错位（图4-3C和D），这就说明冠并没有阻碍咬合至习惯的牙尖交错位。然而患者描述在这个下颌位置非常不舒服，唯一能够减轻不舒适感做法就是把下颌放在前伸的位置。

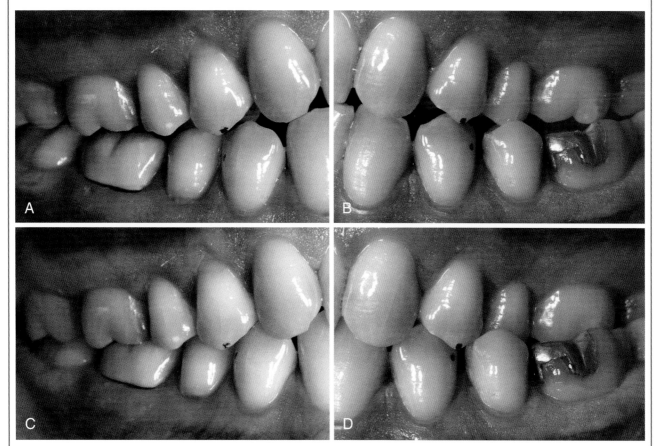

图4-3　A和B显示戴入46固定修复体后患者闭口咬合时的下颌位置，C和D可以观察到固定修复体没有阻止闭合至习惯的牙尖交错位。

改变的原因，可以解释为牙齿拔除后的感觉丧失和/或牙齿缺失导致的口腔行为改变（见第1章；Avivi-Arber et al. 2011；Sessle et al. 2007；Sessle 2011）。对于人类，已经有依据表明，在无牙颌患者戴入种植体支持的修复体后，感觉运动皮层会出现神经可塑性改变（Kimoto et al. 2011；Luraschi et al. 2013；Yan et al. 2008）。

这些神经可塑性改变会有不同特性的表现，可以是结构性的也可以是功能性的，可以快速出现也可以表现为缓慢适应，可以短期存在也可以长期存在（Citri & Malenka 2008）。其中急性出现和短期持续存在两种改变，都是源于突触作用的改变或现有突触链接的暴露（Avivi-Arber et al. 2011）。在绝大多数情况，这些神经可塑性改变都能获得积极的适应。例如为了迎合新的咬合和/或新的下颌位置，下颌运动能够发生非常及时的适应性改变，这正是运动改变的快速适应表现。但是在一些情况中，这些神经可塑性改变可能会导致出现无法适应的行为，就如同在前面展示的病例所表现的：感觉传入受到干扰、同时可能还带有消极情绪，最终运动传出发生改变，使得下颌闭合在患者感觉不太舒适的位置，即使戴入的冠并没有改变习惯的咬合关系，这种情况也会发生。

运动障碍，如肌张力障碍，是另一类感觉运动适应不良表现。事实上越来越多的证据显示，这些疾病不仅仅是基底神经节-运动皮层回路的紊乱，而且还与躯体感觉传入和/或它们的中枢处理的异常有关，这些因素干扰了运动程序的实现，因而都参与了这些疾病的病理生理过程（Abbruzzese & Berardelli 2003；Patel et al. 2014；Tinazzi et al. 2003）。

参考文献

[1] Abbruzzese G, Berardelli A: Sensorimotor integration in movement disorders, *Mov Disord* 18:231–240, 2003.

[2] Albanese MC, Duerden EG, Bohotin V, et al: Differential effects of cognitive demand on human cortical activation associated with vibrotactile stimulation, *J Neurophysiol* 102:1623–1631, 2009.

[3] Avivi-Arber L, Martin R, Lee JC, et al: Face sensorimotor cortex and its neuroplasticity related to orofacial sensorimotor functions, *Arch Oral Biol* 56:1440–1465, 2011.

[4] Baba K, Aridome K, Haketa T, et al: Sensory perceptive and discriminative abilities of patients with occlusal dysesthesia, *Nihon Hotetsu Shika Gakkai Zasshi* 49:599–607, 2005.

[5] Bauer CC, Diaz JL, Concha L, et al: Sustained attention to spontaneous thumb sensations activates brain somatosensory and other proprioceptive areas, *Brain Cogn* 87:86–96, 2014.

[6] Benedetti F, Amanzio M: The placebo response: how words and rituals change the patient's brain, *Patient Educ Couns* 84:413–419, 2011.

[7] Chapman CE, Beauchamp E: Differential controls over tactile detection in humans by motor commands and peripheral reafference, *J Neurophysiol* 96:1664–1675, 2006.

[8] Chen CY, Palla S, Erni S, et al: Nonfunctional tooth contact in healthy controls and patients with myogenous facial pain, *J Orofac Pain* 21:185–193, 2007.

[9] Cioffi I, Farella M, Festa P, et al: Short-term sensorimotor effects of experimental occlusal interferences on the wake-time masseter muscle activity of females with masticatory muscle pain, *J Oral Facial Pain Headache* (in press).

[10] Citri A, Malenka RC: Synaptic plasticity: multiple forms, functions, and mechanisms, *Neuropsychopharmacology* 33:18–41, 2008.

[11] Croskerry P: The importance of cognitive errors in diagnosis and strategies to minimize them, *Acad Med* 78:775–780, 2003.

[12] Fiorio M, Recchia S, Corra F, et al: Enhancing non-noxious perception: behavioural and neurophysiological correlates of a placebo-like manipulation, *Neuroscience* 217:96–104, 2012.

[13] Fujisawa M, Kanemura K, Tanabe N, et al: Determination of daytime clenching events in subjects with and without self-reported clenching, *J Oral Rehabil* 40:731–736, 2013.

[14] Funato M, Ono Y, Baba K, et al: Evaluation of the non-functional tooth contact in patients with temporomandibular disorders by using newly developed electronic system, *J Oral Rehabil* 41: 170–176, 2014.

[15] Gazzaley A, Nobre AC: Top-down modulation: bridging selective attention and working memory, *Trends Cogn Sci* 16:129–135, 2012.

[16] Glaros AG, Williams K, Lausten L: The role of parafunctions, emotions and stress in predicting facial pain, *J Am Dent Assoc* 136:451–458, 2005a.

[17] Glaros AG, Williams K, Lausten L, et al: Tooth contact in patients with temporomandibular disorders, *Cranio* 23:188–193, 2005b.

[18] Hara ES, Matsuka Y, Minakuchi H, et al: Occlusal dysesthesia: a qualitative systematic review of the epidemiology, aetiology and management, *J Oral Rehabil* 39:630–638, 2012.

[19] Heijmans M, Olde Hartman TC, van Weel-Baumgarten E, et al: Experts' opinions on the management of medically unexplained symptoms in primary care. A qualitative analysis of narrative reviews and scientific editorials, *Fam Pract* 28:444–455, 2011.

[20] Heinrich TW: Medically unexplained symptoms and the concept of somatization, *WMJ* 103:83–87, 2004.

[21] Herren P: *Okklusale Taktilität beim bewussten Zusammenbeissen und beim Kauen (Occlusal Tactility During Conscious Biting and During Chewing)*, Thesis. Zurich, 1988, University of Zurich.

[22] Hodzic A, Veit R, Karim AA, et al: Improvement and decline in tactile discrimination behavior after cortical plasticity induced by passive tactile coactivation, *J Neurosci* 24:442–446, 2004.

[23] Hoffken O, Veit M, Knossalla F, et al: Sustained increase of somatosensory cortex excitability by tactile coactivation studied by paired median nerve stimulation in humans

correlates with perceptual gain, *J Physiol* 584:463–471, 2007.

[24] Huang GJ, LeResche L, Critchlow CW, et al: Risk factors for diagnostic subgroups of painful temporomandibular disorders (TMD), *J Dent Res* 81:284–288, 2002.

[25] Johansen-Berg H, Lloyd DM: The physiology and psychology of selective attention to touch, *Front Biosci* 5:D894–D904, 2000.

[26] Karlsson S, Cho SA, Carlsson GE: Changes in mandibular masticatory movements after insertion of nonworking-side interference, *J Craniomandib Disord* 6:177–183, 1992.

[27] Katzer A, Oberfeld D, Hiller W, et al: Tactile perceptual processes and their relationship to somatoform disorders, *J Abnorm Psychol* 121:530–543, 2012.

[28] Kimoto K, Ono Y, Tachibana A, et al: Chewing-induced regional brain activity in edentulous patients who received mandibular implant-supported overdentures: a preliminary report, *J Prosthodont Res* 55:89–97, 2011.

[29] Kino K, Sugisaki M, Haketa T, et al: The comparison between pains, difficulties in function, and associating factors of patients in subtypes of temporomandibular disorders, *J Oral Rehabil* 32:315–325, 2005.

[30] Kowalewski R, Kattenstroth JC, Kalisch T, et al: Improved acuity and dexterity but unchanged touch and pain thresholds following repetitive sensory stimulation of the fingers, *Neural Plast* 2012:974504, 2012.

[31] Le Bell Y, Jämsä T, Korri S, et al: Effect of artificial occlusal interferences depends on previous experience of temporomandibular disorders, *Acta Odontol Scand* 60:219–222, 2002.

[32] Le Bell Y, Niemi PM, Jämsä T, et al: Subjective reactions to intervention with artificial interferences in subjects with and without a history of temporomandibular disorders, *Acta Odontol Scand* 64:59–63, 2006.

[33] Luraschi J, Korgaonkar MS, Whittle T, et al: Neuroplasticity in the adaptation to prosthodontic treatment, *J Orofac Pain* 27:206–216, 2013.

[34] Magnusson T: Signs and symptoms of mandibular dysfunction in complete denture wearers five years after receiving new dentures, *J Craniomandib Pract* 3:267–272, 1985.

[35] Markiewicz MR, Ohrbach R, McCall WD Jr: Oral behaviors checklist: reliability of performance in targeted waking-state behaviors, *J Orofac Pain* 20:306–316, 2006.

[36] Michelotti A, Cioffi I, Landino D, et al: Effects of experimental occlusal interferences in individuals reporting different levels of wake-time parafunctions, *J Orofac Pain* 26:168–175, 2012.

[37] Michelotti A, Farella M, Gallo LM, et al: Effect of occlusal interferences on habitual activity of human masseter, *J Dent Res* 84:644–648, 2005.

[38] Michelotti A, Farella M, Steenks MH, et al: No effect of experimental occlusal interferences on pressure pain thresholds of the masseter and temporalis muscles in healthy women, *Eur J Oral Sci* 114:167–170, 2006.

[39] Morimoto Y, Oki K, Iida S, et al: Effect of transient occlusal loading on the threshold of tooth tactile sensation perception for tapping like the impulsive stimulation, *Odontology* 101:199–203, 2013.

[40] Nendaz M, Perrier A: Diagnostic errors and flaws in clinical reasoning: mechanisms and prevention in practice, *Swiss Med Wkly* 142:w13706, 2012.

[41] Palla S: Cognitive diagnostic errors, *J Orofac Pain* 27:289–290, 2013.

[42] Pantev C, Engelien A, Candia V, et al: Representational cortex in musicians. Plastic alterations in response to musical practice, *Ann N Y Acad Sci* 930:300–314, 2001.

[43] Patel N, Jankovic J, Hallett M: Sensory aspects of movement disorders, *Lancet Neurol* 13:100–112, 2014.

[44] Pleger B, Dinse HR, Ragert P, et al: Shifts in cortical representations predict human discrimination improvement, *Proc Natl Acad Sci U S A* 98: 12255–12260, 2001.

[45] Ragert P, Franzkowiak S, Schwenkreis P, et al: Improvement of tactile perception and enhancement of cortical excitability through intermittent theta burst rTMS over human primary somatosensory cortex, *Exp Brain Res* 184:1–11, 2008.

[46] Randow K, Carlsson K, Edlund J, et al: The effect of an occlusal interference on the masticatory system. An experimental investigation, *Odontol Revy* 27:245–256, 1976.

[47] Richardson RD, Engel CC Jr: Evaluation and management of medically unexplained physical symptoms, *Neurologist* 10:18–30, 2004.

[48] Rief W, Barsky AJ: Psychobiological perspectives on somatoform disorders, *Psychoneuroendocrinology* 30:996–1002, 2005.

[49] Rief W, Broadbent E: Explaining medically unexplained symptoms—models and mechanisms, *Clin Psychol Rev* 27: 821–841, 2007.

[50] Riise C, Sheikholeslam A: The influence of experimental interfering occlusal contacts on the postural activity of the anterior temporal and masseter muscles in young adults, *J Oral Rehabil* 9:419–425, 1982.

[51] Rugh JD, Barghi N, Drago CJ: Experimental occlusal discrepancies and nocturnal bruxism, *J Prosthet Dent* 51:548–553, 1984.

[52] Sato F, Kino K, Sugisaki M, et al: Teeth contacting habit as a contributing factor to chronic pain in patients with temporomandibular disorders, *J Med Dent Sci* 53:103–109, 2006.

[53] Schlieper S, Dinse HR: Perceptual improvement following repetitive sensory stimulation depends monotonically on stimulation intensity, *Brain Stimul* 5:647–651, 2012.

[54] Seki K, Perlmutter SI, Fetz EE: Sensory input to primate spinal cord is presynaptically inhibited during voluntary movement, *Nat Neurosci* 6:1309–1316, 2003.

[55] Sessle BJ: Face sensorimotor cortex: its role and neuroplasticity in the control of orofacial movements, *Prog Brain Res* 188:71–82, 2011.

[56] Sessle BJ, Adachi K, Avivi-Arber L, et al: Neuroplasticity of face primary motor cortex control of orofacial movements, *Arch Oral Biol* 52:334–337, 2007.

[57] Sessle BJ, Yao D, Nishiura H, et al: Properties and plasticity of the primate somatosensory and motor cortex related to orofacial sensorimotor function, *Clin Exp Pharmacol Physiol* 32:109–114, 2005.

[58] Shiau YY, Syu JZ: Effect of working side interferences on mandibular movement in bruxers and non-bruxers, *J Oral Rehabil* 22:145–151, 1995.

[59] Stiegler MP, Neelankavil JP, Canales C, et al: Cognitive errors detected in anaesthesiology: a literature review and pilot study, *Br J Anaesth* 108:229–235, 2012.

[60] Tegenthoff M, Ragert P, Pleger B, et al: Improvement of tactile discrimination performance and enlargement of cortical somatosensory maps after 5 Hz rTMS, *PLoS Biol* 3:e362, 2005.

[61] Tinazzi M, Rosso T, Fiaschi A: Role of the somatosensory system in primary dystonia, *Mov Disord* 18:605–622, 2003.

[62] Yan C, Ye L, Zhen J, et al: Neuroplasticity of edentulous patients with implant-supported full dentures, *Eur J Oral Sci* 116:387–393, 2008.

[63] Yashiro K, Fukuda T, Takada K: Masticatory jaw movement optimization after introduction of occlusal interference, *J Oral Rehabil* 37:163–170, 2010.

47

下颌运动及其控制因素
Jaw Movement and Its Control

Greg M. Murray

概述

　　下颌运动受咀嚼肌支配，呈现为复杂的三维方向运动形式。咀嚼肌包括3对升颌肌（咬肌、颞肌和翼内肌）和2对降颌肌（翼外肌和二腹肌）。肌肉最基本的功能单位是运动单位，咀嚼肌的内部结构是复合结构，很多为复合的羽状。中枢神经系统（CNS）能够激活咀嚼肌中不同方向的肌纤维。这意味着，咀嚼肌能够产生一系列力的向量（包括大小和方向），从而满足特定下颌运动的需要。CNS是通过激活不同肌肉中的运动单位来实现任意的运动。运动又分为自主运动、反射运动和节律运动。CNS的许多部分均参与调控下颌运动。大脑皮层中的面部运动皮质区是开口运动、闭口运动、前伸运动和侧方运动等下颌自主运动的终末传出通路。反射这一途径有助于运动的细化，并可用于高级中枢以产生更复杂的运动。咀嚼是一种节律性的运动，由脑干中的中枢模式发生器（CPG）控制。CPG可以被来自食团的感觉信息和来自高级中枢的指令调整。

　　在下颌运动的任何瞬间，下颌可以被描述为围绕一个瞬时的旋转中心旋转。人们制造了许多装置来描记下颌运动，但只有六自由度的装置才能准确地描记下颌运动的复杂性。由于下颌运动追踪装置缺乏敏感性和特异性，所以其在患者的诊断和处理中没有太大的意义。咀嚼运动是复杂的，由咀嚼肌、表情肌和舌肌驱动的下颌、面部和舌的运动组成。咬合的改变对咀嚼肌的活性和颞下颌关节的运动有显著影响。

章节要点

- 受咀嚼肌支配，下颌运动呈现为复合的三维运动方式
- 咀嚼肌包括3对主要的升颌肌（咬肌、颞肌和翼内肌）和2对降颌肌（翼外肌和二腹肌）
- 肌肉收缩的基本功能单位是运动单位
- 咀嚼肌的内部结构具有高度复杂性
- 咀嚼肌能够产生一系列力的向量（包括大小和方向），以满足特定下颌运动的需要
- 为了产生想要的运动，中枢神经系统（CNS）会选择性激活不同肌肉中的运动单位
- 下颌运动分为自主运动、反射运动和节律运动
- CNS的很多部分都参与了下颌运动的产生

- 反射这一途径可用于更高级的中枢，有助于运动的细化和复杂运动的产生
- 咀嚼由脑干的中枢模式发生器（CPG）控制
- 在下颌运动的任何瞬间，下颌可以被描述为围绕一个瞬时的旋转中心旋转
- 如果用提供单点追踪的设备（如下颌运动描记仪）诊断或评估疗效，可能会提供误导信息
- 咬合的改变对咀嚼肌的活性和颞下颌关节的运动有着显著影响

咀嚼肌：下颌运动的动力来源

对于下颌运动的理解是咀嚼肌功能紊乱的基础。因此掌握下颌运动特征的改变是必要的（Hannam & McMillan 1994；van Eijden & Turkawski 2001的综述）。

咀嚼肌包括3对升颌肌（咬肌、颞肌和翼内肌）和3对降颌肌（翼外肌和二腹肌）。

肌肉收缩的基本单位是运动单位。一个运动单位是由一个α-运动神经元与它所支配的全部肌纤维（数目为600～1000）所构成的。咀嚼肌的运动神经元主要位于脑干三叉神经运动核中。

3种不同类型的运动单位所产生的力的大小各不相同。S型运动单位传导速度慢、收缩张力小且不易疲劳。FF型运动单位传导速度快、收缩张力大，但极易疲劳。FR型运动单位有着中等程度的传导速度、收缩张力和抗疲劳强度。在肌肉收缩的过程中，首先收缩的是S型运动单位；随着力量的增大，FR型和FF型也开始收缩。

更为复杂的是，表情肌、咀嚼肌或舌肌均因其肌纤维的排列而有着复杂的内部结构。例如，咬肌和翼内肌的肌纤维并非是从起点到止点的长纤维，而是在每一块肌肉中都含有成组的短肌纤维，排列成羽毛状。图5-1展示了翼内肌肌纤维的这种羽毛状排列。显示了由腱鞘（图中粗灰线）包围的成组的短肌纤维（图左侧的阴影红线和右侧的红色阴影区域）。左侧为部分肌肉的展开图，展示了肌纤维的羽状排列。当腱膜一侧的运动单位收缩时，它们将一个成角的力（羽状角）引导到肌肉的长轴，并

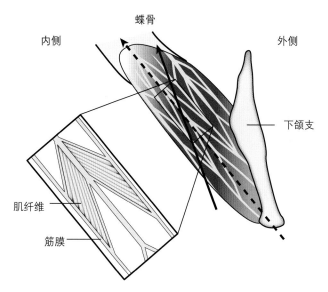

图5-1 通过翼内肌、颅底（蝶骨）和下颌支的冠状剖面 一些分隔翼内肌的腱膜已经被勾勒出来，并在左侧插图中以粗灰线显示。肌纤维的羽状分布以灰线显示。实线箭头表示图左侧的肌纤维选择性收缩时牵拉的方向。虚线箭头表示在假设肌纤维直接从颅底到下颌骨时牵拉的方向。

产生一个力向量（包括力的大小和方向）。肌纤维起于颅底伸到下颌支，即无羽状角（如虚线箭头所示）。图5-1中的实线箭头展示了仅激活图左侧肌纤维时所产生的力的方向。咬肌内部也存在类似的复杂结构。这些复杂的咀嚼肌肌纤维提供了多个方向的力，以作用于下颌骨。大脑可以选择性地激活特定区域而不激活肌肉的其他区域。

当进行特定的下颌运动时，控制自主运动的感觉运动皮质区（具体见下文的讨论）并不是按照特定的肌肉来激活的。相反，它们向不同的运动核团发送指令来激活这些运动单位。从生物力学的角度来看，无论在什么肌肉中，这些运动单位均能产生特定下颌运动所需的力向量。因此，例如一个下颌和牙齿同时向右的研磨动作，最佳的方式为通过激活左侧翼外肌下头的一些运动单位，以及右侧颞肌后束的一些运动单位以防止右侧下颌向前运动，同时激活右侧咬肌和颞肌前束使下颌移向右侧，并保持牙齿咬合接触（Miller 1991）。这些运动单位的激活将对下颌产生一个力使其向右侧移动。

产生和控制下颌运动的中枢神经系统（CNS）组成结构（图5-2）

- 大脑皮层运动区和从锥体束到α−运动神经元的下行通路（激活运动单位）
- 小脑（细化和协调运动）
- 基底神经节（选择和启动运动程序）
- 辅助运动区（SMA），运动前区（6区）（包含运动程序）
- 咀嚼和吞咽的CPG（产生咀嚼和吞咽的程序）
- 脑干运动核团内的α−运动神经元
- 肌肉的运动单位
- 传递和处理运动相关的躯体感觉信息的躯体感觉系统

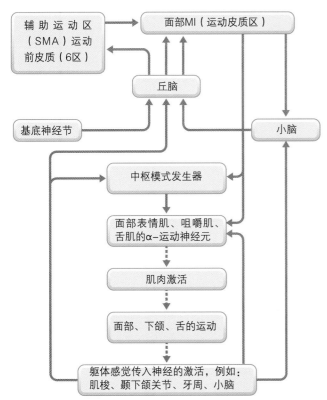

图5-2 一些颌面部运动系统的重要连接 箭头表示导致运动的一系列复杂联系。实线箭头表示动作电位传递信息的方向。虚线箭头表示运动神经元激活的结果。更详细的颌面部感觉运动系统之间的联系可见图1-2。

下颌运动类型的分类

- 自主运动：如弹钢琴、说话、取藻酸盐印模，下颌前伸运动
- 反射运动：如膝跳反射、颌跳反射、开颌反射
- 节律运动：如咀嚼、行走、奔跑和呼吸

自主运动

自主运动由初级运动皮质（即MI）和高级运动皮质区域（SMA和运动前皮质；Hannam & Sessle 1994）所调控。面部MI主要负责调控面部、下颌和舌的自主运动。当要求患者前伸舌和张口时（就像被取印模时的动作一样），一组程序（类似计算机程序）被选择和激活（通过基底神经节），而这些程序会向面部MI发送信号。运动程序中包含一些细节，如必须被激活的运动单位以及激活的序列，从而产生一个特定的运动。这些程序可能位于SMA和皮质运动前区。MI负责激活各种运动单位以产生所需的运动。

面部MI由大脑皮层特定的输出区域组成，这些输出区域将锥体束中的纤维传导至神经突触，再直接或间接地（通过中间神经元）作用于α−运动神经元上。面部MI的每个输出区都会激活一个特定的基本动作：如舌前伸或舌伸向一侧、抬高口角、张口或下颌向一侧移动。面部的同一个动作可以通过激活一些MI的不同位点来实现。

我们可以将面部MI当作"钢琴的琴键"，高级运动中枢则通过"弹奏这架钢琴"来产生所需的自主运动。而输出区域的组合能形成更复杂的动作（相当于演奏出更复杂的声音，如用钢琴弹奏和弦时）。

小脑通过控制运动区域的感觉输入持续地协调运动。可以通过涉及少量神经元的短通路纠正每个动作，且这些通路多位于脑干水平。临床研究证实这些通路可以引起反射。

反射运动

反射运动主要由脑干或脊髓调控（Hannam &

Sessle 1994），是几乎不受意志影响的非自主运动。

典型的反射运动是膝跳反射。在该反射中，对膝盖的剧烈敲击会引起大腿肌肉的收缩和小腿的短暂抬起。在下颌运动系统中，反射包括闭颌反射、颌跳反射和开颌反射。

当快速向下轻拍下颌时，升颌肌群突然被牵拉，会发生闭颌反射。这种轻拍的动作使肌梭的感受器受到牵拉，而肌梭恰好对牵拉敏感。肌梭存在于所有的升颌肌群中。当肌梭被牵拉时，动作电位沿着来自肌梭的初级神经末梢——Ⅰa初级传入神经纤维传导。初级传入突触直接作用并激活同一升颌肌群的α-运动神经元。因此升颌肌群的牵拉会导致相同升颌肌群的快速收缩。此反射能防止跑步时下颌的上下起落。

反射向我们展示了一种可以用于高级运动中枢，从而产生更加复杂的运动通路。同时，快速的反馈能调整动作以克服正在进行的动作中微小的、不可预测的不规则动作，并增加平稳性。因此，例如咀嚼过程中食团稠度的意外变化可以调节肌梭的传入放电，这种变化的放电可以改变α-运动神经元的活性，以帮助应对不同食团稠度的变化。

开颌反射可由多种类型的颌面部传入神经引起。例如，来自口腔黏膜机械感受器的颌面部传入神经冲动沿着初级传入神经纤维传导至抑制性中间神经元，然后通过突触至升颌α-运动神经元。抑制性中间神经元降低了升颌运动神经元的活性。与此同时，初级传入神经活化了其他中间神经元，兴奋降颌肌，如二腹肌的运动神经元。整体作用是开口。

节律运动

此类运动具有自主运动和反射运动的共同特征（Lund 1991；Hannam & Sessle 1994）。节律运动出现反射特征的原因是我们不需要考虑此类动作的发生。例如，我们咀嚼、呼吸、吞咽和走路时，并不需要考虑具体的任务；然而，我们在任何时候都可以主动改变这些运动的速度和幅度。

节律运动是由脑干或脊髓中的神经元集群产生和控制的。每个集群被称为一个CPG。咀嚼的CPG位于脑桥-延髓网状结构中。图5-2展示了脑干CPG与其他结构的关系。吞咽也由位于延髓的CPG控制。

CPG本质上相当于计算机程序。例如，当咀嚼的CPG被激活时，它会向不同的咀嚼肌、表情肌和舌肌的运动神经元发出适当大小的定时脉冲，使咀嚼这一节律运动发生。我们不需要考虑具体哪块肌肉中的哪个运动单位被激活，以及运动单位被激活进行咀嚼的相对时间，因为这些都是由CPG完成的。但是我们可以主动开始、停止和改变咀嚼的速度、幅度和轨迹图形。这些改变是通过从运动皮质区发出的下行指令至CPG来完成的。

图5-3A展示了当用右侧咀嚼口香糖时部分咀嚼肌的肌电图（EMG）数据。切点的相关运动轨迹则展示于图片的下侧。请注意与运动周期相关的肌电活动规律性爆发的形式。另外，在局部放大图5-3B中，翼外肌下头和下颌下部的肌群的肌电活动与升颌肌群相异。所有肌肉均由CPG控制，且未提及的其他咀嚼肌、表情肌和舌肌也如类似的方式一样被激活。

感觉反馈由位于颌面部组织内的机械感受器提供：如牙周机械感受器能发出牙齿接触的大小和方向的信号，口腔黏膜机械感受器能发出食物与黏膜接触的信号，肌梭能发出下颌闭合时肌肉长度和肌肉长度变化率的信号，高尔基腱器官能发出肌肉内产生的力的信号，以及颞下颌关节机械感受器能发出下颌位置的信号。

肌梭是非常复杂的感受器。其灵敏度极佳。在肌肉收缩过程中，α-运动神经元和γ-运动神经元均被激活。α-运动神经元能引起主要肌纤维（梭外肌纤维）的收缩，并对肌肉产生力的作用（图5-4）。同时γ-运动神经元也被激活，但它引起梭内肌纤维的收缩，从而在肌肉和肌梭缩短时维持肌梭的敏感性（图5-4C）。因此，无论肌肉的长度如何，肌梭总是能检测到肌肉长度的微小变化。

感觉信息在咀嚼周期调整，在适应食团稠度变化中起着至关重要的作用（Lund & Olsson 1983）。与咀嚼相关的一系列感官信息传入CNS（图5-5A）。

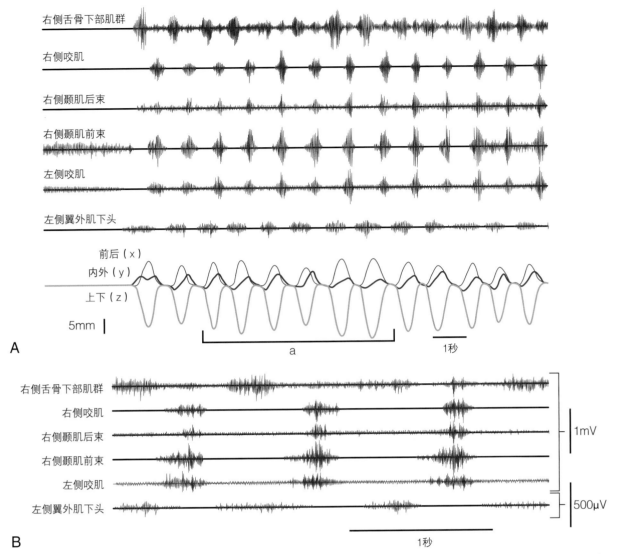

图5-3 用右侧嚼口香糖 A，在13次嚼口香糖的过程中，6块咀嚼肌（前6块）的肌电图数据和下颌运动（后3块）的数据。肌电活性的记录来自舌骨下部肌群（R. submand.；主要是二腹肌前腹）、左右咬肌（R. mass.，L. mass.）、右侧颞肌后束（R. post. temp.）、右侧颞肌前束（R. ant. temp.）和左侧翼外肌下头（L. inf. lat. ptery）。运动轨迹显示了在前后（Ant-post.）、内外（Med-lat.）和上下（Sup-inf.）的坐标轴中下颌切点的运动。因此，例如后者显示了切点在每个咀嚼周期开口相时的垂直位移量。**B**，肌电图数据的放大形式，来自**A**中的a。

其中一些信息直接传入大脑皮层形成意识感觉。局部反射也协助了咀嚼的进程。例如，当牙齿嚼碎食物时，牙周机械感受器被激活，这能引起反射活动，从而增加升颌肌群的活性，协助嚼碎食物。

正如前文讨论的那样，在闭口过程中由于与食物接触而激活的很多颌面部传入神经可以引起开颌反射。在咀嚼周期的闭口相这可能会适得其反。Lund和Olsson（1983）的研究表明，咀嚼的CPG在咀嚼周期的闭口相抑制了开颌反射的反应。如图5-5B所示，图最左侧，未咀嚼时，二腹肌中的低阈值传入神经的反射性反应测试是对颌面部传入神经激活

的开颌反射反应的控制。在咀嚼周期的闭口相，CPG抑制了此种反射的发生。因此，在咀嚼时，从颌面部传入神经到降颌运动神经元的兴奋传导通路被抑制，这使下颌可以不受任何阻碍的闭合。

在咀嚼周期的开口相也有类似的情况。在这个时相中，升颌肌群的肌梭被拉伸，并使升颌肌的运动单元兴奋，这样可以阻止开口。然而，在咀嚼周期的开口相时，CPG使升颌运动神经元超极化（即抑制升颌运动神经元）（图5-5B）。这种超极化使升颌运动神经元更难在肌梭的刺激下激活。

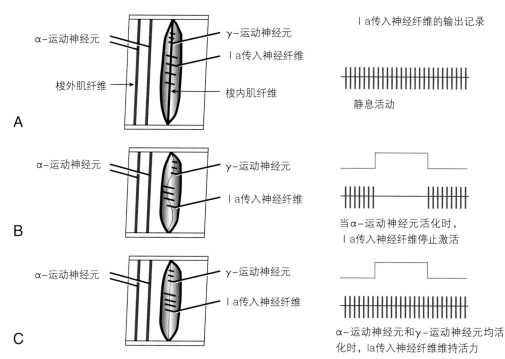

Ⅰa传入神经纤维的输出记录

静息活动

当α-运动神经元活化时，
Ⅰa传入神经纤维停止激活

α-运动神经元和γ-运动神经元均活
化时，Ⅰa传入神经纤维维持活力

图5-4　3种状态下梭外肌纤维（粗红线）和梭内肌纤维的模式图　A，在静息状态时，这个假设的肌肉中，肌张力静息，如来自下颌姿势位时下颌骨的重量。起初由于下颌骨的重量使肌肉被轻微拉伸，这导致梭内肌纤维和Ⅰa传入神经纤维轻度拉伸，导致一个连续的动作电位通过。**B**，假设只有α-运动神经元激活的情况下，肌纤维收缩，这会导致肌梭的张力降低。因此在收缩期间，肌梭的Ⅰa传入神经纤维活化受到抑制。在此期间，肌梭无法提供有关肌肉长度出现意外变化的信息。**C**，α-运动神经元活化同时伴有γ-运动神经元活化时（α-γ共活化——在任何自主运动中常见的情况），梭内肌纤维的收缩速度与梭外肌纤维相同。这维持了Ⅰa传入神经纤维的张力，这样就能维持它们的活性，并且能对运动中的不规则信号做出反应。

基本的下颌运动

　　下颌可以被理解为通过肌肉、肌腱、韧带、血管和神经悬吊在颅骨上。它在三维空间中移动，通过牙齿和位于两侧关节窝内的髁突固定。

　　基本的下颌运动包括开闭口运动、侧方运动、前伸运动和后退运动。有许多解剖因素在下颌运动中发挥作用，具体如下：

· 髁导——髁突在下颌前伸运动或下颌向对侧运动时运动轨迹的倾斜角度；这两种角度通常略有不同

· 切导——在下颌水平运动时，下前牙沿上前牙腭侧向前下运动时运动轨迹的倾斜角度，其大小是由前牙的覆𬌗和覆盖程度决定的

· 后牙引导——由后牙关系决定

· 肌肉、血管、神经和韧带

达到和离开牙尖交错位时的下颌运动。临床医生关心的内容如下：

· 组牙功能——定义是在下颌侧方运动时，工作侧至少有两组后牙有咬合接触

· 相互保护（约占天然牙列的10%，或称尖牙保护）——下颌在做侧方运动时，只有前牙（或尖牙）接触

　　咀嚼并非简单的开闭口运动，因为髁突可以进行滑动和旋转。在咀嚼过程中，滑动和旋转的组合是不断变化的。

下颌旋转运动的瞬时中心

　　在任何时刻，下颌都围绕一个旋转中心旋转。这个旋转中心是不断变化的。因为在大多数下颌运动中，滑动和旋转的组合不断变化。

· 当牙齿滑动接触，下颌前伸运动时，下颌主要是

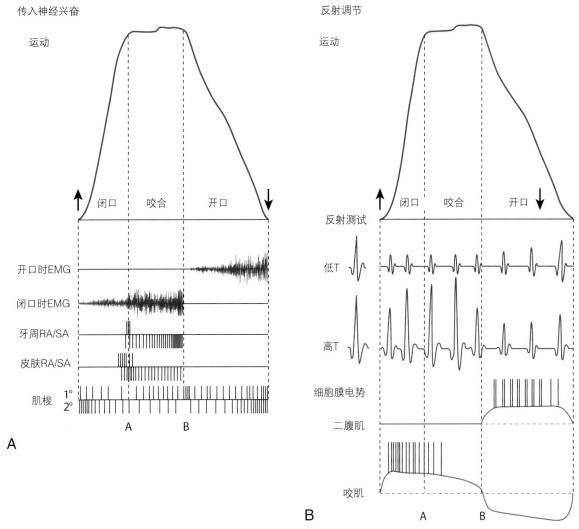

图5-5 **A**，在咀嚼的下颌运动过程中咀嚼肌和躯体感觉传入神经活动形式。下颌切点处的下颌运动达到高峰。下面的两条线分别表示了开口和闭口时的EMG活动。下面展示牙周和皮肤的机械感受活性。RA，快速适应，即仅对机械刺激的动态阶段做出反应；SA，缓慢适应，即对机械刺激的动态和静态阶段均做出反应。肌梭1°、2°分别指肌梭Ⅰa组（提供有关肌肉长度动态变化的信息）和肌梭Ⅱ组（提供有关肌肉长度信息）的主要传入纤维。每条线中的垂直线显示了记录在初级传入神经轴突内的动作电位的发生时间。在每个咀嚼周期中都有大量感觉信息进入大脑。**B**，咀嚼期间开始反射的调节。左图展示了下颌骨处于静止状态时二腹肌的反射反应类型（作为对照）。注意在咀嚼期间该反射强度的改变。当刺激低阈值传入神经时（低T，即无痛），平均幅度较小，尤其是在闭口时相和咬合阶段。相反，在闭口时相后期和咬合阶段，对高阈值传入神经刺激（高T）的反应明显增加。咀嚼循环中的闭口时相对该途径起促进作用：如果在该时相感受到疼痛刺激，则会停止咀嚼的闭口时相。下方的两条线表明，在这些阶段，二腹肌的细胞膜电位处于静息状态，且在开口时相，咬肌运动神经元超极化，以减少这些运动神经元活化的可能性，特别是在Ⅰa和Ⅱ组肌梭传入神经纤维的影响下。开口时相肌梭被拉伸，导致传入神经纤维兴奋（转载自Lund & Olsson 1983，获得许可）。

向前滑动并伴有少部分向下滑动。如果髁导大于切导，下颌也会微微旋转打开。瞬时旋转中心位于下颌骨下后部

· 当牙齿滑动接触，下颌向左侧方运动时，大多数运动是围绕着左侧髁突附近（通常位于后方和外侧）的一个不断移动的旋转中心旋转。图5-6A显

示了受试者进行工作侧的下颌运动（即下颌向左侧运动）时，左侧髁突运动的矢状面（上图）和水平面（下图）。髁突在矢状面用三角形代替（A的上图），在水平面用四边形代替（A的下图）。四边形是由a、b、c、d四点在髁突水平剖面的轮廓上连接而成的（图5-6D）。三角形是由髁突上

左侧髁突工作侧运动

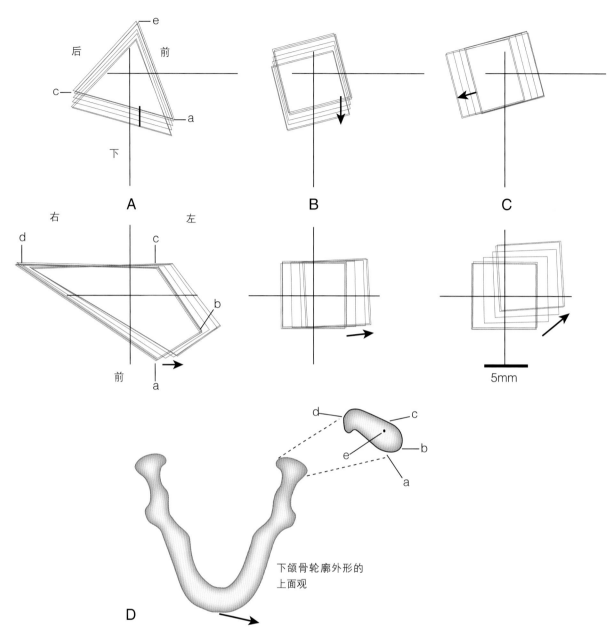

图5-6　左侧工作侧髁突运动的一些细节　受试者进行左侧方运动时，髁突的矢状面（见上图）、水平面（见下图）、髁突运动的三角形轨迹（见**A**图的上图）和四边形轨迹（见**A**图的下图）。**D**图为下颌骨俯视图，髁突上的点分别标记为：a，前；b，外；c，后；d，内；e，上（此点比其他点高9.0mm）。这些点是通过计算机断层摄影确定的。**B**图为**A**图各坐标轴原点附近的矢状面（上图）和水平面（下图）方形轨迹。**C**图为**A**图各坐标轴原点附近的矢状面和水平面方形轨迹向外侧移动30mm。从牙尖交错位开始，每300毫秒绘制一个正方形、三角形或四边形。每条轨迹仅显示出从牙尖交错位到侧方运动的最大限度，大致的运动方向用短箭头表示。为了清晰起见，省略了单个髁突点的轨迹（转载自Peck et al. 1999，获得许可）。

的a、e、c三点连接而成；e点比其他点高9mm

从牙尖交错位（IP）开始每300毫秒绘制一个三角形或四边形。在水平面上的工作侧运动中，髁突并不是围绕着髁突的中心旋转，可以看出旋转中心

位于髁突的后方。

• 在咀嚼过程中的每一个瞬间，旋转中心都在移动。对于咀嚼运动，这个中心位于下颌后下部，朝向中线

如何描述下颌运动

一个多世纪以来，牙医对下颌运动有着浓厚的兴趣，并尝试用描记设备来描述其运动，如下颌运动描记仪和更加复杂的下颌运动轨迹仪。这种兴趣源于医生临床准备工作时间减少的需求。

这些系统通常记录下颌中线（图5-3）、髁突铰链轴或可触髁突外极在三自由度的运动情况（即单点沿前后、内外和上下轴的运动；图5-3）。并未提供3个旋转向量的有关信息：上下翻转、左右摇晃以及侧向移动。这些额外的信息是由六自由度的系统提供的。

由于髁点的选择各不相同，使得髁点的运动轨迹记录出现很大误差（Peck et al. 1997，1999）。因此，大多被认为具有诊断或预后意义的不规则髁点运动轨迹可能仅仅是由髁点的选择造成的。图5-6B显示了在图5-6A中坐标中心等距选取的点的运动情况。得到的正方形的移动方式与A中的四边形和三角形相似。图5-6C显示了侧移30mm的点对所记录运动轨迹的影响。在图5-6C中，对髁突运动的解释是髁突向后外侧，而事实上，髁突主要是向外侧滑动，同时伴有一定的旋转。

因此，如果用于诊断或评价治疗结果，单点追踪可能提供误导信息。最近，美国牙科协会研究有关颞下颌关节紊乱（TMD）的政策声明，"对于目前可用于诊断TMDs的设备的科学文献共识是，除了各种成像方式外，没有一种设备显示出能区分正常受试者与TMD患者或区分TMD亚型所需的敏感性和特异性"（Greene 2010）。

下颌的边缘运动相关内容详见第1章。

咀嚼运动

咀嚼运动在边缘运动范围内发生，除了在咀嚼结束时下颌靠近上颌或牙齿接触（Lund 1991）。

在冠状面，典型的咀嚼周期被描述为"泪滴"状。在开口时，切点首先向下移动，在接近最大开口位时，切点向外上即向工作侧（或咀嚼侧）移动，接着切点向上并向正中移动，食物在牙齿之间被碾碎。

在咀嚼相同或不同食物的同一受试者以及不同受试者之间，咀嚼周期的每一个循环之间差异显著。图5-3A（最下面的线）显示，切点在不同咀嚼周期中的运动不完全相同。这种可变性与咀嚼食物时食团稠度的变化有一定关系。下颌向牙尖交错位运动时的变化较小。咀嚼周期结束时，咀嚼肌必须将下颌骨精确地移向牙齿，使牙齿沿牙尖斜面自如地滑动。机械感受器（尤其是牙周机械感受器）不断将神经冲动传入CNS，保证咀嚼周期与现有牙齿的引导相协调（见第1章）。

咀嚼运动属于复杂运动，受到咀嚼肌、面部表情肌和舌肌的共同驱动，经由下颌、面部和舌来协调完成。之所以涉及面部表情肌和舌肌，是因为口唇、颊部和舌有助于控制食团在口腔中的位置，并使食物处在咬合面上，从而有效地捣碎食物。

值得注意的是，舌的组成成分绝大部分是牙齿能够咬断的物质，在日常咀嚼活动中舌并没有如食物一样被咬碎，可能是面部运动皮质区发挥了重要的保护作用。在舌将食团移到咬合面上的运动过程中，面部运动皮质区强烈抑制了升颌肌群的活性。舌在咀嚼周期的开口时相最活跃，因为此时需要收集食物并将其重新移到咬合面上。

咀嚼周期的不同时相具体如下：

- 准备期：下颌、舌、嘴唇和颊部调整食团位置为食物大量有效捣碎做准备
- 基本期：与唾液分泌以及食物和唾液混合相关的食物捣碎期
- 吞咽前期：食物与唾液混合在一起形成食团，开始化学分解过程。形成的食团可为吞咽做准备

咀嚼周期的形状和持续时间受到食物硬度的影响：较硬的食物对应较宽的咀嚼环且咀嚼周期持续时间较长。较软的食物有着更多往复的咀嚼周期（Gibbs & Lundeen 1982）。

髁突与关节盘的运动

正常下颌运动过程中髁突和关节盘的运动很复杂，尚未能被很好地理解（Scapino 1997）。公认

的是，由于翼外肌附着在颞下颌关节上，在下颌运动中起着重要的作用。翼外肌下头全部附着在髁突颈，而翼外肌上头大部分都附着在髁突颈。

翼外肌上头的部分纤维确实附着于颞下颌关节的关节盘–关节囊复合体上，但仍有人认为翼外肌上头全部附着于关节盘。这个观点是完全错误的！此外，认为翼外肌的上下头有着交互活动模式的观点也是错误的。我们的研究小组已经表明，翼外肌的上下头有相似的功能，且CNS能够分别激活翼外肌的上头和翼外肌的下头，从而产生适当的力作用于髁突和关节盘–关节囊复合体上来满足下颌运动所需。

咬合的改变可能会影响下颌和颞下颌关节的运动以及咀嚼肌的功能。因此，如果牙齿的修复影响了正常的咀嚼周期，可能会导致不同程度的口腔颌面部传入神经兴奋（如牙周传入神经）。这些信息将反馈到CNS，并可能导致控制咀嚼的CPG发生变化。这些信息还可以改变CNS的高级神经活动：如面部运动皮质区。这些神经活动的变化在肌肉特定的亚群会改变特定运动单位的活动，从而对咀嚼周期进行适当的调整以适应咬合的变化。新的咀嚼周期将会避免这种干扰。除非干扰过大，超出了CNS和肌肉的适应范围。

参考文献

[1] Gibbs CH, Lundeen HC: Jaw movements and forces during chewing and swallowing and their clinical significance. In Lundeen HC, Gibbs CH, editors: *Advances in Occlusion*, Boston, 1982, Wright, pp 2–32.

[2] Greene CS: Managing the care of patients with temporomandibular disorders: a new guideline for care, *J Am Dent Assoc* 141:1086–1088, 2010.

[3] Hannam AG, McMillan AS: Internal organization in the human jaw muscles, *Crit Rev Oral Biol Med* 5:55–89, 1994.

[4] Hannam AG, Sessle BJ: Temporomandibular neurosensory and neuromuscular physiology. In Zarb GA, Carlsson GE, Sessle BJ, et al, editors: *Temporomandibular Joint and Masticatory Muscle Disorders*, Copenhagen, 1994, Munksgaard, pp 80–100.

[5] Lund JP: Mastication and its control by the brain stem, *Crit Rev Oral Biol Med* 2:33–64, 1991.

[6] Lund JP, Olsson KA: The importance of reflexes and their control during jaw movement, *Trends Neurosci* 6:458–463, 1983.

[7] Miller AJ: *Craniomandibular Muscles: Their Role in Function and Form*, Boca Raton, 1991, CRC Press.

[8] Peck C, Murray GM, Johnson CWL, et al: The variability of condylar point pathways in open-close jaw movements, *J Prosthet Dent* 77:394–404, 1997.

[9] Peck C, Murray GM, Johnson CWL, et al: Trajectories of condylar points during working-side excursive movements of the mandible, *J Prosthet Dent* 81: 444–452, 1999.

[10] Scapino RP: Morphology and mechanism of the jaw joint. In McNeill C, editor: *Science and Practice of Occlusion*, Chicago, 1997, Quintessence, pp 23–40.

[11] van Eijden TMGJ, Turkawski SJJ: Morphology and physiology of masticatory muscle motor units, *Crit Rev Oral Biol Med* 12:76–91, 2001.

颞下颌关节解剖特征和病理生理学

Anatomy and Pathophysiology of the Temporomandibular Joint

Sandro Palla

概述

    颞下颌关节是由下颌骨髁突、关节窝以及填充其间的关节盘组成的可以自由运动的关节，运动形式由转动（髁突与关节盘之间）和滑动（盘-突复合体与关节窝之间）两种方式相结合而成。因关节盘附着于髁突，而且没有透明软骨覆盖的特点，所以颞下颌关节表现出运动的高度灵活性，尤其是在平移运动中更为明显。髁突和关节窝表面覆盖的是纤维软骨，而关节盘则由致密的胶原纤维网构成，其不同的排列方向与所承受的不同功能载荷有关。

    髁突运动是包含了三维方向的复合型运动，在咀嚼活动中，双侧髁突都承受负荷，工作侧髁突承受的负荷要小于非工作侧。在负荷改变时，颞下颌关节能够通过改建来适应，但是一旦超出其适应能力，就会发展成为颞下颌关节骨关节炎（OA），过去认为这种疾病属于非炎症性且以关节软骨病变为核心。但是现在有确凿的证据表明炎症参与了早期的发病过程，并且骨关节炎会累及关节的所有结构。因为病因的复杂多样性，骨关节炎被认为是很多紊乱性疾病发展的终点，其病理改变都经过相同的发展过程，最终导致关节结构的破坏。骨关节炎发展过程的核心是合成代谢和分解代谢过程的失衡。

    本章主要阐述颞下颌关节的解剖、组织学和运动特点，以及口腔临床工作中最常遇到的两种情况的病理性生理学特征：关节盘移位和颞下颌关节骨关节炎。

章节要点

- 颞下颌关节解剖
- 颞骨关节面
- 下颌骨髁突
- 关节盘
- 关节囊
- 关节盘附着
- 关节盘位置
- 关节的神经支配
- 关节润滑
- 髁突运动

- 旋转与滑动
- 关节负荷
- 关节病理生理学
- 关节盘移位
- 关节骨关节炎

颞下颌关节解剖

颞下颌关节是由下颌骨髁突、关节窝以及填充其间的关节盘组成的可以自由运动的关节，髁突与关节盘相对，形成髁突-关节盘复合体，与颞骨关节面可以相对运动。与人体其他关节相比，颞下颌关节有其独特的特点：第一，从功能上来讲，颞下颌关节是双侧联动关节——左右侧关节必须同时运动且承担不同的功能；第二，颞下颌关节的运动形式以转动（髁突相对关节盘）和髁突-关节盘复合体的滑动为特征；第三，髁突和关节窝的关节面覆盖的不是透明软骨，而是纤维软骨，相比而言抗拉伸和抗压缩性能更佳（Almarza & Athanasiou 2004）；第四，髁突不仅受到关节面形态和咀嚼肌收缩方式的控制，而且也受限于牙列咬合。在咀嚼活动的终点或牙齿磨动活动中，牙列决定了髁突-关节盘复合体运动的终末位置。

颞骨关节面

颞骨关节面由凸形的关节隆突或结节和凹形的关节窝组成，位于鼓鳞裂和岩鳞裂的前方，其后方

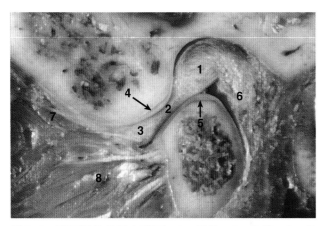

图6-1 颞下颌关节标本截面 1，后带；2，中带；3，前带；4和5，髁突和关节窝表面覆盖的纤维软骨；6，关节盘后附着的下头；7和8，翼外肌的上下头（转载自Dr. Hans Ulrich Luder，获得许可）。

为关节后结节（图6-1）。

新生儿阶段关节窝很浅（且平），出生后1年内关节结节发育迅速，到乳牙列完全建立时，关节结节达到最终高度的1/2，5岁时生长变缓，在青少年中后期发育停止（Nickel et al. 1988，1997）。早期关节结节的发育体现了髁突生长导致关节负荷方向的变化，从吮吸到咀嚼，以及颅颌面复合体生长导致的咀嚼肌三维空间方向的变化。

研究者曾致力于探究关节结节后斜面斜度与咬合特征之间的关系，但是最终并没有发现相关性。但是，有实验数据支持假说，关节结节起始阶段的斜度符合关节载荷最小化的原则，这样可以减轻关节软骨的疲劳（Iwasaki et al. 2003，2010）。

颞骨关节面表面覆盖着薄薄的一层纤维软骨，从关节面到下方骨质依次为纤维结缔组织层、包含未分化间充质细胞的肥大层（或无）以及软骨层。软骨的厚度在前后方向上存在明显的分布差异，靠近关节窝顶的部分最薄，而最厚的部位在关节结节处（图6-1——关节结节处约0.4mm，关节斜面处0.2mm，关节窝处0.05mm）。这恰恰反映出关节窝的功能性负荷部位不在窝顶，而是在关节结节处，尤其是其后斜面。

下颌骨髁突

髁突通常呈椭圆形，内外径平均20mm（13～25mm），前后径平均为10mm（5.5～16mm）。髁突的大小和形状表现出非常显著的个体差异性，可能与生物力学负荷的不同相关。在3岁之后，髁突主要的生长方向为内外方向，直到成年共增大2.5倍。女性的髁突在青少年晚期即停止发育，而男性则可以延续到20多岁。

两侧髁突的长轴（连接内外两极的假象轴）在水平断面方向并不成一条直线，常常向后上聚拢交汇，形成一个钝角。在水平面上其长轴与水平线的夹角在0°到30°之间，平均值为15°，而髁突长轴在垂直向上与水平线的角度变异更大（图6-2）。

髁突表面覆盖一薄层纤维软骨，最厚的部位在上方和前方，正是功能运动和副功能运动时承受载

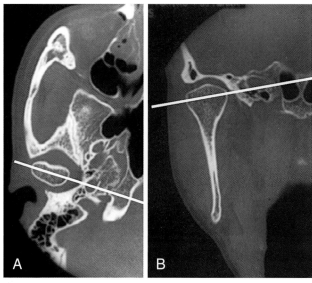

图6-2 颞下颌关节的CT影像 （**A**）水平断面和（**B**）冠状断面显示出髁突长轴在水平面和冠状面的倾斜程度。

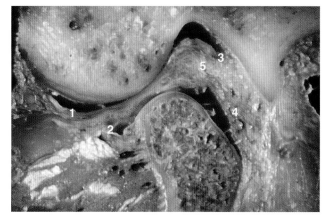

图6-3 颞下颌关节标本截面 髁突位于略前位，清晰地显示出关节盘的前后附着以及关节盘后带与双板区的分界。1和2，分别是关节盘前附着的上、下头；3和4，分别是关节盘后附着的上、下头；5，关节盘后带与双板区的分界（转载自Dr. Hans Ulrich Luder，获得许可）。

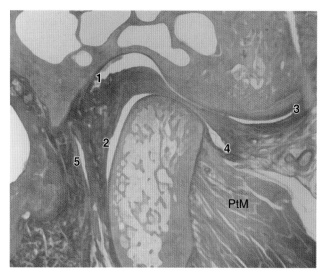

图6-4 颞下颌关节组织标本切片 显示髁突位于略前位，可以看到不同的关节盘附着和后附着上头的折叠部分。1，关节盘后附着上头；2，关节盘后附着下头；3，关节盘前附着上头；4，关节盘前附着下头；5，关节囊后部；PtM，翼外肌（转载自Luder & Bobst 1991，获得许可）。

纤维软骨在许多方面与透明软骨不同，包括胚胎起源、个体发育、出生后生长模式和组织结构（Shen & Darendeliler 2005）。临床上髁突软骨最重要、最突出的特征是其在自然生长过程中和自然生长后对外界刺激的适应能力。这种能力被正畸医生用来改善下颌骨缺损患者的下颌骨生长。功能性矫治器的下颌骨前向定位通过释放调节因子诱导一系列反应，从而导致下颌骨生长（Owtad et. al. 2013；Shen & Darendeliler 2005）。然而，尚不清楚下颌前移是否能够有效地导致下颌生长总量的增加，或仅仅提高达到遗传预定的下颌生长量的速率（Owtad et al. 2013）。

关节囊

颞下颌关节的关节囊并不是圆形，这点与其他关节不同。关节囊很明显只在侧面将颞骨与下颌骨相连接，横向分布；颞下颌关节的后、中、前方向没有关节囊，即使有也很薄，很难与关节盘附着区分开来。关节囊的侧面，关节盘横向纤维参与其中，在前部和中部多于后部。这个纤维加强区域形成关节盘侧韧带（Luder & Bobst 1991；Schmolke 1994）。从后面看，关节囊主要由致密纤维组织

荷的位置（图6-1，图6-3和图6-4）。从髁突发育完成到成年，髁突软骨所经历的组织成熟过程可以分为两个阶段。第一阶段的年龄为15～30岁，特征是浅层渐进性软骨化，肥大生长软骨消失，深部出现网格状软骨纤维，伴随软骨内骨化下降，形成致密的软骨下骨板。第二阶段表现为细胞密度逐渐降低，中间区纤维化甚至软骨浸润增加。这些最后的变化似乎反映了适应性关节重塑和可能的衰老。成熟期和晚期的年龄变化似乎取决于关节负荷，因为它们不发生在髁突的非负荷部分（Luder 1998）。

构成，从关节结节的前斜面延伸到髁突颈部的后下缘，此处为关节盘下颌后附着处（Luder & Bobst 1991）。

关节囊的外侧部分通过细小的纤维间隔附着在咬肌深层和颞肌的肌腱上（Meyenberg et al. 1986）。纤维性连接允许关节囊有一定的伸展性，防止其在下颌运动时受限。

关节囊内衬滑膜，滑膜通过一个渐进性组织学转变的区域，进入髁突、关节盘和关节窝，内衬关节软骨纤维膜。滑膜分泌的滑液为软骨提供营养，参与润滑关节和保护软骨（见后文）。

关节盘

关节盘由致密的纤维结缔组织构成，大部分关节盘不含血管、神经。可分为前带、中带（最薄）和后带（图6-1）。

关节盘由致密的胶原纤维、高分子量蛋白聚糖、弹性纤维和包括纤维细胞、软骨细胞在内的多种细胞组成。胶原纤维主要由Ⅰ型和Ⅱ型组成。Ⅱ型胶原主要分布在蛋白多糖区，存在于后带。胶原纤维有一个典型的分布模式：在中间区域，厚的胶原纤维束呈矢状方向排列并平行于关节盘表面。这些纤维中的大多数继续进入前后带，与这些带的横向和纵向胶原纤维交错或连续，或通过整个带继续进入关节盘前后附着。垂直向与横向的纤维在前带和后带更明显（Scapino et al. 2006）。在中间部分，胶原纤维束的交织较弱，使该区域抵抗中外侧剪切力的能力降低（见后文）。更多详情参见Scapino（1997）、Scapino等（2006）、Mills等（1994）。

关节盘附着

关节盘附着允许关节盘围绕髁状突旋转并向前滑动。

后附着

关节盘后附着区通常被称为双板区，包括上下两层。两层之间由疏松结缔组织分隔，其中含有弹性纤维、血管和淋巴管、神经和脂肪组织。下板区

附着于髁突颈下方8～10mm的骨膜处，由厚厚的纤维组成，这些纤维绝大部分起源于关节盘的后带，缺乏弹性（图6-3和图6-4）。闭口位置时下板区被拉紧。开口时，当髁突转动时，下板变得松弛和卷曲。

上板区附着于关节窝后缘鼓鳞裂和岩鳞裂，比下板薄，含有较薄的胶原纤维。两板的纤维加入后带，与后带的胶原纤维相连或继续融入形成后带的胶原纤维。仅在上板和关节囊的后侧可见到弹性纤维。更多详情参见Luder & Bobst（1991）。

上板的胶原纤维和滑膜衬里在闭口位置最大限度折叠，松弛，在开口位或前伸时拉紧，使关节盘向前滑动（图6-5和图6-6）。与之前的假设相反，闭口时松弛的弹性纤维没有足够的弹力牵拉关节盘复位。通过对关节盘附着的拉伸刚度、强度、韧性和最大应变的分析得出假说，即关节盘的位置是由侧向和后下韧带所固定（Murphy et al. 2013）。

髁突后间隙中的疏松组织可以补偿髁后间隙在髁突移位过程膨胀时产生的压力变化。松弛的弹性纤维为血管扩张提供了条件（图6-5），其结果导致上板挤压关节窝，后下板向上折叠（图6-6）。血

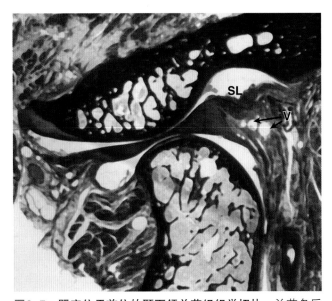

图6-5 髁突位于前位的颞下颌关节组织学切片 关节盘后附着上头（SL）拉伸，肿胀的盘后双板区血管（V）。盘后组织拉向前进入髁后间隙。关节间隙打开属于假象，对比图6-6可见后上附着与关节窝紧密相邻（转载自Dr. Hans Ulrich Luder，获得许可）。

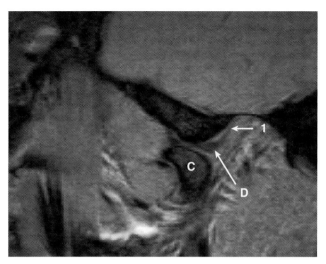

图6-6 最大开口位的盘-髁复合体的MRI影像 关节盘后附着上头（1）靠近关节窝。关节盘（D）位于髁突（C）后部的上方。

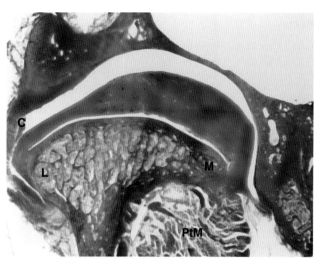

图6-7 关节盘附着于髁突内（M）外（L）极 内侧附着于内极下方，关节囊仅在外极侧显示（C）。PtM，翼外肌（转载自Luder & Bobst 1991，获得许可）。

管与位于髁突前内侧的翼静脉丛相连。在开口时，血液从后面和侧面循环流出，以填补髁突后面扩大的空间，在闭口时，血液被推回翼丛。也可通过腮腺和皮下组织向内膨胀进入髁后间隙来补偿压力。因此，双板区的解剖结构允许髁后间隙发生快速体积变化。在开闭或侧方运动时，如果缺乏快速的压力补偿机制，会阻碍髁突的平稳运动。关于后附着的更多详情参见Luder & Bobst（1991）和Scapino（1997）。

外侧和内侧附着

有两种类型的关节盘外侧附着，一种进入髁突外极，另一种进入髁突外极下方和后方（Ben Amor et al. 1998）。除了或多或少垂直定向的胶原纤维外，关节盘外侧附着还包含几乎同心圆方向的胶原纤维束。这些纤维从前后方向插入。当开口运动髁突旋转时，髁突后部纤维放松，前部纤维收紧，反之亦然。这使得髁突旋转时能够始终保持关节盘与髁突连接成一整体（Luder & Bobst 1991）。

关节盘内侧通过其上板附着于颞骨，下板附着于髁突和翼外肌的肌腱纤维。下附着比上附着厚一些。内侧附着于髁突内极下方，其牢固性小于外侧附着（图6-7）。

前附着

关节盘前附着由两层构成。上层由致密的胶原纤维构成，附着于关节结节前斜面前缘（颞侧附着），下层附着于髁突颈部，高于颞后附着的位置。这层是由疏松的波状纤维组成，含有稀疏的弹性纤维，并在关节下表面形成一个小关节腔（图6-3和图6-4）。颞侧附着较下颌前附着厚。在这两个附着之间有疏松的结缔组织、脂肪细胞和类似于髁后区的静脉丛（Luder & Bobst 1991；Schmolke 1994）。

关节盘与翼外肌

翼外肌上头与关节盘的关系一直是许多研究的焦点，因为翼外肌上头的功能障碍与关节盘前移位的病因有关。但组织学和解剖研究并不支持这一假设。事实上，一些研究表明，少数情况下，翼外肌上头纤维完全附丽于关节盘外（Antonopoulou et al. 2013；Naidoo 1996），大多数的调查发现，所有或绝大多数的纤维都止于髁突的翼肌窝。特别是，通常描述两种类型的附着：一种是翼外肌下头的所有肌纤维都止于上方的翼肌窝，另一种是只有翼外肌上头的最上部肌纤维止于关节盘内侧，其余肌纤维止于关节翼肌窝（图6-8；Carpentier et al. 1988；

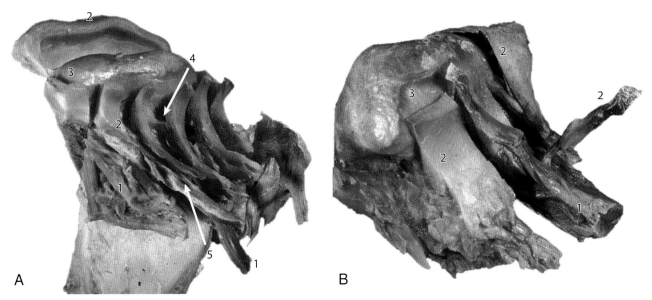

图6-8 两例颞下颌关节标本 **A**图中可见：大部分翼外肌上头的上部肌纤维止于关节翼肌窝和连接关节盘下表面与肌纤维之间的纤维隔膜。**B**图中可见：大部分翼外肌上头的上部纤维止于关节盘，其他肌纤维则止于关节翼肌窝，此外还可以观察到髁突左侧顶部纤维软骨的缺失。1，翼外肌上头；2，关节盘；3，髁状突；4，关节前附着；5，连接肌纤维束与关节盘的纤维隔膜（转载自Meyenberg et al. 1986，获得许可）。

Meyenberg et al. 1986，Wilkinson & Chan 1989；见 Antonopoulou et al. 2013）。在第一种附着类型中，关节盘的前带通过纤维连接附着在翼外肌肌腱上（Meyenberg et al. 1986）。

在新鲜的颞下颌关节组织中，不可能通过牵拉翼外肌上头的纤维来向前拖动关节盘。这似乎证实了关节盘前移位不是由翼外肌上头的异常活动引起的。磁共振成像（MRI）研究证实了这一观察结果，表明关节盘移位与翼外肌附着类型无关（Dergin et al. 2012；Imanimoghaddam et al. 2013）。

关节盘位置

在最大牙尖交错位，关节盘后带位于髁突上方（图6-1和图6-9），较薄的中带位于髁突和关节结节后斜面之间（图6-1）。在磁共振成像上，这个关节盘位置被称为"12点钟"位置，作为后带和无症状关节的双板区通常对应于髁突顶点（图6-9）。实际上，存在一个正常范围，该边界与垂直于眶耳平面并穿过髁突顶点的直线成 ±10° 角（Rammelsberg et al. 1997）。

关节的神经支配

颞下颌关节囊和滑膜由三叉神经分支支配：耳颞神经、咬肌神经和颞深后神经。小的神经束也支配着关节盘的最外围部分，特别是前带和后带（Asaki et al. 2006；Haeuchi et al. 1999；Morani et al. 1994；Yoshida et al. 1999a）。在胎儿出生满2个月时，可检测到颞下颌关节神经支配，并在第20周时密度增加（Ramieri et al. 1996）。耳颞神经提供主要的神经支配来源，因此在必须麻醉颞下颌关节时（如诊断疼痛是关节源性还是肌源性）可以阻断该神经。

颞下颌关节接受来自各种神经节的神经冲动，主要来自三叉神经和颈上神经节。在C2-C5水平，蝶腭神经节、耳神经节、结状神经节和颈背根神经节也有参与（Uddman et al. 1998；Yoshino et al. 1998）。

神经纤维含有多种神经肽（P物质、降钙素基因相关肽、神经肽Y、血管活性肠肽、垂体腺苷酸环化酶激活肽）和一氧化氮（Haeuchi et al. 1999；Kido et al. 1993，2001；Tahmasebi-Sarvestani et al. 1996；

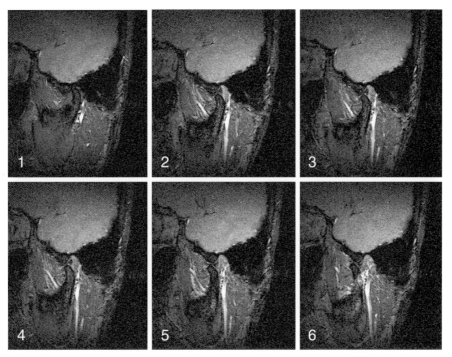

图6-9 开口运动中盘–髁复合体的6个位置 当髁突在关节盘下转动，盘–髁复合体向前滑动。注意最大开口位时关节盘位于髁突后部的上方。

Uddman et al. 1998；Yoshida et al. 1999a）。有些神经纤维与血管或滑膜细胞紧密相连，或以游离神经末梢参与其中。因此颞下颌关节具有伤害感受器、交感性和副交感性神经及机械感受器分布。与其他滑膜关节一样，颞下颌关节囊也包含机械感受器：Ruffini小体、Pacinian感受器和Golgi体（Wink et al. 1992），是外周运动控制反馈的一部分。因此，颞下颌关节的神经支配是复杂的，涉及不同的感觉和自主神经节。

关节润滑

关节内的摩擦系数非常低（Nickel & McLachlan 1994a）。关节润滑受损是颞下颌关节骨关节炎（OA）的危险因素，见骨关节炎一节。关节软骨是一种高效的基于液体的摩擦学系统，降低摩擦和防止磨损。理想的润滑由几种机制提供：液膜润滑、挤压润滑和界面润滑。透明质酸（HA）和蛋白多糖4是参与界面润滑的两种主要润滑剂。蛋白多糖4也被称为润滑剂或超微区蛋白，与HA结合形成交联HA–润滑复合物，由润滑液自身锚定在软骨表面。由于这种结合易受到高剪切力的影响，因此有

人假设，在关节受压时，HA从软骨表面释放扩散到关节间隙，从而稳定HA–滑液复合物。有关关节润滑的详细信息请参见Greene（2011）和Tanaka等（2008b）。

润滑液，由滑膜细胞、关节盘和胶原纤维表面的软骨细胞进行分泌（Leonardi et al. 2012；Ohno et al. 2006；Tanimoto et al. 2011），具有保护功能：它可以防止糖胺聚糖的消耗，胶原的降解和浅层细胞丢失（Jay et al. 2010）。该蛋白的表达受生物力学应力、细胞因子和生长因子的调节：其表达受生理负荷和转化生长因子-β（TGF-β）的上调，受过度负荷和白细胞介素-1β（IL-1β）的升高下调（Kamiya et al. 2010；Ohno et al. 2006）。

髁突运动

下颌运动是盘–髁复合体的滑动和盘下方髁突的旋转两种方式的复合运动（图6-9和图6-10）。关节盘和髁突之间的运动并不总是单纯地转动，因为动态磁共振成像显示髁突的滑动可能先于关节盘的滑动，这种情况在关节盘移位时更为常见（图6-11）。关节盘与髁突之间的滑动可能反映出某些

关节盘韧带的松弛，而且也可能是早期关节盘移位的首要表现。

图6-12显示了咀嚼周期结束阶段髁突运动的侧面观。第一个图像表示关节闭口初时的位置。明显具有3个特点，第一，双侧髁突的运动时间不同：工作侧髁突在非工作侧髁突之前到达其最上面的位置。在图6-12中的第四个图像表示，工作侧髁突几乎位于关节窝中，而非工作侧髁突仍位于关节结节后斜面上。这就导致了这样一种假设，当用力咀嚼食物时，工作侧髁突在所谓的动力冲程中起着稳定支点的作用。第二，当开口运动时，双侧髁突的滑动大致相同，并且正好位于关节结节的后方。第三，正如（图6-12中第六个图像）复合图像所见，髁突旋转约10°，远小于当最大开口时的平均旋转30°（与图6-1比较；Salaorni & Palla 1994）。在如此小的旋转过程中，负荷只加载于髁突的上半部，

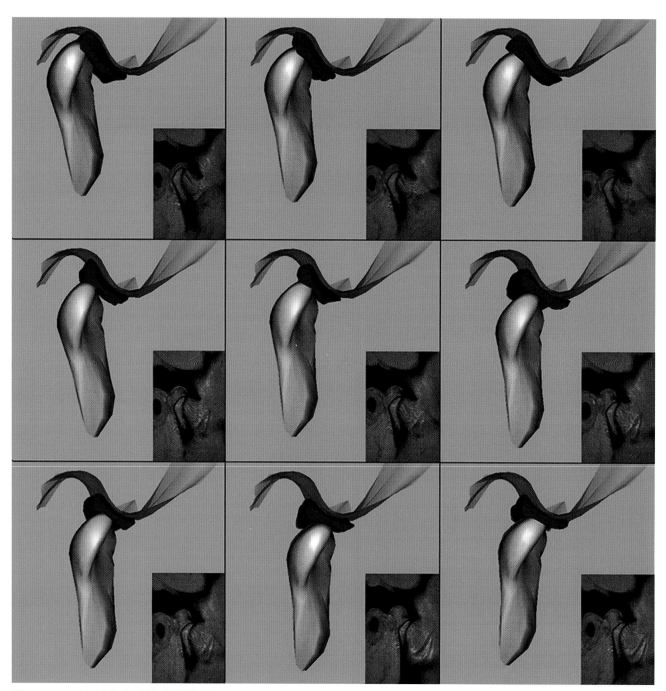

图6-10 开口运动中盘-髁复合体的9个位置三维重建图像 与图6-9序列图相比，盘-髁复合体向前滑动幅度较小，因此髁突旋转幅度较小。

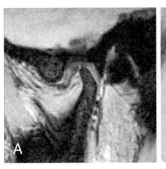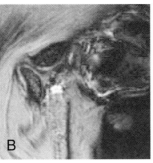

图6-11 最大牙尖交错位（A）和最大开口位（B）时关节盘位置的MRI成像 在最大牙尖交错位时，髁突位于关节盘后方。而最大开口位时，髁突通常位于关节盘下方（对比图6-9），为了达到此位置，髁突需要在关节盘下方进行滑动。

此处是胶原纤维最厚的区域。

转动与滑动

在大多数情况下，髁突旋转和盘-髁复合体滑动同时开始。一般来说在开口或闭口时，髁突在前后向滑动1mm，相对应的旋转角度增加或减少约2°（Salaorni & Palla 1994）。然而实际上存在很大的个体内和个体间的变异：如前描述存在下颌开口的3种形式和闭口运动的4种形式。在开口时，下颌运动通常通过持续旋转和向前滑动来完成，而少数情况在开口初通过明显的旋转来完成，最少见的则是通过显著的初始和最终旋转运动来完成。闭口运动在旋转和滑动之间显示出更大的可变性。更多细节见 Salaorni & Palla（1994）。

髁突的旋转量在男性和女性之间没有显著差异，但是有研究显示，由于下颌骨长度的差异，男性与女性相比具有较大的最大开口度（Naeyije 2002）。事实上，如果旋转角度相同，下颌骨越大，张口范围自然就越大。因此，除非对下颌骨大小进行校正，否则不能将最大开口程度视为关节活动度或松弛度的量度。

关节负荷

下颌行使功能时是否增加了颞下颌关节负荷，这是牙科学中经常提出的一个问题。通过动态体积测量髁窝最小距离可间接回答这一问题。在咀嚼过程中，观察到闭口阶段髁窝的最小距离小于开口阶段，而非工作侧髁窝的最小距离远远小于工作侧髁窝的最小距离（Fushima et al. 2003；Palla et al. 1997）。这间接证明了咀嚼时颞下颌关节受力，更多的是在非工作侧而不是工作侧。这些结果与计算机模型和猴实验记录一致，一致预测在咀嚼过程中以及最大牙尖交错位时，颞下颌关节承担载荷。详

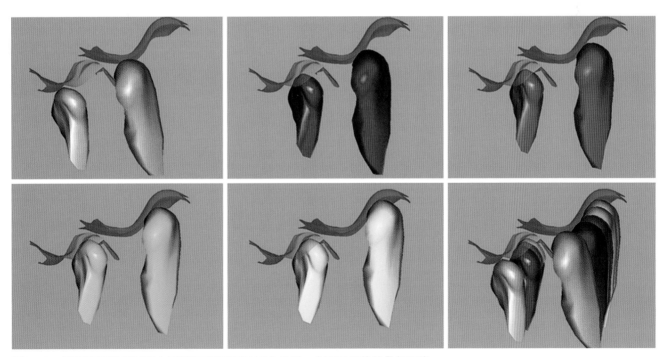

图6-12 咀嚼周期闭口过程中同侧和对侧髁突的5个位置 右下显示的是叠加图像。

情见Palla等（1997）。

考虑到关节表面的不一致性，施加在颞下颌关节上的应力主要由关节盘来调控。其固有的流变特性允许其适应关节表面的不规则形态。使压应力分布在较大的关节表面，降低了峰值荷载的风险（Tanaka & van Eijden 2003）。关节盘压缩模量取决于蛋白多糖浓度，因此在不同的关节盘区域有所不同（Tanaka & van Eijden 2003）。此外，关节盘厚度决定了关节盘的承载能力：关节盘越薄，关节面的负荷越集中、越密集（Nickel & McLachlan 1994b）。

尽管比关节盘薄（Hansson & Öberg 1977），但覆盖在髁突和关节窝表面的关节骨有助于吸收压应力（Kuroda et al. 2009；Lu et al. 2009）。当关节盘前移位时，关节结节顶和后斜面（即功能性关节部分）的软骨厚度可能会增加，这可能是对应力改变的适应过程（Jonsson et al. 1999）。

运动过程中的机械负荷对关节组织的生长、发育和维持至关重要，因为机械力通过调节组织重塑来维持软骨健康。机械负荷导致组织内部的复杂变化，包括基质和细胞变形、静水压梯度、液体流动、基质含水量改变以及渗透压和离子浓度的变化。软骨细胞机械感受器，如机械敏感离子通道和整合素参与了这些物理变化的识别（力学信号转导）。例如，通过机械刺激激活机械敏感离子通道，导致离子注入，特别是钙离子，并激活调节蛋白质合成的细胞内信号通路（Ragan et al. 1999）。软骨细胞通过激活合成代谢或分解代谢途径以及从合成代谢到分解代谢的变化导致OA（见"骨关节炎"一节）。因此，细胞-基质相互作用对于维持关节软骨的完整性至关重要，完整的基质对于软骨细胞的存活和机械信号的传递至关重要。然而，并非所有的负荷条件都对软骨代谢有积极的影响。例如，当生理范围内的循环负荷或负荷增加蛋白多糖合成时，软骨超载、负荷不足和静态负荷导致蛋白多糖消耗（Kuroda et al. 2009；Ramage et al. 2009）。当存在副功能运动时，特别是非正中运动牙齿紧咬或磨动时，颞下颌关节受到类似静态负荷。与动态负荷相比，静态负荷（如副功能期间可能发生的）对于维护软骨的完整性不太有利（Grodzinsky et al. 2000），因为它会导致基质合成减少（Ragan et al. 1999；Torziili et al. 1997；Wong et al. 1997），增加了各种金属蛋白酶的产量（Fitzgerald et al. 2004），以及浅层软骨细胞死亡（Lucchinetti et al. 2002）。

颞下颌关节病理生理学

关节盘移位和OA是口腔临床最常见的两种颞下颌关节问题。因此，其病理生理机制将在下文简要讨论。

关节盘移位

大约1/3没有明显颞下颌关节疾病症状的受试者，存在关节盘前内侧或前外侧移位；在颞下颌关节疾病患者中，关节盘移位的患病率更高。关节盘移位的病因尚不完全清楚。可能的危险因素包括：解剖因素，例如髁突和关节窝的形态不协调；关节结节高耸，陡峭；髁突后位；生物力学因素，例如，由于副功能运动导致关节负担过重；关节润滑的变化，可能导致髁突和关节盘之间的转动运动逐渐增加，关节盘外侧附着逐渐拉伸；关节盘不稳定（Naeije 2002）。清醒状态下的副功能运动可能是一过性或持续性不可复性关节盘前移位的危险因素，这可能与关节载荷有关（Kalaykova et al. 2011a，b）。然而，这些因素都存在争议。与所有疾病一样，关节盘移位很可能不是由单一因素引起的，而是由多个因素相互作用引起的。

当关节盘移位时，关节盘的加载方式会发生变化：本质上，由于髁突对关节窝的推动和挤压，后带的压应力和切应力增加，而关节盘中带和前带的压应力减小，这取决于移位程度（部分、全部、可复性或不可复性）。此外，关节盘内侧、外侧和前附着在韧带拉伸的同时承受更高程度的拉伸应力（del Palomar & Doblare 2007），因此增加了关节盘的不稳定性。

不可避免地，这些负荷变化会导致组织重塑，并可能继续导致关节盘退变。例如，位于髁突和关节窝之间的关节盘后附着发生了纤维断裂变化：胶原纤维束变厚，更直，并平行于附着面；弹性纤维变薄；血管减少。此外，纤维软骨可能呈透明化，并含有软骨表型细胞和蛋白多糖。在后带，胶原纤维向各个方向排列，横束厚度增加，可能是为了抵抗中外侧方向增加的拉伸应力。胶原纤维的重排也发生在前带，随着压缩负荷的减少，蛋白聚糖消失。此外，前髁盘附着变长，胶原纤维重新排列，关节盘可能更扭曲（Scapino & Mills 1997；Luder 1993）。

关节盘前移位表现出典型的退行性的组织学改变，其中不可复性比可复性的表现更为明显：软骨细胞样细胞增多，成纤维细胞样细胞减少，透明化，成纤维束改变，断裂和磨损（Leonardi et al. 2010；Loreto et al. 2011；Natiella et al. 2009）。此外，变形移位的关节盘增加了基质金属蛋白酶（MMP）3和聚蛋白多糖酶的表达（Matsumoto et al. 2008；Yoshida et al. 1999b，2005）；同时β-防御素4（Sicurezza et al. 2013）、透明质酸合成酶（HAS3）（Matsumoto et al. 2010）、肿瘤坏死因子（TNF）、相关凋亡诱导配体（TRAIL）和死亡受体（DR5）（Leonardi et al. 2010，2011）的表达也有所增加。变形的关节盘含有丰富的细胞凋亡蛋白酶阳性细胞，明显高于正常关节盘（Loreto et al. 2011）。最后，TRAIL激活细胞凋亡蛋白酶级联导致细胞凋亡。

骨关节炎

骨关节炎（OA）病因复杂。危险因素可分为3类：异常机械负荷、遗传因素和退化。OA的特点是软骨退化、滑膜炎症和软骨下骨改建，包括硬化和骨赘形成。

组织学和免疫组化研究表明，颞下颌关节OA具有与透明软骨关节相似的病理生理机制。总之，在初期，软骨细胞增生，代谢活性增强。这是软骨细胞试图修复最初的损伤，然而尝试通常是失败的，因为合成代谢和分解代谢活性之间不平衡。在下一阶段，由于胶原网络的破坏和软骨细胞的进一步增殖、关节肿胀，在细胞因子的作用下，继续产生蛋白水解酶，导致软骨损伤的逐步增加，直到软骨完全丧失（图6-8）。降解产物可激活滑膜细胞，产生继发性滑膜炎。反过来，被激活的滑膜细胞产生的细胞因子进一步激活软骨细胞，使蛋白水解酶过度表达。最后阶段是软骨完全破坏，软骨下骨板增厚，最终形成骨赘（图6-13）。另有研究发现血管内皮生长因子（VEGF）的上调、髁突受到机械应力后骨软骨血管生成（Tanaka et al. 2005；Wong et al. 1997）、OA早期骨转换增加（Embree et al. 2011）、软骨下骨异常重塑引发OA（Jiao et al. 2013），以及滑膜液中存在促炎症介质（Tanaka et al. 2008a）。以下简要总结了OA病理生理学的研究进展。

过去几十年的研究导致几个观点的转变。第一，以往认为OA是非刺激性的，但目前有相当多的证据表明，炎症参与了OA关节的滑膜炎症的发生和发展：OA关节的滑液中含有炎症细胞因子、趋化因子以及软骨细胞和滑膜细胞早期产生的炎症介质（Goldring & Otero 2011；Sokolove & Lepus 2013）。因此，本章使用"骨关节炎"一词，而不是颞下颌关节疾病诊断标准中使用的"退行性关节疾病"（Schiffman et al. 2014）。第二，由于其病因复杂，现在认为OA并不是一种单一疾病，而是众多疾病的最后表现，具有共同的病理改变途径，最终导致关节破坏（Sokolove & Lepus 2013）。第三，OA并非局限于软骨，而是包括软骨下骨、滑膜、韧带和肌肉在内的整个关节疾病（Brandt et al. 2006）。第四，OA的早期可能发生软骨下骨和关节周围骨的变化，结果出现骨的负荷适应能力高于软骨负荷适应能力之间的不平衡。这种不平衡改变了这些组织之间的生理关系，导致OA进展（Goldring & Goldring 2010）。强调软骨和软骨下骨之间的相互作用对于维持关节软骨单位内稳态是十分必要的（Lories & Luyten 2011）。第五，早期的机械软骨磨损理论已经被修正，取而代之的是软骨细胞的合成代谢和分解代谢活性之间的不平衡成为疾病进展的主要因素。分解代谢活性增加，导致细胞外基质（ECM）破坏。

OA中，软骨细胞、滑膜细胞和其他关节组织

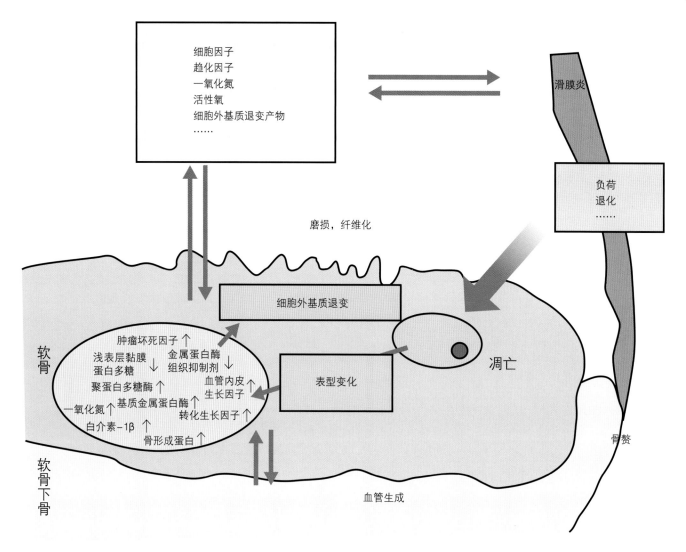

图6-13 OA软骨破坏的分子机制 图中心显示为软骨细胞表型分化的过程。随着蛋白水解酶和趋化因子及其他炎症介质形成的增加，导致软骨细胞发生分解代谢，同时引发初始免疫反应，促进滑膜细胞中细胞因子、趋化因子和促炎介质产生，并进一步促进软骨细胞分化。软骨细胞还能够上调合成代谢因子的表达，导致软骨下骨的骨形成和血管侵袭（血管生成）。BMP，骨形成蛋白；ECM，细胞外基质；IL-1β，白介素-1β；MMPs，基质金属蛋白酶；NO，一氧化氮；reactive oxygen species，活性氧；TGF-β，转化生长因子；tissue inhibitors of metallopro-teinases，金属蛋白酶的组织抑制剂；TNF-α，肿瘤坏死因子；VEGF，血管内皮生长因子。

被多种因素激活，包括异常的机械应力、炎性细胞因子或ECM降解产物。应激和炎性诱导信号、转录和转录下游的激活可能导致细胞凋亡与软骨细胞表型改变以增加蛋白水解酶的表达，如MMPs，包括MMP-13和聚蛋白多糖酶。这种增强是由软骨细胞自身释放大量的炎症介质，包括白介素-1β（IL-1β）、肿瘤坏死因子α和趋化因子触发的。细胞外基质重塑所必需的蛋白水解酶的产生，在生理条件下由OA中下调的金属蛋白酶组织抑制剂（TIMPs）控制（Cawston & Wilson 2006；Leong et al. 2011）。

此外，软骨细胞还上调一氧化氮、前列腺素E和VEGF的产生，并下调滑液的产生。

正如已经指出的，软骨细胞有受体，可以监测细胞外基质的变化。因此，它们通过上调合成活动或增加炎性细胞因子的产生来应对异常的机械负荷。例如，非生理性静态压力刺激多聚蛋白多糖的消耗，破坏胶原网，减少软骨基质蛋白的合成，而动态循环压力增加基质合成活性，抑制IL-1诱导的细胞外基质降解。软骨细胞负荷增加也激活缺氧诱导转录因子1（HIF-1），导致VEGF的诱导。这反过来又导致MMP表达的增强和TIMPs的下调（Pufe et al. 2004）。因此，软骨细胞可能通过增加分解代谢活性而对机械应力做出反应，而无须持续炎性反应。然而，这些是启动因子还是增加基质降解的反馈机制还有待进一步研究。

有证据表明，软骨降解与软骨细胞死亡通过凋亡和/或凋亡和自噬的结合有关。例如，凋亡细胞的数量，随着骨关节炎的严重程度加剧，软骨细胞的数量增加，同时软骨细胞也与机械损伤、活性氧（ROS）生成增加、细胞外基质完整性破坏和生长因子生成减少相关。软骨细胞凋亡似乎是该病的早期阶段，可能与软骨降解的开始有关。这一假说可以得到以下事实证实。随着年龄的增长，软骨细胞数量减少，同时发生骨关节炎的风险增加。然而，目前尚不清楚细胞凋亡是软骨退变的原因还是结果，最近的一项研究假设认为软骨细胞凋亡比OA的发生更重要（2013）。软骨细胞的生存能力取决于软骨细胞-基质相互作用的维持；也就是说，细胞周围基质成分（如层粘连蛋白和纤维粘连蛋白）与细胞内细胞骨架蛋白之间的结合。因此，细胞外基质的降解可能导致周围基质的支抗活性信号丢失，从而引发软骨细胞凋亡。事实上，异常的机械负荷会诱导软骨细胞凋亡。此外，早期软骨纤维使软骨细胞暴露于一氧化氮和细胞分解代谢因子中，这些因子由滑膜细胞和软骨细胞分泌。反过来，这些介质可能通过凋亡诱导软骨细胞死亡。更多详情见Zamli & Sharif（2011）。

OA累及包括滑膜在内的所有关节组织。滑膜炎的程度随着疾病的进展而增加。此外，滑膜炎可能导致更明显的软骨退变。滑膜的炎症是由ECM降解产物引起的，如纤调蛋白聚糖、小亮氨酸蛋白多糖家族成员和软骨寡聚体基质蛋白（COMP）激活先天免疫反应。由此产生的滑膜炎导致产生通过软骨扩散的促炎症介质和趋化因子，进一步激活软骨细胞分解代谢（图6-13）。因此滑膜炎导致软骨退化。

骨关节炎的其他典型征象是骨赘形成和软骨连接处的软骨被软骨的血管侵犯。在OA中，软骨细胞上调TGF-β、骨形态发生蛋白（BMPs）和

VEGF的分泌。TGF-β和BMP的增强可能与骨赘形成有关，最近的数据显示，在大鼠中，BMP2被TGF-β激活以诱导骨赘形成（Blaney Davidson et al. 2014）。VEGF的表达增加与血管生成过程一致（Lotz 2012）。有关OA的更多详细信息，请参见Berenbaum（2013）、Goldring & Goldring（2007, 2010）、Goldring & Marcu（2009）、Goldring & Otero（2011）、Heinegård & Saxne（2011）、Kapila（1997）、Scanzello & Goldring（2012）和Sellam & Berenbaum（2010）。

一旦开始，骨关节炎并不是必然地会发展到完全退化变性。机械因素可能决定疾病的进展，因为机械应力影响软骨细胞分解代谢和合成代谢活性之间的平衡。例如，有确凿的证据表明，适度运动可以改善OA的症状，甚至增加蛋白多糖的含量（Leong et al. 2011；Roos & Dahlberg 2005）。因此，颞下颌OA患者应避免过度运动，防止关节过载，应该采取力量适当的功能锻炼方案。

总结

软骨细胞的调节是一个复杂的过程，软骨内环境的稳定是由多种相互作用的因素控制的。衰老、遗传结构和局部环境因素，如灌注和关节负荷，都会影响软骨细胞的代谢。OA的特征是软骨细胞表型的表达改变，导致软骨细胞肥大。这些最终分化的软骨细胞可上调蛋白水解酶的产生，导致细胞外基质降解和继发性滑膜炎。软骨细胞活化的确切机制尚不完全清楚，但可能涉及多种途径，包括机械应力、氧化应激、细胞基质相互作用、细胞外基质的年龄相关改变、软骨细胞和基因表达，以及炎症介质和软骨下骨改变。

致谢

感谢Hans Ulrich Luder博士提供图6-1、图6-3和图6-5，以及允许从Luder & Bobst（1991）复制的图6-4和图6-7，还要感谢Konrad Meyenberg博士允许复制图6-8B。

参考文献

[1] Almarza AJ, Athanasiou KA: Design characteristics for the tissue engineering of cartilaginous tissues, *Ann Biomed Eng* 32:2–17, 2004.

[2] Antonopoulou M, Iatrou I, Paraschos A, et al: Variations of the attachment of the superior head of human lateral pterygoid muscle, *J Craniomaxillofac Surg* 41:e91–e97, 2013.

[3] Asaki S, Sekikawa M, Kim YT: Sensory innervation of temporomandibular joint disk, *J Orthop Surg (Hong Kong)* 14:3–8, 2006.

[4] Ben Amor F, Carpentier P, Foucart JM, et al: Anatomic and mechanical properties of the lateral disc attachment of the temporomandibular joint, *J Oral Maxillofac Surg* 56:1164–1167, 1998.

[5] Berenbaum F: Osteoarthritis as an inflammatory disease (osteoarthritis is not osteoarthrosis!), *Osteoarthritis Cartilage* 21:16–21, 2013.

[6] Blaney Davidson EN, Vitters EL, Blom AB, et al: BMP2 requires TGF-BETA to induce osteophytes during experimental osteoarthritis, *Ann Rheum Dis* 73 (Suppl 1):A70, 2014.

[7] Brandt KD, Radin EL, Dieppe PA, et al: Yet more evidence that osteoarthritis is not a cartilage disease, *Ann Rheum Dis* 65:1261–1264, 2006.

[8] Carpentier P, Yung JP, Marguelles Bonnet R, et al: Insertions of the lateral pterygoid muscle: an anatomic study of the human temporomandibular joint, *J Oral Maxillofac Surg* 46:477–482, 1988.

[9] Cawston TE, Wilson AJ: Understanding the role of tissue degrading enzymes and their inhibitors in development and disease, *Best Pract Res Clin Rheumatol* 20:983–1002, 2006.

[10] del Palomar AP, Doblare M: An accurate simulation model of anteriorly displaced TMJ discs with and without reduction, *Med Eng Phys* 29:216–226, 2007.

[11] Dergin G, Kilic C, Gozneli R, et al: Evaluating the correlation between the lateral pterygoid muscle attachment type and internal derangement of the temporomandibular joint with an emphasis on MR imaging findings, *J Craniomaxillofac Surg* 40:459–463, 2012.

[12] Dijkgraaf LC, de Bont LG, Boering G, et al: The structure, biochemistry, and metabolism of osteoarthritic cartilage: a review of the literature, *J Oral Maxillofac Surg* 53:1182–1192, 1995.

[13] Embree M, Ono M, Kilts T, et al: Role of subchondral bone during early-stage experimental TMJ osteoarthritis, *J Dent Res* 90:1331–1338, 2011.

[14] Fitzgerald JB, Jin M, Dean D, et al: Mechanical compression of cartilage explants induces multiple time-dependent gene expression patterns and involves intracellular calcium and cyclic AMP, *J Biol Chem* 279:19502–19511, 2004.

[15] Fushima K, Gallo LM, Krebs M, et al: Analysis of the TMJ intraarticular space variation: a non-invasive insight during mastication, *Med Eng Phys* 25:181–190, 2003.

[16] Goldring MB, Goldring SR: Osteoarthritis, *J Cell Physiol* 213:626–634, 2007.

[17] Goldring MB, Goldring SR: Articular cartilage and subchondral bone in the pathogenesis of osteoarthritis, *Ann N Y Acad Sci* 1192:230–237, 2010.

[18] Goldring MB, Marcu KB: Cartilage homeostasis in health and rheumatic diseases, *Arthritis Res Ther* 11:224, 2009.

[19] Goldring MB, Otero M: Inflammation in osteoarthritis, *Curr Opin Rheumatol* 23:471–478, 2011.

[20] Greene GW, Banquy X, Lee DW, et al: Adaptive mechanically controlled lubrication mechanism found in articular joints, *Proc Natl Acad Sci U S A* 108: 5255–5259, 2011.

[21] Grodzinsky AJ, Levenston ME, Jin M, et al: Cartilage tissue remodeling in response to mechanical forces, *Annu Rev Biomed Eng* 2:691–713, 2000.

[22] Haeuchi Y, Matsumoto K, Ichikawa H, et al: Immunohisto-chemical demonstration of neuropeptides in the articular disk of the human temporomandibular joint, *Cells Tissues Organs* 164:205–211, 1999.

[23] Hansson T, Öberg T: Arthrosis and deviation in form in the temporomandibular joint. A macroscopic study on a human autopsy material, *Acta Odontol Scand* 35:167–174, 1977.

[24] Heinegård D, Saxne T: The role of the cartilage matrix in osteoarthritis, *Nat Rev Rheumatol* 7:50–56, 2011.

[25] Imanimoghaddam M, Madani AS, Hashemi EM: The evaluation of lateral pterygoid muscle pathologic changes and insertion patterns in temporomandibular joints with or without disc displacement using magnetic resonance imaging, *Int J Oral Maxillofac Surg* 42:1116–1120, 2013.

[26] Iwasaki LR, Crosby MJ, Marx DB, et al: Human temporomandibular joint eminence shape and load minimization, *J Dent Res* 89:722–727, 2010.

[27] Iwasaki LR, Petsche PE, McCall WD, et al: Neuromuscular objectives of the human masticatory apparatus during static biting, *Arch Oral Biol* 48:767–777, 2003.

[28] Jay GD, Fleming BC, Watkins BA, et al: Prevention of cartilage degeneration and restoration of chondroprotection by lubricin tribosupplementation in the rat following anterior cruciate ligament transection, *Arthritis Rheum* 62:2382–2391, 2010.

[29] Jiao K, Zhang M, Niu L, et al: Overexpressed TGF-beta in subchondral bone leads to mandibular condyle degradation, *J Dent Res* 93:140–147, 2014.

[30] Jonsson G, Eckerdal O, Isberg A: Thickness of the articular soft tissue of the temporal component in temporomandibular joints with and without disk displacement, *Oral Surg Oral Med Oral Pathol Oral Radiol Endod* 87:20–26, 1999.

[31] Kalaykova S, Lobbezoo F, Naeije M: Effect of chewing upon disc reduction in the temporomandibular joint, *J Orofac Pain* 25:49–55, 2011a.

[32] Kalaykova SI, Lobbezoo F, Naeije M: Risk factors for anterior disc displacement with reduction and intermittent locking in adolescents, *J Orofac Pain* 25:153–160, 2011b.

[33] Kamiya T, Tanimoto K, Tanne Y, et al: Effects of mechanical stimuli on the synthesis of superficial zone protein in chondrocytes, *J Biomed Mater Res A* 92:801–805, 2010.

[34] Kapila S: Biology of TMJ degeneration: The role of matrix-degrading enzymes. In McNeill C, editor: *Science and practice of occlusion*, Chicago, 1997, Quintessence, pp 235–258.

[35] Kido MA, Kiyoshima T, Kondo T, et al: Distribution of substance P and calcitonin gene-related peptide-like immunoreactive nerve fibers in the rat temporomandibular joint, *J Dent Res* 72:592–598, 1993.

[36] Kido MA, Zhang JQ, Muroya H, et al: Topography and distribution of sympathetic nerve fibers in the rat temporomandibular joint: immunocytochemistry and ultrastructure, *Anat Embryol (Berl)* 203:357–366, 2001.

[37] Kuroda S, Tanimoto K, Izawa T, et al: Biomechanical and biochemical characteristics of the mandibular condylar cartilage, *Osteoarthritis Cartilage* 17:1408–1415, 2009.

[38] Leonardi R, Almeida LE, Rusu M, et al: Tumor necrosis factor-related apoptosis-inducing ligand expression correlates to temporomandibular joint disk degeneration, *J Craniofac Surg* 22:504–508, 2011.

[39] Leonardi R, Almeida LE, Trevilatto PC, et al: Occurrence and regional distribution of TRAIL and DR5 on temporomandibular joint discs: comparison of disc derangement with and without reduction, *Oral Surg Oral Med Oral Pathol Oral Radiol Endod* 109:244–251, 2010.

[40] Leonardi R, Musumeci G, Sicurezza E, et al: Lubricin in human temporomandibular joint disc: an immunohistochemical study, *Arch Oral Biol* 57: 614–619, 2012.

[41] Leong DJ, Hardin JA, Cobelli NJ, et al: Mechanotransduction and cartilage integrity, *Ann N Y Acad Sci* 1240:32–37, 2011.

[42] Loreto C, Almeida LE, Trevilatto P, et al: Apoptosis in displaced temporomandibular joint disc with and without reduction: an immunohistochemical study, *J Oral Pathol Med* 40:103–110, 2011.

[43] Lories RJ, Luyten FP: The bone-cartilage unit in osteoarthritis, *Nat Rev Rheumatol* 7:43–49, 2011.

[44] Lotz M: Osteoarthritis year 2011 in review: biology, *Osteoarthritis Cartilage* 20:192–196, 2012.

[45] Lu XL, Mow VC, Guo XE: Proteoglycans and mechanical behavior of condylar cartilage, *J Dent Res* 88:244–248, 2009.

[46] Lucchinetti E, Adams CS, Horton WE Jr, et al: Cartilage viability after repetitive loading: a preliminary report, *Osteoarthritis Cartilage* 10:71–81, 2002.

[47] Luder HU: Articular degeneration and remodeling in human temporomandibular joints with normal and abnormal disc position, *J Orofac Pain* 7:391–402, 1993.

[48] Luder HU: Age changes in the articular tissue of human mandibular condyles from adolescence to old age: a semiquantitative light microscopic study, *Anat Rec* 251:439–447, 1998.

[49] Luder HU, Bobst P: Wall architecture and disc attachment of the human temporomandibular joint, *Schweiz Monatsschr Zahnmed* 101:557–570, 1991.

[50] Matsumoto T, Inayama M, Tojyo I, et al: Expression of hyaluronan synthase 3 in deformed human temporomandibular joint discs: in vivo and in vitro studies, *Eur J Histochem* 54:e50, 2010.

[51] Matsumoto T, Tojyo I, Kiga N, et al: Expression of ADAMTS-5 in deformed human temporomandibular joint discs, *Histol Histopathol* 23:1485–1493, 2008.

[52] Meyenberg K, Kubik S, Palla S: Relationships of the muscles of mastication to the articular disc of the temporomandibular joint, *Schweiz Monatsschr Zahnmed* 96:815–834, 1986.

[53] Mills DK, Fiandaca DJ, Scapino RP: Morphologic, microscopic, and immunohistochemical investigations into the function of the primate TMJ disc, *J Orofac Pain* 8:136–154, 1994.

[54] Morani V, Previgliano V, Schierano GM, et al: Innervation of the human temporomandibular joint capsule and disc as revealed by immunohistochemistry for neurospecific markers, *J Orofac Pain* 8:36–41, 1994.

[55] Murphy MK, Arzi B, Hu JC, et al: Tensile characterization of porcine temporomandibular joint disc attachments, *J Dent Res* 92:753–758, 2013.

[56] Naeije M: Local kinematic and anthropometric factors related to the maximum mouth opening in healthy individuals, *J Oral Rehabil* 29:534–539, 2002.

[57] Naidoo LC: Lateral pterygoid muscle and its relationship to the meniscus of the temporomandibular joint, *Oral Surg Oral Med Oral Pathol Oral Radiol Endod* 82:4–9, 1996.

[58] Natiella JR, Burch L, Fries KM, et al: Analysis of the collagen I and fibronectin of temporomandibular joint synovial fluid and discs, *J Oral Maxillofac Surg* 67:105–113, 2009.

[59] Nickel JC, Iwasaki LR, McLachlan KR: Effect of the physical environment on the growth of the temporomandibular joint. In McNeill C, editor: *Science and practice of occlusion*,

Chicago, 1997, Quintessence, pp 115–124.

[60] Nickel JC, McLachlan KR: In vitro measurement of the frictional properties of the temporomandibular joint disc, *Arch Oral Biol* 39:323–331, 1994a.

[61] Nickel JC, McLachlan KR: In vitro measurement of the stress-distribution properties of the pig temporomandibular joint disc, *Arch Oral Biol* 39:439–448, 1994b.

[62] Nickel JC, McLachlan KR, Smith DM: Eminence development of the postnatal human temporomandibular joint, *J Dent Res* 67:896–902, 1988.

[63] Ohno S, Schmid T, Tanne Y, et al: Expression of superficial zone protein in mandibular condyle cartilage, *Osteoarthritis Cartilage* 14:807–813, 2006.

[64] Owtad P, Park JH, Shen G, et al: The biology of TMJ growth modification: a review, *J Dent Res* 92:315–321, 2013.

[65] Palla S, Krebs M, Gallo LM: Jaw tracking and temporomandibular joint animation. In McNeill C, editor: *Science and Practice of Occlusion*, Chicago, 1997, Quintessence, pp 365–378.

[66] Pufe T, Lemke A, Kurz B, et al: Mechanical overload induces VEGF in cartilage discs via hypoxia-inducible factor, *Am J Pathol* 164:185–192, 2004.

[67] Ragan PM, Badger AM, Cook M, et al: Down-regulation of chondrocyte aggrecan and type-II collagen gene expression correlates with increases in static compression magnitude and duration, *J Orthop Res* 17:836–842, 1999.

[68] Ramage L, Nuki G, Salter DM: Signalling cascades in mechanotransduction: cell-matrix interactions and mechanical loading, *Scand J Med Sci Sports* 19: 457–469, 2009.

[69] Ramieri G, Bonardi G, Morani V, et al: Development of nerve fibres in the temporomandibular joint of the human fetus, *Anat Embryol (Berl)* 194:57–64, 1996.

[70] Rammelsberg P, Pospiech PR, Jager L, et al: Variability of disk position in asymptomatic volunteers and patients with internal derangements of the TMJ, *Oral Surg Oral Med Oral Pathol Oral Radiol Endod* 83:393–399, 1997.

[71] Roos EM, Dahlberg L: Positive effects of moderate exercise on glycosaminoglycan content in knee cartilage: a four-month, randomized, controlled trial in patients at risk of osteoarthritis, *Arthritis Rheum* 52:3507–3514, 2005.

[72] Salaorni C, Palla S: Condylar rotation and anterior translation in healthy human temporomandibular joints, *Schweiz Monatsschr Zahnmed* 104:415–422, 1994.

[73] Scanzello CR, Goldring SR: The role of synovitis in osteoarthritis pathogenesis, *Bone* 51:249–257, 2012.

[74] Scapino RP: Morphology and mechanism of the jaw joint. In McNeill C, editor: *Science and practice of occlusion*, Chicago, 1997, Quintessence, pp 23–40.

[75] Scapino RP, Mills DK: Disc displacement internal derangements. In McNeill C, editor: *Science and practice of occlusion*, Chicago, 1997, Quintessence, pp 220–234.

[76] Scapino RP, Obrez A, Greising D: Organization and function of the collagen fiber system in the human temporomandibular joint disk and its attachments, *Cells Tissues Organs* 182:201–225, 2006.

[77] Schiffman E, Ohrbach R, Truelove E, et al: Diagnostic Criteria for Temporomandibular Disorders (DC/TMD) for Clinical and Research Applications: Recommendations of the International RDC/TMD Consortium Network and Orofacial Pain Special Interest Group, *J Orofac Pain* 28:6–27, 2014.

[78] Schmolke C: The relationship between the temporomandibular joint capsule, articular disc and jaw muscles, *J Anat* 184: 335–345, 1994.

[79] Sellam J, Berenbaum F: The role of synovitis in pathophysiology

and clinical symptoms of osteoarthritis, *Nat Rev Rheumatol* 6:625–635, 2010.

[80] Shen G, Darendeliler MA: The adaptive remodeling of condylar cartilage—a transition from chondrogenesis to osteogenesis, *J Dent Res* 84:691–699, 2005.

[81] Sicurezza E, Loreto C, Musumeci G, et al: Expression of beta-defensin 4 on temporomandibular joint discs with anterior displacement without reduction, *J Craniomaxillofac Surg* 41:821–825, 2013.

[82] Sokolove J, Lepus CM: Role of inflammation in the pathogenesis of osteoarthritis: latest findings and interpretations, *Ther Adv Musculoskelet Dis* 5:77–94, 2013.

[83] Tahmasebi-Sarvestani A, Tedman RA, Goss A: Neural structures within the sheep temporomandibular joint, *J Orofac Pain* 10:217–231, 1996.

[84] Tanaka E, Aoyama J, Miyauchi M, et al: Vascular endothelial growth factor plays an important autocrine/paracrine role in the progression of osteoarthritis, *Histochem Cell Biol* 123:275–281, 2005.

[85] Tanaka E, Detamore MS, Mercuri LG: Degenerative disorders of the temporomandibular joint: etiology, diagnosis, and treatment, *J Dent Res* 87:296–307, 2008a.

[86] Tanaka E, Detamore MS, Tanimoto K, et al: Lubrication of the temporomandibular joint, *Ann Biomed Eng* 36:14–29, 2008b.

[87] Tanaka E, van Eijden T: Biomechanical behavior of the temporomandibular joint disc, *Crit Rev Oral Biol Med* 14:138–150, 2003.

[88] Tanimoto K, Kamiya T, Tanne Y, et al: Superficial zone protein affects boundary lubrication on the surface of mandibular condylar cartilage, *Cell Tissue Res* 344:333–340, 2011.

[89] Torzilli PA, Grigiene R, Huang C, et al: Characterization of cartilage metabolic response to static and dynamic stress using a mechanical explant test system, *J Biomech* 30:1–9, 1997.

[90] Uddman R, Grunditz T, Kato J, et al: Distribution and origin of nerve fibers in the rat temporomandibular joint capsule, *Anat Embryol (Berl)* 197:273–282, 1998.

[91] Wilkinson T, Chan EK: The anatomic relationship of the insertion of the superior lateral pterygoid muscle to the articular disc in the temporomandibular joint of human cadavers, *Aust Dent J* 34:315–322, 1989.

[92] Wink CS, St Onge M, Zimny ML: Neural elements in the human temporomandibular articular disc, *J Oral Maxillofac Surg* 50:334–337, 1992.

[93] Wong M, Wuethrich P, Buschmann MD, et al: Chondrocyte biosynthesis correlates with local tissue strain in statically compressed adult articular cartilage, *J Orthop Res* 15:189–196, 1997.

[94] Yoshida H, Fujita S, Nishida M, et al: The expression of substance P in human temporomandibular joint samples: an immunohistochemical study, *J Oral Rehabil* 26:338–344, 1999a.

[95] Yoshida H, Yoshida T, Iizuka T, et al: The localization of matrix metalloproteinase-3 and tenascin in synovial membrane of the temporomandibular joint with internal derangement, *Oral Dis* 5:50–54, 1999b.

[96] Yoshida K, Takatsuka S, Tanaka A, et al: Aggrecanase analysis of synovial fluid of temporomandibular joint disorders, *Oral Dis* 11:299–302, 2005.

[97] Yoshino K, Kawagishi S, Amano N: Morphological characteristics of primary sensory and post-synaptic sympathetic neurones supplying the temporomandibular joint in the cat, *Arch Oral Biol* 43:679–686, 1998.

[98] Zamli Z, Adams MA, Tarlton JF, et al: Increased chondrocyte apoptosis is associated with progression of osteoarthritis in spontaneous Guinea pig models of the disease, *Int J Mol Sci* 14:17729–17743, 2013.

[99] Zamli Z, Sharif M: Chondrocyte apoptosis: a cause or consequence of osteoarthritis? *Int J Rheum Dis* 14:159–166, 2011.

第2部分 | 2 |

评估

殆的形式和临床特性

Occlusal Form and Clinical Specifics

Iven Klineberg

概述

　　本章节回顾了临床咬合治疗处理中重要的牙齿关系，提供了便于理解的天然牙列牙齿咬合接触位置，以及涉及治疗目标的下颌位置临床记录方法。对咬合接触进行了总结，并承认在对最佳的下颌和牙齿接触关系认识存在普遍性分歧的前提下，对咬合接触进行了总结。并且对群体研究中描述的这种咬合变异性所代表的含义进行了分析，还回顾了其与颌骨肌肉疼痛和颞下颌关节紊乱病（TMDs）之间可能的联系。

　　对于咬合关系的总结陈述，强调了天然牙列表现出的咬合特征存在明显差异。边缘运动轨迹图是历史发展进程的重要依据，也是可以很好地用于理解下颌边界位置的概念工具。前方和侧方引导是根据研究证据来进行定义的，非工作侧殆接触或咬合干扰也是结合新兴的研究证据来确定的。天然牙列的特征与咬合修复的指导建议并不相同。

　　当代的临床研究报告（Clark 2006；Stohler 2006；Marklund & Wänman 2010；Greene 2011）系统梳理了以前的研究数据，如Pullinger和Seligman（2000）以及Seligman和Pullinger（2000）的实验。同时也认识到，人类下颌和髁突运动的生理研究，肌电图研究特别是深部咀嚼肌的肌电研究，以及牙周传入的微神经成像记录等，都是技术要求高且通常招募受试者很困难的领域。尽管存在这些挑战，坚持拥抱生物学并远离我们陈旧而机械的力学观点，使得在过去的10年中取得了重要进展。认识到咬合处理所涉及的生理系统以及其复杂性，这在临床上是非常重要的。

章节要点

· 咬合是决定牙齿位置关系的咀嚼系统各组成部分之间的动态生理关系

· 牙尖交错殆（IC）是指相对牙齿的牙尖、窝沟以及边缘嵴之间的咬合接触关系

· 牙尖交错位（ICP）是牙齿在牙尖交错殆时下颌的位置

· 最大牙尖交错殆（MI）是牙齿最大紧咬时的咬合接触关系

· 正中殆位（CO）是下颌和髁突处于正中关系时的牙尖交错位

· 通常ICP和CO不是同一个牙齿咬合接触位置，这

就意味着，从CO到ICP常常会存在一个滑动过程

- 中等力咬合接触位（MOP）是下颌从开口位快速闭合达到牙齿接触所确定的一个临床下颌位置

- 下颌后退位（RP）是一个下颌引导位，髁突位于生理上可接受的位置，用于颌位关系转移记录

- 后退接触位（RCP）是下颌位于RP位时的牙齿接触位

- CR是下颌的引导位，髁突位于关节窝的前上位，与关节盘的中带表面接触，而关节盘中带则对应关节结节的后斜面

- 下颌姿势位（PJP）是由下颌肌肉决定的下颌位，受试者直立或端坐时，牙齿间有可调节的间隙

- 咬合垂直距离（OVD）是牙齿位于ICP时的面下1/3垂直高度

- 下颌侧方殆位如下所述：
  - 当下颌向对侧引导或移动时，同侧也就是非工作侧向近中即向中线移动形成非工作侧殆接触。这一侧牙齿接触则定义为非工作侧（或平衡侧）殆接触
  - 当下颌向一侧移动或者引导时，也就是向左或者向右做侧方运动，移动朝向侧（工作侧）发生接触。牙齿接触的这侧定义为工作侧殆接触

- Bennett运动是描述工作侧髁突向侧方移动的名词，也就是髁突向工作侧移动

- Bennett角是对侧髁突运动轨迹与矢状面的夹角，即非工作侧髁突向前向下向内运动（非工作侧髁突运动）

- 下颌前伸运动描述下颌向前（直行）运动，前伸运动牙齿咬合接触形式包含切牙接触

　　"咬合"这个概念不仅仅指牙齿的排列，还包含了更为广阔的含义。咬合是指在功能活动和功能紊乱时，控制牙齿接触的咀嚼系统各组成部分之间的动态生物学关系，在本质上是颌骨肌肉、颞下颌关节和牙齿综合作用的结果。

　　该系统在形态学和生理学上的基本特征是由基因决定的（颌骨肌肉特征、下颌的形态和大小以及牙齿萌出顺序），并且随着生长发育，相互间功能关系趋于成熟。然而随着系统的建立，在功能运动和副功能运动的作用下，颌骨肌肉系统会持续发生着改变。

　　重要的一点是，副功能运动对于牙齿位置和磨耗的影响是很显著的，同时伴随着下颌骨和下颌肌肉为适应存在的环境而发生不断改建的过程，从而强调出这个复杂生物系统的动态特性。

牙齿接触和下颌位置

　　为了在制订治疗计划、书写临床报告、填写技师加工单据时精准描述下颌和牙齿的位置，需要充分理解以下广为接受的描述性专业术语。

　　将超薄咬合纸（如GHM Foil，Gebr. Hansel-Medizinal，Nurtingen，Germany；Ivoclar/Vivadent，Schaan，Liechtenstein）置于牙齿之间（牙齿需要吹干，使用咬合纸可以标记牙齿间接触）进行咬合，可以用来辨识特定的牙齿接触情况。

- 牙尖交错殆（IC）是相对牙齿的牙尖、窝沟和边缘嵴之间的咬合接触关系

- 牙尖交错位（ICP）是牙齿位于IC时的下颌位置。牙齿轻接触产生轻的IC位——这种情况下，牙齿发生咬合接触的数量和面积都少于重的牙齿接触（紧咬）。ICP是咀嚼运动的每个咀嚼循环中闭口终末和开口初始的位置。大多数天然牙列的ICP接触关系表现为以下两种方式的组合：平面和斜面接触，或支持尖的斜面与对颌牙齿的窝沟或边缘嵴接触。在磨牙区域存在的咬合接触最多，分别到第一前磨牙区降低67%和第二前磨牙区降低37%。由轻咬合到重咬合，牙齿接触数量可能会翻倍（Riise & Ericsson 1983）

- 最大牙尖交错（MI）发生在紧咬牙时（重咬合力），此时咬合接触的数量和面积最大。牙齿对于牙周间隙的压力会导致咬合接触数量和面积的增加，单颗牙齿的健康牙周组织的间隙大约为100μm，而当伴有牙周疾病或者牙槽骨缺失时，间隙会更大

　　ICP与MI的区别可能更多表现在学术谈论而不是临床兴趣上；然而在最终确定用于修复的解剖

牙齿形态时，认识到牙齿接触数量的增长是有意义的，这样就能够为功能需要形成合理的牙齿接触设计，以确保紧咬牙时修复体不能承受过重的负荷

- 从临床应用出发，正中殆位（CO）和ICP被认为是一样的；然而2005年修复学专业词汇表中将CO定义为下颌在正中关系（CR）时牙齿接触位置。因此CO与ICP的牙齿接触关系可能一致也可能不一致。当下颌位于CR时，CO可能比ICP更后位。Posselt（1952）在一项流行病学研究中证实，CO与ICP时的天然牙列和下颌位置关系中，只有大约10%是一致的

    在临床实践中，全口义齿的治疗通常需要将工作模型在CR位上殆架（见后面的讨论）。根据定义，人工牙的排列和义齿间的下颌接触位置是根据CO来定义的。

- 中等力咬合接触位（MOP）是一个动态的牙齿接触位，可以通过从下颌开口位"突然"快速闭口（McNamara 1977）来获得。中等力咬合接触位MOP时的牙齿接触被认为与功能性牙齿接触是相同的。MOP牙齿接触只能通过临床测定来确定，并且在临床咬合分析时有助于确定功能性牙齿咬合接触

    从临床评估目的来看，MOP和ICP（牙齿轻接触）有可能是等同的。

- 下颌后退位（RP）是指在记录颌位关系并转移时，髁突位于可接受的生理性引导位时下颌的位置。对于建议进行的口腔治疗，这个位置具有很好的可重复性。但从长期来看它并不是不变的，因为关节组成部分存在改建适应能力是口颌生物系统的特性之一。同时下颌的RP位不依赖于牙齿的咬合接触

- 后退接触位（RCP）是指下颌在RP位时牙齿的咬合接触关系

- 当髁突位于关节窝的前上位置，与关节盘的中带表面（薄的无血管部分）接触，并与关节结节的后斜面（图7-1）相对，此时的下颌位置关系（也称为上下颌位置关系）即为CR，这个位置与牙齿接触无关。RP和CR描述了类似的临床解剖位置关系，在RP位或者CR位的髁突位置，用于临床记录下颌（或者上下颌）关系，以便将牙齿模型和下颌的关系转移到解剖殆架上

- 下颌姿势位（PJP）是下颌处于放松的位置，需要受试个体端坐或直立，此时上下颌牙齿间存在一个可调节的间隙，称为息止间隙或者发音间隙。PJP是由下颌骨的重量、维持下颌姿势的肌肉、肌腱和韧带的黏弹性结构成分以及姿势肌的肌张力反射性收缩特性来共同决定的。当肌梭被拉伸时，会激活α-运动神经元来支配下颌闭口肌的梭外肌纤维，进而激发姿势肌出现反射性收缩。在制订有牙颌和无牙颌患者的治疗计划时，PJP在评估面下高度（面下1/3作为全面部比例的一部分）和决定咬合垂直高度方面有着重要的作用

- 咬合垂直距离（OVD）是在ICP位牙齿接触时的面下1/3垂直高度。面下1/3是面部美学的重要组成部分，而且是结合PJP来设计治疗计划的必要要素。息止间隙或者发音间隙是PJP与OVD之间所存在的牙齿分离且可调节的间隙，同时也是决定前牙位置和语音清晰度以及言语交流的重要因素。因此，在有牙颌或者无牙颌的治疗中，牙齿修复体对发音功能都有着重要的影响

- 侧向颌位："非工作侧或者平衡侧"和"工作侧或者非平衡侧" 这些术语属于殆架（机械学）相关的术语，而"同侧"（工作侧）和"对侧"或向近中运动侧（非工作侧）则是生物学或者解剖学术语

    - 向近中运动侧（非工作侧或者平衡侧）是指在下颌侧方移动中向中线（或近中）移动的一侧。术语"平衡侧"在功能性术语中可以被理解为"非工作侧"，也就是与咀嚼侧相对的另一侧

    - 对于殆架应用的模型分析，以及在可摘义齿（全口义齿或者局部义齿）的排牙过程中，因为非工作侧或者平衡侧牙齿发生接触是修复设计中要求实现的排列方式，所以都需要考虑到"非工作侧"这一术语。在临床咬合分析中，这个术语也被用于确认牙齿的排列以及向近中

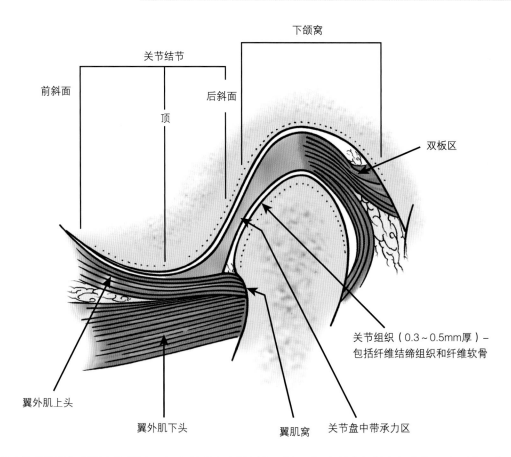

图7-1　人类颞下颌关节的矢状面中部断层　（1）关节盘中带承力区域。（2）关节组织各部分的厚度不同，最厚的区域对应于最大功能剪切力和负荷处。在图中的右下部分可见，髁突、关节盘和颞部这些关节结构表面组织的厚度是不同的。暗色区域表示相对厚度，功能运动确定发生在髁突与关节结节之间，而不是髁突与关节窝之间。（3）关节盘较厚的前带附着在翼外肌上头上表面的中1/3。大部分肌肉纤维附着于髁突翼肌窝。一些肌肉纤维附着翼外肌上下头之间的结合区域，然后附着于翼肌窝。较厚的前带在侧方附着于关节囊韧带的前部（转载自Klineberg 1991，获得许可，并重新绘制）。

运动侧（平衡侧或非工作侧）存在的牙齿接触或者干扰

- 向远中运动侧（或工作侧）指在下颌运动中远离中线向侧方移动的一侧。在功能上也称为"工作侧"或者咀嚼侧；也就是咀嚼运动发生的一侧

- 下颌工作侧运动的一个特殊方面在于下颌侧向运动中牙齿发生咬合接触的数量和排列，这一现象也被称为分骀。分骀可能只涉及前牙——如果只有尖牙，则称为尖牙分骀；如果涉及切牙和尖牙，则称为前牙分骀。分骀也可能只涉及后牙——前磨牙和/或磨牙，那么就称为后牙分骀，如果前后牙都存在接触，则称为组牙功能骀

- Bennett运动和Bennett角，是由Norman Bennett先生

（1870—1947；英国牙医）于1906年最初进行描述的术语。Bennett进行了首次确定下颌侧向运动的临床研究，通过对一位受试者（Bennett本人）进行光源运动分析，非常清晰地区分了双侧髁突的运动特性

- Bennett运动描述的是在下颌侧向运动时工作侧髁突所做的侧方运动。Bennett将一种水平方向的侧向运动描述为"迅即侧移（ISS）"，这与骀架上髁导斜度的设置相关，所以"迅即侧移"严格来说是一个骀架术语。临床三维（六自由度）记录（Gibbs & Lundeen 1982）的证据发现，Bennett运动可以在功能运动中出现，在一些个体的咀嚼运动中出现于闭口路径的末期

- Bennett角是侧方运动中对侧髁突运动轨迹与矢状平面形成的夹角。当从前方或者从上方观察

时，对侧（非工作侧或平衡侧）髁突往下、前以及向内运动与矢状面形成一个夹角（Bennett角）

- 对侧（或平衡侧）髁突运动在殆架上的术语是"渐进侧移（PSS）"

咬合关系

殆与颞下颌关节紊乱病

关于最佳殆关系定义的困惑仍然存在；但是现在有明确的证据表明咬合变量与颞下颌关节紊乱病（TMD）之间并没有有效的联系。

为了定义最佳的咬合关系，尽管在人群中颅颌面形态和功能特征存在很大差异，但一般认为人群中稳定的咬合关系就是标准的。人体结构特征指标存在着宽泛的数值范围，并与身体大小、体型、姿势以及步态大致的范围是相匹配的，这种情况适用于任何群体或者人群。

至今还没有关于和谐的天然牙列和/或修复牙列咬合关系最佳特征的对照性研究，早期关于咬合变量与TMDs关系的研究（Pullinger & Seligman 2000；Seligman & Pullinger 2000；Tsukiyama et al. 2001）为此提供了一个线索。但是需要强调的是，牙齿接触方式或者牙齿接触数量与TMD之间没有关系，现在的研究有压倒性的证据能够否认任何类似的相关性（Clark et al. 1999；Stohler 2004；DeBoever et al. 2008；Greene 2006，2011）。

Pullinger和Seligman（2000）以及Seligman和Pullinger（2000）的研究调查了包含年龄在内的12个独立变量，发现无症状的对照受试者与TMDs患者之间的咬合特征有着显著的重叠。这些数据的有趣性在于对于无症状对照组有以下特征描述：

- 少量前牙磨耗
- RCP–ICP滑动距离（<1.75mm）较小或无
- 无超覆盖（<5.25mm）
- 无单侧后牙锁殆

尽管如此，这些研究的敏感性（61%）和特异性（51%）还没有达到足够的高度（分别>75%和90%），不能形成无可争议的关联证据。基于临床试验所获得的有效数据（Marklund & Wänman 2010；Turp & Schindler 2012），目前流行的观点是，牙科和正畸治疗导致的咬合形式改变与颞下颌关节紊乱病（TMDs）的发生之间没有任何可以辨认的联系。根据这些当代研究的数据，可以得出结论，咬合形态或者治疗的变化与TMDs无关，而且对于个体而言，这些变化是可以接受的。

重要的是，咬合变量与TMD的体征和症状之间的相关性很弱，而且统计相关性研究不能够表明两者之间存在因果联系。此外，许多咬合变量可能是TMD的结果，而不是前面提到的原因。这种观点最早出现在Laskin（1969）的经典著作里，并被当代研究所证实（Turp & Schindler 2012）。

认识到咬合变量在TMDs的发生中没有任何作用是非常重要的，并无可非议地取代先前所强调的殆的重要性及在TMD中的病因作用。

治疗殆

与天然咬合相比，修复治疗需要一个系统的方法才能得到理想的结果。如今基于循证医学的依据，有重要临床研究可以证实，按照如下这些有力的临床指导准则，所确定的特定的咬合设计可以满足每位患者的需求：

- 为牙齿接触建立一个合理的OVD，实现美学效果（面下高度比例）和言语、咀嚼及吞咽功能。有时可能需要通过增加咬合距离来为修复提供足够的空间

- 和谐的牙齿接触（MI），同时髁突位置稳定，髁突处于一个理想的不受限位置，关节盘对应位置关系合理，能够在髁突与关节结节之间实现流畅的运动功能

- 特定的牙齿接触方式需要尖–窝和尖–边缘嵴接触提供稳定的牙齿相互位置关系（Wang & Mehta 2013）。对于更复杂的接触方式，如三点接触，尚无临床证据

- 关于牙尖倾度的实验有限元分析（FEA）数据显示，特异性的应力集中会发生在牙根或种植体的冠方区域，采用较低的牙尖倾度和较小的咬合平

台时，种植体将承受更低的负荷（图7-2）。因而在临床修复时建议采用这些咬合特征

· 牙齿接触数量的增加会影响咬合力。基于公认的研究方法进行的临床研究（Wang et al. 2010，2013；Gonzales et al. 2011；Nishigawa et al. 2012）对牙齿接触（稳定的咬合）和咬合力［最大自主咬紧（MVC）并记录下颌肌肉的肌电（EMG）］进行了评估

数据表明咬合力水平随牙齿接触数量增加出现显著变化（$P<0.05$）。当双侧牙齿接触数量增多时，具体分布规律如下：

（1）产生更大的咬合力。

（2）表面肌电（EMG）活动减少，具体而言，随着

咬合力从最大自主紧咬（MVC）的50%增加到100%时，双侧咬合接触增加50%，但是颞肌前束和咬肌的表面肌电幅值却出现降低。

这表明牙周机械力感受器的反馈（传导至下颌肌肉运动神经元）在其中起到主导作用，反馈是由三叉神经和中枢神经回路进行调节，并通过卸载反射来保护关节和牙周组织。

另外，当达到稳定的IC时，下颌升颌肌的咬合力也会在未达到峰值之前减小。

这些研究的新数据（Wang et al. 2013）证实了咬合-下颌肌肉控制的复杂性，以及微妙的内在保护机制。

· 前牙排列（也可以见"尖牙引导"部分）对于美

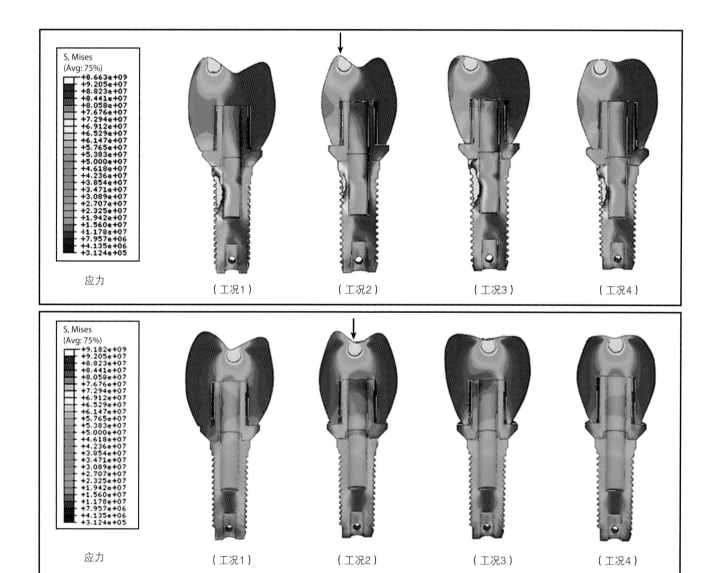

图7-2 前磨牙单枚种植体粘接冠施加咬合负荷的纵切面图 在牙冠上沿牙尖斜面2mm处（上图）和中央窝处（下图）进行咬合力加载，种植体和模拟骨组织处的应力分布（MPa）结果。上图与下图相比注意牙冠颈部边缘存在应力集中的表现。

学和语言是很重要的。没有证据表明前牙引导或者组牙功能哪个更好（Marklund & Wänman 2000；Yang et al. 2000）。但是根据侧方牙齿接触的生物力学特点可知，前牙引导能够降低咬合力，同时也会降低髁突的反作用力（Belser & Hannam 1985）。平滑的侧向和前伸运动支持流畅协调的功能，对优化下颌肌肉活动起到重要作用。此外，组牙功能殆与牙齿磨耗的发生相关，并是老年牙列的一个特征

边缘运动

Posselt边缘运动轨迹图

引导下颌做边界路径运动，通过描记下切牙的运动路径轨迹，Posselt（1952）描绘出下颌在3个平面上运动的最大范围。边缘运动轨迹描绘出下颌运动的最大范围，它是由咀嚼肌、韧带、颞下颌关节的限制以及牙齿来共同决定的。

边缘运动图的上界部分由牙齿决定，这在修复性牙科学中具有特殊意义，ICP（IP）与CO（RCP）之间的关系如图7-3所示。

当牙齿缺失时（如全口无牙颌），在边缘运动轨迹图的上界不能区分ICP（IP）与CO（RCP）。边缘运动轨迹图可以分别显示在矢状面、冠状面和水平面上，对于有牙颌的个体，由下切牙运动确定的下颌的边缘引导，从矢状面来看显示出特别有意义的特征：

- 边缘运动轨迹的上界由牙齿的位置和牙尖斜面决定（图7-3：ICP到RCP，ICP到Pr）
- 后退运动轨迹由颞下颌关节的解剖特点来决定（图7-3：RCP到H；H到O）

前方或侧方引导

牙齿引导的生理特征依据牙齿排列和牙弓间关系而不同。前牙引导由前牙的垂直向（覆殆）和水平向或前后向（覆盖）关系来提供。后牙引导由支持尖斜面之间的关系决定，尤其是在咬合相对的磨牙上。当牙齿缺失并伴有牙齿的倾斜和漂移时，以及咬合平面在前后向（Spee曲线）和侧方（Wilson

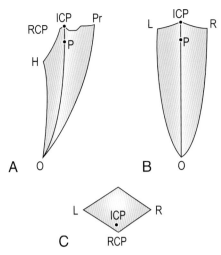

图7-3 A图显示在边缘运动轨迹图矢状面（或侧面）视图上ICP、RCP和Pr的前后向位置关系。该图像也显示出下前牙从ICP移动到RCP需要将下颌引导至RCP。下切牙沿着弯曲路径从RCP移动到H表示髁突初始的旋转运动，被描述成围绕髁间轴或者终末铰链轴的旋转运动，也就是说，当围绕CR进行引导时，旋转轴位于两侧髁突之间。下颌张口至下切牙处分开15~20mm后，运动从转动变为滑动（H到O）。B图和C图分别显示边缘运动下切牙移动轨迹的前面观和水平面观。在矢状面观中所显示的信息量最多。ICP，牙尖交错位；RCP，后退接触位；Pr，下颌前伸位；P，下颌姿势位；O，下颌最大开口位，H，开口铰链弧。成年人下颌运动的大致范围：RCP到ICP为0.5~2.0mm，ICP到O为40~70mm；RCP到H为15~20mm；P到ICP为2~4mm；ICP到Pr为5~10mm。

曲线）的曲度变化时，后牙引导都可能会增加。因为个体存在牙齿排列的差异，所以功能性牙齿引导也具有明显的个性化特征，并直接影响到每次咀嚼循环周期中下颌与上颌靠近和分离的角度，这个角度称为咀嚼中的咬合功能角。咀嚼循环也被称为功能闭环轨迹，其上部细节是由牙齿引导决定的（图7-4）。

牙齿的功能负荷和牙周的相关刺激以及相关的机械力感受器为牙齿接触提供一个参考点，并为咀嚼和吞咽中的下颌运动建立开始与结束位置（Trulsson 2006）。

尖牙引导

Trulsson和他的同事报道了来源于人类牙周传入神经显微神经成像的数据，该数据证实牙周机械力感受器（位于支持牙根的牙周组织内）可以提

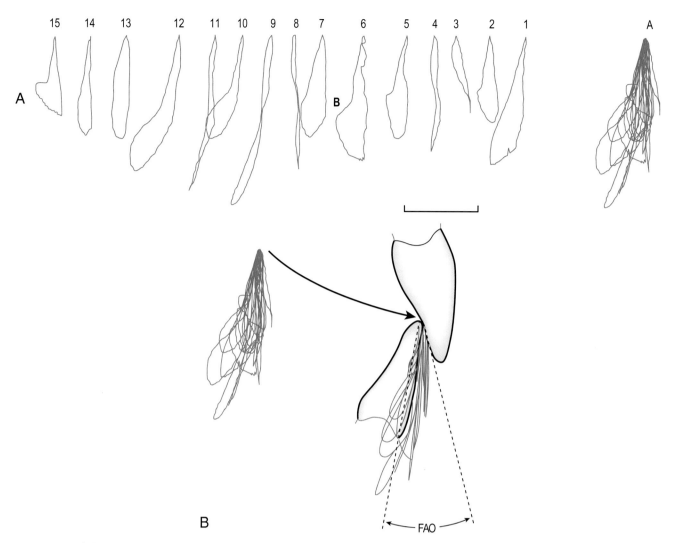

图7-4 **A**，轨迹1～15代表个体多次独立的咀嚼环记录（或者闭环轨迹），这些记录是通过监测咀嚼口香糖时下切牙运动而获得的。采用下颌运动轨迹描记仪（K5，Myo-tronics Research Inc.，华盛顿西雅图）来记录下切牙运动，在下切牙处粘接磁钢，磁钢的运动通过连接在头帽上的阵列传感器（磁通门磁力仪）记录。注意每个咀嚼环存在的相互差异。这15个咀嚼环包含了这个个体运动的功能运动闭环轨迹。标尺=10mm。**B**，咀嚼口香糖时获得下切牙运动轨迹如**A**，由**A**中15个独立的咀嚼环叠加形成复合功能闭环轨迹。功能性闭环轨迹与切牙之间的关系如图所示，咬合功能角（FAO）代表下切牙闭合达到牙齿接触与分开脱离牙齿接触的情况。

供牙齿上所受到的垂直向和水平向力的精确信号（Trulsson et al. 1992；Trulsson and Johansson 1994；1996a，b；Trulsson 2006）。

　　此类机械力感受器对轻力尤其敏感，在前牙和后牙有着不同的负荷阈值，这样的特点被描述为动态和静态敏感性：

- 动态敏感性——前牙响应小于1.0N的轻力，而后牙对高于4.0N的较大力有反应。前牙对各个方向的不同负荷都有反应；后牙似乎只对远中向和舌向的负荷有反应

- 静态敏感性逐步增加，这在控制后牙咬合力的增加为咀嚼产生动力冲击的过程中很重要

　　这些发现的临床意义是很重要的，为前牙和后牙都定义了特殊的作用（Klineberg et al. 2012）：

- 前牙尤其是尖牙，所具有的解剖形态特征（粗壮的牙冠，舌轴嵴将舌侧面分为近中和远中两部分，以及较长的牙根）和牙周神经支配特性，共同决定了其对尖牙引导时发生前向的和前侧向的力最为敏感

- 后牙牙周神经支配特性允许其控制垂直向（远

舌）力和侧向力，并可以为后牙进行咀嚼产生较大的咬合力

另外，上颌尖牙的舌侧面可能会影响髁突和关节盘的运动。已经证实，突出的舌轴嵴提供近中还是远中引导，取决于下颌侧方运动时对颌牙齿与其所接触的位置。尖牙远中舌面做侧方引导时，可引导同侧（工作侧）下颌向远中移动，而如果最初的牙齿接触位于尖牙近中舌面时，则引导下颌向近中移动。这种情况可能会影响到髁突和关节盘关系；Yang等（2000）已经报道了临床观察影响的相关性证据，并得到几何学测定结果的支持（图7-5）。

远中引导

功能运动或者副功能运动（牙齿磨动）期间，如果前牙引导限制前部结构的运动（如深覆殆病例所见），下颌闭口运动需要沿着更向后的闭合路径才能实现牙齿接触。达到牙齿接触的闭合路径越靠远中，尖牙处也就可能会出现远中引导，进而在下颌闭口时限制其向前移动。越向远中方向引导的运动都需要髁突以旋转为主导的运动方式来实现。

据猜测，关节盘旋转幅度越高，越容易旋转超出关节盘较厚的后带，并卡顿在前内侧。与转动相比，在滑动过程中关节盘随着髁突移动，在关节结节下方维持着髁突和关节盘的相互位置关系。

近中引导

沿着尖牙近中斜面进行近中引导，使得下颌可以转动和滑动。由此下颌闭口沿着更为向前的路

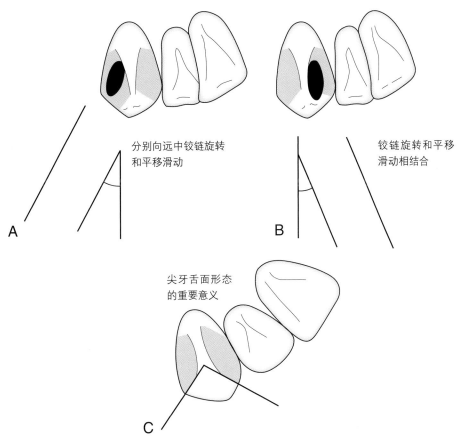

图7-5　前牙引导——咬合功能角　**A**，前牙引导位于同侧尖牙的远中斜面时，下颌运动趋于分别向远中铰链旋转和平移滑动，这会使得髁突和关节盘沿着更向远中的路径远离关节结节。**B**，前牙引导位于同侧尖牙的近中斜面时，趋于提供铰链旋转和平移滑动的组合运动，这会使得髁突和关节盘沿着更向前的路径靠近关节结节。**C**，上颌尖牙的舌面外形存在一个舌轴嵴，将舌面分成近中窝和远中窝，对颌牙齿（理想情况应是下颌尖牙）与其接触可能在近中窝或者远中窝，因此下颌侧方引导在实际情况中可能各不相同。在远中窝的接触引导下，下颌倾向于更向远中（往后）移动；而在近中窝的接触引导下，则下颌倾向于更向近中移动。

径，并以更前的方向闭合运动达到牙齿接触。

据推测，这样的转动和滑动相结合的形式可以促使髁突、关节盘与关节结节后斜面紧密贴合，维持它们之间的接触关系。

下颌侧方运动中尖牙近中或远中引导与对髁突的影响这二者之间的关系是很复杂的，并且与咀嚼肌活动、力矢量的分解以及髁突和关节盘位置关系都有联系。有些临床研究证据表明，尖牙远中引导与髁突路径更为靠后有关（Yang et al. 2000）。Yang等研究者描述了尖牙远中引导与同侧（工作侧）髁突的后外侧方运动的相关性。与此相反，尖牙近中引导会引起同侧髁突的侧下方移动。

众所周知，很难通过临床研究将下颌肌肉运动与髁突关节盘相互位置关系联系起来，也很难确定尖牙引导的影响。精确描记髁突运动所需设备的复杂性本身就是一种局限，这个问题解决的关键在于如何选择一个合适的点来用于髁突的三维测量，而这个问题目前还没有标准化的解决方法（Peck et al. 1999）。

尽管并不是天然牙列必备的一个特征，牙列的临床修复还是应该考虑到避免近中侧向（非工作侧）和远中侧向（工作侧）殆干扰（Wassell & Steele 1998；Becker et al. 2000）。尽管组牙功能殆可以提供多颗牙齿同时承担侧方引导，可能不太容易引起肌肉疲劳（Bakke 1993），但是尖牙引导仍然是作为修复便利性的首选。

许多有关EMG和/或下颌轨迹描记的临床生理研究尝试去分析确定前牙引导的特征，其结果有助于理解咀嚼活动中神经肌肉控制的复杂性，具体如下：

- 只有前牙接触时所产生的肌力较小（Manns et al. 1987），而磨牙接触则会产生最大的肌力；下颌的前部引导会使得肌力矢量得到分解，从而引导下颌平滑地进入IP
- Belser和Hannam（1985）报道如下：
  - 没有科学证据表明尖牙引导或者组牙引导哪个更可取
  - 前牙引导的斜度不是最重要的

- 尖牙引导为主时可以降低牙弓间产生较大应力的机会，并可能降低副功能运动的负荷
- 尖牙引导并不会显著改变咀嚼冲击
- Bakke（1993）报道如下：
  - IP位时存在最大咬合稳定性和最大升颌肌肉活动，提示IP位是咀嚼和吞咽时理想的牙齿接触位置
  - ICP位时肌肉活动与咬合稳定性直接相关
  - 下颌闭口肌的收缩时间和静息时间之间存在重要的关系，并会影响到肌肉的易疲劳性。短而有力的下颌-闭口肌收缩，伴有咬合接触时相对较长时间的静息，似乎可以使得肌肉的易疲劳性最小化
  - 侧向引导中的组牙功能接触，有利于缩短下颌闭口肌在咀嚼循环中的相应收缩时间
- Ogawa等研究者（1998）报道咬合引导和咬合平面倾斜度会影响到咀嚼环。他们的研究采用咀嚼口香糖的方式，并记录分析下颌及髁突三维运动与牙齿引导和咬合平面方向的关系。结果总结如下：
  - 牙齿引导和咬合平面方向都影响咀嚼环的形式
  - 咬合引导（覆殆和覆盖）影响下颌运动到牙齿接触在矢状向和冠状向上的最后0.5mm闭合路径
  - 殆平面的角度会影响下颌运动到牙齿接触在矢状向和冠状向上的最后2.0～5.0mm闭合路径（图7-4）

非工作侧（平衡侧）咬合接触或殆干扰

尖牙或前牙引导经常出现在年轻个体的天然牙列；然而，随着生长发育，牙齿方向的改变可能会导致出现后牙引导。在健康成年牙列中牙齿排列和接触形式的差异是在意料之中的，体现着形式和功能的关系。

随着牙齿磨耗，组牙功能殆发展为老年天然牙列的一个特征。在此过程中，下颌侧方运动中的非工作侧殆接触会增多，也就是可能会有非工作侧殆干扰。Marklund和Wänman所著的一篇关于非工作侧殆接触的流行病学系统性综述显示，非工作侧

殆接触的平均发生率的百分比中位数是35%（研究报道为0～97%），殆干扰则为16%（研究报道为0～77%）；其中没有性别差异。髁道斜度的斜率可能影响到非工作侧殆接触或者干扰的出现，这个斜度随着年龄改变，并在成年后变得更陡峭。由此可见，髁道斜度较平坦的儿童，可能会存在更多的非工作侧殆干扰，这可能就是事实。然而，这些殆接触或者殆干扰的出现是否与咀嚼肌疼痛和TMDs的发生率增加有关，才是更具有临床意义的。有研究报道称，在儿童和青年中多发的咀嚼肌压痛和下颌运动异常与非工作侧殆干扰存在相关性，但是其证据并不充分。

当代研究证据表明：

- 后牙接触和咀嚼肌疼痛或TMDs之间并无直接的因果关系（Clark et al. 1999；Clark 2006；Stohler 2006的综述）
- TMDs的病因还包含有其他因素（Stohler 2004；Greene 2011）

Baba等研究者（2001）关于非工作侧殆接触和紧咬的一项生物力学研究报道，尖牙引导会引起同侧磨牙出现微小位移，而对侧磨牙则位移很大。对于髁突位置的影响也有类似结果，会导致同侧关节受压较小，而对侧关节则承受很大压力。这种方式导致的颞下颌关节压力增加可能会改变咀嚼肌、髁突和关节盘之间的生物力学关系，但是如此微小的变化可以由下颌肌肉系统的适应能力所调节。

EMG研究已经证实，存在非工作侧和/或工作侧殆接触时，咀嚼肌会发生特定改变，但是与TMDs并没有直接联系。

近期关于牙齿接触殆干扰对下颌、关节位置以及下颌肌肉影响的研究提示如下：

- 咬合形式的特定改变，如设置非工作侧（平衡侧）或者工作侧殆干扰和尖牙引导，在紧咬时则会引起下颌向可预测的方向（或倾斜）改变（Minagi et al. 1997；Baba et al. 2001）
- 生物力学关联将作为结果出现。但是对这些改变的解释，不能是刻板的机械化解释，而需要认识到下颌肌肉系统的生物学和适应能力

- 非工作侧殆干扰在重咬合力或紧咬的情况下，将会以干扰点作为支点形成杠杆力臂，导致同侧磨牙抬高，并可能通过反作用力的改变压迫同侧颞下颌关节（Belser & Hannam 1985；Korioth & Hannam 1994；Baba et al. 2001）
- 尖牙引导的出现消除了非工作侧殆干扰，并改变了咬合力和紧咬对TMJ的生物力学效应
- Baba等研究者（2001）发现如果引导时是同侧从尖牙到前磨牙再到磨牙发生接触（也就是组牙功能殆），那么紧咬会导致对侧下颌抬高和关节受压。尖牙引导关节受压最小，但是如果同侧磨牙出现接触殆干扰，那么紧咬时将导致对侧关节承受更大的压力。虽然在紧咬时这些生物力学改变的意义尚不清楚，但还是需要结合系统适应能力来进行理解
  - 平衡殆对关节提供的"保护作用"可能就不会导致同侧或对侧的TMJ出现受压的情况
  - Minagi等研究者（1997）发现对侧（非工作侧）无牙齿咬合接触和关节弹响发生率的增加之间存在正相关关系，这也属于支持上述生物力学关系的证据。这项研究的推论是，下颌紧咬时非工作侧接触可能对关节具有保护作用
- EMG研究中，尖牙引导会引起单侧颞肌前后束肌电活动增加。而非工作侧（平衡侧）殆接触会使得对侧下颌肌肉也参与活动，进而影响双侧颞肌前后束的活动（Belser & Hannam 1985；Baba et al. 2001；Minagi et al. 1997）

短牙弓

已经有持续的研究报道，个体可以在少量后牙的支持下就可以满足美观和咬合功能的需求（Käyser 2000；Wolfart et al. 2005；Walter et al. 2010）。这些数据衍生出我们称为短牙弓（SDA）的概念，并且意识到没有必要全部恢复缺失的后牙。

在咬合处理中，尤为有趣的是接受SDA的概念并作为一个可行的治疗方案。本段内容关注特定的牙齿接触关系和紧咬对TMJ关节饱有争议的作用，

以及描述分析基于后牙（前磨牙和磨牙）咬合接触的研究。

如果磨牙缺失，甚至可能前磨牙也缺失，则特定的杠杆臂效应和颞下颌关节承受载荷的反作用力都会降低。这种情况对下颌肌肉系统是否有利，取决于剩余牙齿的分布以及它们承受功能运动和副功能运动负荷的能力。

更为重要的是，经常被宣称的后牙缺失会导致TMJ关节负荷异常及可能发生TMD之间因果的联系，并没有得到临床研究的支持。SDA临床效果的长期数据表明，磨牙缺失并不会导致TMD或者口面疼痛，而且能够为下颌肌肉系统的长期健康提供充足的功能保障。

满足功能需求的最少牙齿数量因人而异。维持完整牙弓的目标，尽管理论上需要，但实际上可能无法实现或者没有必要。通过对于SDA长期研究的数据已经证实，前牙和前磨牙段牙列——20对相对咬合的牙齿已经满足所有的功能需求（Käyser 2000）。进一步了解SDA的意义请参见第3章。

如果必须确定优先级，修复治疗应该保留最重要的前牙和前磨牙段。采用局部义齿或者复杂治疗方式来修复磨牙段（种植、桥、根管治疗、牙根和牙齿切除）的需求应该审慎对待，并根据患者的个人意愿来进行。

参考文献

[1] Baba K, Yugami K, Yaka T, et al: Impact of balancing-side tooth contact on clenching-induced mandibular displacement in humans, *J Oral Rehab* 28:721–727, 2001.

[2] Bakke M: Mandibular elevator muscles: physcology, action, and effect of dental occlusion, *J Dental Res* 101:314–331, 1993.

[3] Becker CM, Kaiser DA, Schwalm C: Mandibular centricity: centric relation, *J Prosth Dent* 83:158–160, 2000.

[4] Belser UC, Hannam AG: The influence of altering working-side occlusal guidance on masticatory muscles and related jaw movement, *J Prosth Dent* 53:406–414, 1985.

[5] Clark GT: Treatment of myogenous pain and dysfunction. In Easkin DM, Greene CS, Hylander WL, editors: *TMDs: An Evidence Based Approach to Diagnosis and Treatment*, Chicago, 2006, Quintessence, pp 483–500.

[6] Clark GT, Tsukiyama Y, Baba K, et al: Sixty-eight years of experimental interference studies: what have we learned? *J Prosth Dent* 82: 704–713, 1999.

[7] DeBoever JA, Nilner M, Orthlieb JD, et al: Recommendations by the EACD for examination, diagnosis, and management of patients with temporomandibular disorders and orofacial pain by the general dental practitioner, *J Orofacial Pain* 22:268–278, 2008.

[8] Gibbs CH, Lundeen HC: Jaw movements and forces during chewing and swallowing and their clinical significance. In Lundeen HC, Gibbs CH, editors: *Advances in Occlusion*, Boston, 1982, Wright, pp 2–32.

[9] Gonzales Y, Iwasaki LR, McCall WD Jr, et al: Reliability of electromyographic activity vs bite-force from human masticatory muscles, *European J Oral Sci* 119:219–224, 2011.

[10] Greene CS: Concepts of TMD etiology: Effects on diagnosis and treatment. Chapt 14. In Laskin DM, Greene CS, Hylander WL, editors: *Temporomandiular Disorders—An Evidence-based Approach to Diagnosis and Treatment*, Chicago, 2006, Quintessence, pp 219–228.

[11] Greene CS: Relationship between occlusion and temporomandibular disorders: Implications for the orthodontist, *American J Ortho Dent Orth* 139:11–15, 2011.

[12] Käyser AF: Limited treatment goals—shortened dental arches, *Periodont* 4:7–14, 2000.

[13] Klineberg I: *Occlusion Principles and Assessment*, Boston, 1991, Wright-Butterworth-Heinemann Ltd.

[14] Klineberg IJ, Trulsson M, Murray G: Occlusion on implants—is there a problem? *J Oral Rehab* 39:1–16, 2012.

[15] Korioth TW, Hannam AG: Mandibular forces during simulated tooth clenching, *J Orofacial Pain* 8:178–189, 1994.

[16] Laskin DM: Etiology of the pain-dysfunction syndrome, *J Am Dent Assn* 79:147–153, 1969.

[17] Manns A, Chan C, Miralles R: Influence of group function and canine guidance on electromyographic activity of elevator muscles, *J Prosth Dent* 57:494–501, 1987.

[18] Marklund S, Wänman A: A century of controversy regarding the benefit or detriment of occlusal contacts on the mediotrusive side, *J Oral Rehab* 27:553–562, 2000.

[19] Marklund S, Wänman A: Risk factors associated with incidence and persistence of signs and symptoms of temporomandibular disorders, *Acta Odont Scand* 68:289–299, 2010.

[20] McNamara DC: The clinical significance of median occlusal position, *J Oral Rehab* 5:173–186, 1977.

[21] Minagi G, Ohtsuki H, Sato T, et al: Effect of balancing-side occlusion on the ipsilateral TMJ dynamics under clenching, *J Oral Rehab* 24:57–62, 1997.

[22] Nishigawa K, Suzuki Y, Ishikawa T, et al: Effect of occlusal contact stabiliy on the jaw closing point during tapping movements, *J Prosth Res* 56:130–135, 2012.

[23] Ogawa T, Koyano K, Umemoto G: Inclination of the occlusal plane and occlusal guidance as contributing factors in mastication, *J Dent* 26:641–647, 1998.

[24] Peck CC, Murray GM, Johnson CWL, et al: Trajectories of condylar points during working-side excursive movements of the mandible, *J Prosth Dent* 81:444–452, 1999.

[25] Posselt U: Studies in the mobility of the human mandible, *Acta Odont Scand* 10:1–160, 1952.

[26] Pullinger AG, Seligman DA: Quantification and validation of predictive values of occlusal variables in temporomandibular disorders using a multi-factorial analysis, *J Prosth Dent* 83:66–75, 2000.

[27] Riise C, Ericsson SG: A clinical study of the distribution of occlusal tooth contacts in the intercuspal position in light and hard pressure in adults, *J Oral Rehab* 10:473–480, 1983.

[28] Rungsiyakull P, Rungsiyakull C, Appleyard R, et al: Loading of a single implant in simulated bone, *Int J Prosths* 24:140–143, 2011.

[29] Seligman DA, Pullinger AG: Analysis of occlusal variables, dental attrition, and age for distinguishing healthy controls from female patients with intra capsular temporomandibular disorders, *J Prosth Dent* 83:76–82, 2000.

[30] Stohler CS: Taking stock: from chasing occlusal contacts to vulnerability alleles, *Orth Cran Res* 7:157–160, 2004.

[31] Stohler CS: Management of dental occlusion. In Lasken DM, Greene CS, Hylander WL, editors: *TMDs: An Evidence Based Approach to Diagnosis and Treatment*, Chicago, 2006, Quintessence, pp 403–411.

[32] Trulsson M: Sensory motor function of human periodontal mechanoreceptors, *J Oral Rehab* 33: 262–273, 2006.

[33] Trulsson M, Johansson RS: Encoding of amplitude and rate of forces applied to the teeth by human periodontal mechanoreceptive afferents, *J Neurophys* 72:1734–1744, 1994.

[34] Trulsson M, Johansson RS: Encoding of tooth loads by human periodontal afferents and their role in jaw motor control, *Prog Neurobiol* 49:267–284, 1996a.

[35] Trulsson M, Johansson RS: Forces applied by the increases and roles of periodontal afferents during food-holding and biting tasks, *Exp Brain Res* 107:486–496, 1996b.

[36] Trulsson M, Johansson RS, Olsson KA: Directional sensitivity of human periodontal mechanoreceptive afferents to forces applied to the teeth, *J Physiol* 447:373–389, 1992.

[37] Tsukiyama Y, Baba K, Clark GT: An evidence-based assessment of occlusal adjustment as a treatment for temporomandibular disorders, *J Prosth Dent* 86:57–66, 2001.

[38] Turp JC, Schindler H: The dental occlusion as a suspected cause for TMDs: epidemiological and etiological considerations, *J Oral Rehab* 39:502–512, 2012.

[39] Walter MH, Weber A, Marré B, et al: The randomized shortened dental arch study: tooth loss, *J Dent Res* 89:818–822, 2010.

[40] Wang M, Mehta N: A possible biomechanical role of occlusal cusp-fossa contact relationships, *J Oral Rehab* 40:69–79, 2013.

[41] Wang MQ, He JJ, Zhang JH, et al: SEMG activity of jaw-closing muscles during biting with different unilateral occlusal supports, *J Oral Rehab* 37:719–725, 2010.

[42] Wang XR, Zhang Y, Xing N, et al: Stable tooth contacts in intercuspal occlusion makes for utilities of the jaw elevators during maximal voluntary clenching, *J Oral Rehab* 40:319–328, 2013.

[43] Wassell RW, Steele JG: Considerations when planning occlusal rehabilitation: a review of the literature, *Int Dent J* 48:571–581, 1998.

[44] Wolfart S, Heydecke G, Luthardt RG, et al: Effects of prosthetic treatment for shortened dental arches on oral health-related quality of life, self-reports of pain and jaw disability: results from the pilot-phase of a randomized multicentre trial, *J Oral Rehab* 32:815–822, 2005.

[45] Yang Y, Yatabe M, Ai M, et al: The relation of canine guidance with laterotrusive movements at the incisal point and the working-side condyle, *J Oral Rehab* 27:911–917, 2000.

推荐阅读

[1] Forssell H, Kalso E, Koskela P, et al: Occlusal treatments in temporomandibular disorders: a qualitative systematic review of randomised controlled trials, *Pain* 83: 549–560, 1999.

[2] Kirveskari P, Jamsa T, Alanen P: Occlusal adjustment and the incidence of demand for temporomandibular disorder treatment, *J Prosth Dent* 79:433–438, 1998.

[3] McNamara JA, Seligman DA, Okeson JP: Occlusion, orthodontic treatment and temporomandibular disorders. A review, *J Orofacial Pain* 9:73–90, 1995.

综合治疗计划中的咬合诊断

Occlusal Diagnostics for Treatment Planning

Iven Klineberg

概述

在治疗计划中，评估牙齿及其与咀嚼肌系统的关系是诊断中不可或缺的一部分。广泛分布的牙齿咬合接触，能够在功能运动和副功能运动中分散牙齿的受力，并可以减少在牙齿上出现应力集中的状况。

临床咬合分析可以详细评估以下情况中的牙齿咬合接触状况：后退接触位（RCP）、牙尖交错位（ICP）或与其动态等效的中等力咬合接触位（MOP），以及下颌的侧向和前伸运动。在修复治疗时，这些下颌位置的牙齿咬合接触可能需要做出调整。在第21章中对咬合调整和选择性调磨进行了介绍讨论。

本章内容描述了副功能运动牙齿磨损的指征，并讨论了与磨耗小面相关激惹试验的意义。激惹试验可能表明特定的牙齿磨耗形式与颌位和口颌面部症状之间存在着关联。这些信息在修复治疗计划中有着重要意义。

章节要点

- 讲解了下颌引导技术方法
- MOP和RCP时的牙齿接触用超薄咬合纸进行标记，并指出它们之间的相关性
- 特别阐述了侧方引导、平衡侧咬合接触或殆干扰以及非工作侧咬合接触或殆干扰
- 确定磨耗小面是副功能运动的证据，同时讨论是否存在磨损和酸蚀现象的共同作用
- 描述了激惹试验，以及确定是否会诱发临床症状：
  - 颞下颌关节激惹试验，以确定单侧后牙接触支持紧咬时是否会引起颞下颌关节疼痛或不适
  - 咀嚼肌激惹试验，以确定牙尖交错位（ICP）紧咬（"正中磨动"）和紧咬在磨耗小面时对咀嚼肌的影响

殆代表牙齿间静态和动态的咬合接触关系，以及在颌骨肌肉和颞下颌关节参与下的综合活动（见第7章）。对于殆的全面评估包括：

- 评价牙齿的位置关系和"正中"及"非正中"颌位时颌间牙齿的咬合接触关系
- 下颌活动度测量以确定颞下颌关节功能
- 按照设定的标准流程进行肌肉触诊

Helkimo在1972年描述了用于评估颞下颌关节和

咬合的综合方案，称为Helkimo功能紊乱指数。近年来由Dworkin & LeResche（1992）提出的颞下颌关节紊乱病研究诊断标准（RDC/TMD）已成为颞下颌关节紊乱病（TMD）评估的国际基准（Truelove et al. 1992）。这种特定的临床方法已成为公认的TMD标准评估方案，并为临床医生对所收集数据的验证研究提供了"金标准"，这一发展是规范临床评价以证明临床研究合理性的重要一步。最近一个临床协作组对RCD/TMD方法进行了修订，现在被称为颞下颌关节紊乱病的诊断标准（DC/TMD）（Schiffman et al. 2014）。

此外，针对TMD患者的治疗，美国牙科研究协会已经通过了一项新的"治疗标准"（Greene CS，美国牙科研究协会。见http://www.aadronline.com/i4a/pages/index.cfm?pageid=3465和the Int J Prosthodont 2010; 23: 190–191）。

一般来说，针对TMD进行评估和治疗的研究，其缺点之一是缺乏实验设计和临床评估的标准化方法（Mohl & Ohrbach 1992；Antczak-Bouckoms 1995），从而导致无法进行有效的数据对比。标准和有效的RCD/TMD方案促进了多中心研究与用于临床分析大型数据库的开发，如来自Ohrbach等研究者（2011）及Visscher等研究者（2009）的数据。这种专门为临床研究所设计的方案相当成功，而修订后的实验计划（Schiffman et al. 2014）也适用于常规的实践应用。

本章将讨论评估颌骨与牙齿之间关系的细节，但不包括对颞下颌关节和咀嚼肌的评估，后者将分别在第13章和第14章中予以介绍。

在牙科临床操作的各个方面评估中，对于牙齿的静态和动态位置关系进行详细评估是很重要的。这些信息有利于理解与功能运动和副功能运动相关的特定牙齿位置关系，这也正是口腔治疗的基础。在牙弓中存在咬合接触的牙齿数目与咀嚼肌活动存在直接相关性（Ferrario et al. 2002），这些知识对于治疗的预后和管理都很重要，而且使临床医生更有信心针对患者的愿望和期望进行调控。正如短牙弓（SDA）概念所描述的，对于后牙缺失的老年患者，仍然可以实现适当的下颌功能（Witter et al. 2001）。

临床咬合评估

在修复治疗中对于牙齿咬合接触细节的临床评估是很重要的，要求操作者能够准确引导并确定下颌位置，并且能够使用高质量超精细的薄咬合纸（如GHM Foil，Gebr. Hansel-Medizinal，Nurtingen，Germany；Ivoclar/Vivadent，Schaan，Liechtenstein）来准确地确定牙齿咬合接触和下颌关系。这类超薄咬合纸能够最大限度地减少接触伪迹，并清楚地显示牙齿咬合接触细节。但是由于目前缺少操作方法的"金标准"，所以操作者的经验对于获得牙齿咬合接触印迹的一致性显得尤为重要（Millstein & Maya 2001；Harper & Setchell 2002）。

在临床评估中，一种实用的方法是使用不同颜色的咬合纸（GHM Foils）来识别特定的牙齿接触。为方便起见，建议使用红色、黑色和绿色咬合纸来进行比较，如框8.1中所述（有关颌骨和牙齿的位置，请参阅第7章）。

框8.2列出了临床咬合评估的需求条件。

框8.1　牙齿咬合接触的辨别——建议用不同咬合纸颜色来作为参考

- 用红色咬合纸来标记MOP接触点，以显示区别于RCP接触的功能接触点（图8-2D和E）
- 操作者轻柔地引导下颌至RCP，用黑色咬合纸来标记其接触点（图8-2A和B），并与MOP接触点的分布情况进行比较。对于RCP，实现最佳颌骨支撑的条件应该是双侧部分或全部（最理想）后牙同时接触，然而RCP时常常只有单侧存在咬合接触
- 患者咬合至RCP，在第一个咬合接触点出现之后，检查从RCP到ICP之间的滑动过程（黑色咬合纸）。如此，下颌将运动至ICP，而且如果存在从RCP到ICP的滑动过程，那么通过下切牙的移动是可以观察到这一情况的。这一滑动过程可能会存在前伸、侧方和/或垂直方向的运动形式，可由黑色咬合纸清楚地进行标记
- 侧方引导用绿色咬合纸来标记，以区别于MOP和RCP接触，可以显示出提供引导的具体牙齿（前牙和/或后牙）。如果前导位于尖牙上，则应注意咬合印迹位于牙齿舌面的近中还是远中部位（图8-2G～I）

- GHM箔（咬合纸）×3(黑色、红色、绿色)，用于按特定程序来提供牙齿印迹
- Miller 殆叉×2，用于夹持GHM箔来评估双侧咬合情况
- 用纱布擦干牙齿，以使得超薄咬合纸能够在牙齿上显示印迹
- 患者坐在有适当照明的牙科椅子上
- 可以在患者仰卧的情况下进行咬合评估；或者患者也可以保持直立坐姿
- 在使用Miller殆叉时牙科助手对于获取咬合印迹很有帮助

后退接触位

可以借助对颏部、颌部和下颌骨或双侧下颌骨的引导将下颌引导到后退接触位（RCP）。每种临床方法都可以获得理想的效果，而且这些方法经过反复练习后都可以熟练掌握，从而获得较高的可重复性。困难往往在于如何使大多数患者放松下颌以进行引导至RCP，因而临床医生的技术和信心常常在这种情况时经受到考验（图8-1和8-2A～D）。对于需要加工中心和临床技术支持的特定治疗而言，RCP临床记录的目的在于为临床治疗和技师加工提供具有可重复性的上下颌位置关系。

中等力咬合接触位

用不同颜色的咬合纸（红色）来检查中等力咬合接触位（MOP），以评估牙齿功能性接触的分布，以及这种接触分布是否与RCP不同。最佳的牙齿排列能够保证双侧多数后牙同时接触，而且常常是双侧所有后牙同时接触，如果前牙排列允许（取决于覆盖程度），那么前牙也可能存在接触（图8-2D～F）。

侧方牙齿引导

牙齿引导的特征随颌间牙齿对应排列关系以及牙弓内前后牙排列关系的不同而不同，该内容已在第7章做过具体描述。

使用咬合纸（绿色）检查从RCP开始的侧向引导（柔和地操作引导），并通过相关牙齿上的咬合印记来识别是否存在非工作侧和/或工作侧咬合接触或咬合干扰（图8-2G～I）。

副功能运动牙齿磨损

副功能运动是一个用来描述那些与功能活动无关下颌运动的专业名称，或者更具体地说，与咀嚼、吞咽、言语、面部表情和下颌姿势无关，并且与牙齿有无接触也无关。

咀嚼、吞咽和言语等功能性下颌运动中牙齿发生接触的时间相对较短。然而，副功能紧咬牙通常发生在清醒时（清醒磨牙症），可能受到社会心理因素产生的日间压力和情绪变化所驱动（Glaros et al. 2005；Manfredini & Lobbezoo 2010）。间歇性日间紧咬牙比夜磨牙症持续的时间更长。在睡眠中发生紧咬牙（夜磨牙症）的原因可能与睡眠相关的多种因素有关，如体位、打鼾、呼吸暂停–低通气发作、呼吸困难和高血压。夜磨牙症的特征是有节奏的咀嚼肌活动（即牙齿接触可有可无的重复性下颌肌肉收缩），并与打鼾一样都被定义为运动性睡眠障碍或睡眠异常（Lavigne & Palla 2010）。每一次发作可能都与中枢神经系统（CNS）驱动咀嚼肌运动神经元的改变和下列因素的增加有关：

- 牙齿接触的时间
- 咀嚼肌收缩力量和持续时间
- 关节组织在拉伸或压缩时可能增加的负荷

通过临床观察发现，副功能运动中常见的一种牙齿接触形式是侧方前伸运动。这可能会对牙齿造成破坏，引起牙齿磨损，并导致牙槽骨和关节组织的重塑改变，并在特定情况下还可能会造成肌肉疲劳和肌源性疼痛。针对健康成年人的临床研究表明，持续的下颌肌肉收缩会引起面部、太阳穴或前额部位的隐痛，与患者描述的口颌面部疼痛症状类似（Glaros et al. 2005；Greene 2010）。此外，当紧咬在非正中的颌位时，也就是不在牙尖交错位（ICP）或正中咬合（CO）时，就可能导致颌面部肌肉疼痛以及触诊时的压痛。当下颌位于非正中的侧方前伸或前伸颌位时，特别是当工作侧和非工作侧都没有后部咬合接触支撑时，咀嚼肌系统对负荷的抵抗能力偏弱。对于正中磨动型磨牙症（似乎通常多发生在清醒时），后牙支撑可以最好地抵消关

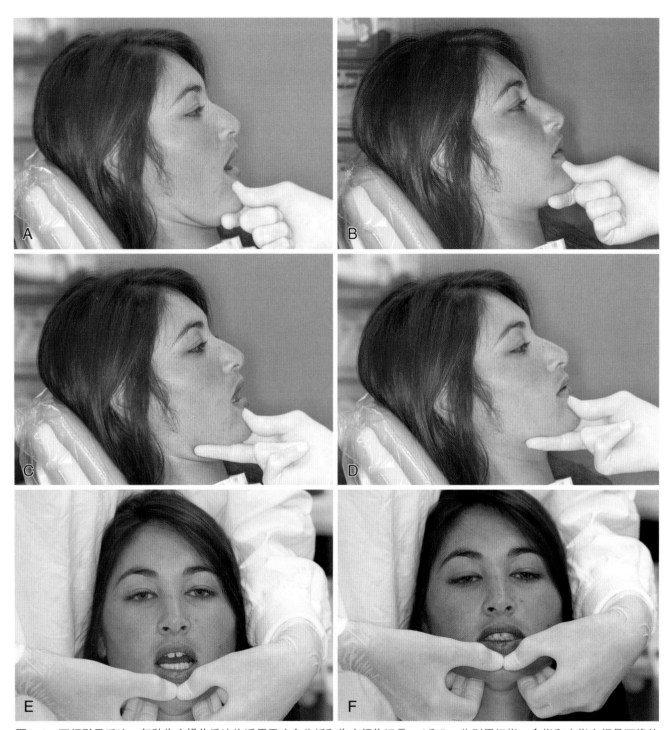

图8-1 下颌引导手法 每种临床操作手法均适用于咬合分析和临床颌位记录。**A**和**B**，分别用拇指、食指和中指在颌骨下缘的两侧来固定颏点，然后进行下颌引导。下颌围绕髁突之间的旋转轴进行开口和闭口旋转运动。**C**和**D**，用拇指和食指来固定颏点进行下颌引导，采用前述同样的方法可以获得正中关系记录。**E**和**F**，患者仰卧位进行双侧下颌引导。引导下颌时，双侧拇指压于颏部，而其余手指指尖贴于下颌骨下缘作为支撑。操作者坐在患者"10点钟"或"11点钟"位置，稳定患者头部位于操作者的胸部和左臂内侧面之间（适用于惯用右手的操作者）。稳定牢固的双侧支撑，加上柔和的手法引导以及贴于下颌下缘上手指的敏感指垫这些条件，可以记录和测试下颌后退位置或正中关系。

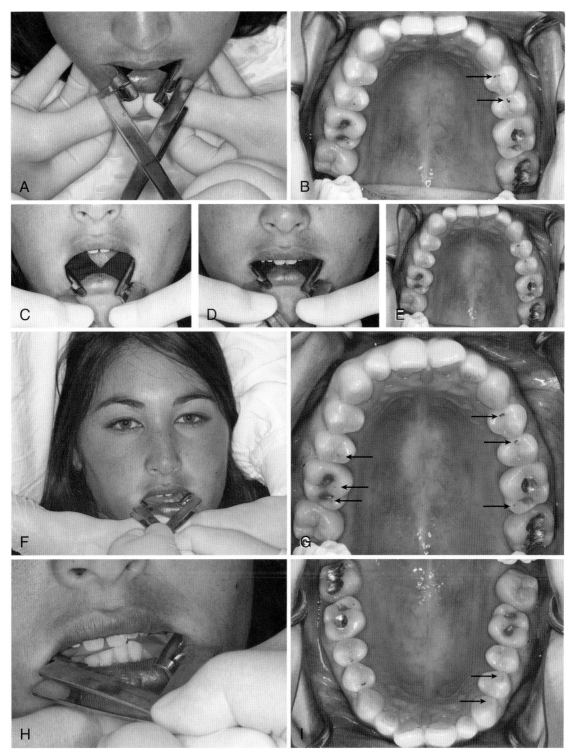

图8-2 临床咬合分析记录 A和B，双侧下颌引导至下颌后退位（retruded jaw position，RP）的临床记录。牙科助手用Miller殆叉夹持黑色咬合纸进行左右两侧的咬合记录。RP接触点（黑色）用箭头标出，位于1.5牙（舌尖的颊斜面）、1.6牙（远中舌尖接触，近中边缘嵴舌侧处较浅）、2.4牙（近中边缘嵴2处印迹）和2.5牙（近中边缘嵴和中央窝）。**C和D，**MOP的临床记录。临床医生用殆叉夹持红色咬合纸记录左右两侧的咬合记录。通过要求患者从下颌张口位置（**C**）快速叩齿（**D**）来获得MOP接触，咬合印迹（红色）提供类似于功能性咬合触点的特征。**E，G，**显示出的MOP触点与RP触点（**B**）相似。右侧接触点：1.4牙（舌尖颊斜面-轻接触）；1.6牙（近中舌尖的颊斜面，远舌尖颊斜面）。左侧接触：2.4牙（近中边缘嵴）；2.5牙（近中边缘嵴）；2.6牙（远舌尖）。用箭头标出的原始RP触点，可以显示RP和MOP之间的区别。**F，H，**向左侧引导下颌。**I，**在2.3牙（远中-次要引导）、2.4牙（远舌-主要引导）和1.7牙（近中舌尖的颊斜面）上的牙齿咬合接触（箭头）提供了向左侧的侧向引导。前牙区（箭头）2.2牙（切嵴）、1.3牙（近舌轻接触）和2.4牙（颊尖舌斜面-轻接触）提供了向右侧的侧向引导。

节负荷。然而，正中紧咬牙则可能会导致TMD下颌肌肉疼痛（Wänman 1995，见回顾）。

框8.3对有牙齿接触和无牙齿接触的副功能运动类型进行了总结。

如上所述，副功能运动可能发生在清醒时（日磨牙症），也可能发生在睡眠时（夜磨牙症），并且这些情况可能都是在个体无意识的情况下发生的。但是很多出现副功能运动体征的患者都会在清醒状态时意识到存在磨牙的习惯，所以才会就诊寻求治疗解决。往往是被室友或伴侣告知，患者才会关注其夜磨牙问题。夜磨牙症可能发生在任何年龄，在孩子身上出现时常常是被父母注意到。据报道，儿童磨牙症的病因与成人相似。

临床研究所提供的强有力证据表明，副功能运动特别是磨牙症，并不是由局部牙齿因素引起的，也就是说，牙齿排列或牙齿接触模式，如咬合干扰（从RCP到ICP，非工作侧或平衡侧𬌗干扰）与副功能运动的病因之间没有关联（Seligman et al. 1988）。而有力的证据表明，副功能运动特别是夜磨牙症，是由中枢神经系统（CNS）所诱导的，并被认为是一种睡眠障碍或睡眠异常（Lavigne 2005；Lavigne & Palla 2010；Manfredini & Lobbezoo 2010）。一项多中心研究（Lobbezoo et al. 2013）提出磨牙症呈现两种昼夜节律的概念，分别与日间和夜间磨牙症的病因相关。

框8.3 对有牙齿接触和无牙齿接触的副功能运动类型进行了总结

牙齿接触型副功能运动包括：
- 紧咬牙（正中磨牙症）
- 下颌磨动（磨牙症），以侧前方运动为特点
- 叩齿运动
- 下颌处于受迫的特定位置，牙齿咬合锁结（如将下颌向前伸，前牙锁结呈Ⅱ类关系）或将下颌置于侧前伸的位置
牙齿无接触的下颌姿势类包括：
- 下颌保持没有牙齿接触的固定姿势，通常会有不同程度的前伸；可能是为了改善面部美观而做的刻意尝试
- 叼烟斗
- 咬指甲，咬笔
- 吮吸大拇指或手指，多见于儿童

此外，在多导睡眠监测的睡眠实验数据的支持下，有关夜磨牙症的详细分析（Raphael et al. 2012, 2013）对夜磨牙症与肌源性TMD之间的可能联系进行了调查研究。基于自我报告的磨牙症数据（自我报告的可靠性和一致性值得关注），多认为夜磨牙症与TMD之间存在因果联系，对于这一广泛持有的临床观点也始终被关注着（Marbach et al. 2003）。特别重要的一点是，结合多导睡眠监测数据和与睡眠相关的咀嚼肌收缩肌电图信息显示，夜磨牙症和TMD之间并没有相关性。这些结果数据第一次明确否定了这种关联，并要求临床医生在患者治疗过程中重新审视其临床解释（Lavigne & Palla 2010）。

咬合分析

对于牙列特征和咬合接触细节，目前已有咬合分析方案来对其进行标准化描述，以用于制订修复治疗计划（图8-3）。这个方案通过在咬合面描记图上圈选标记相应的牙齿来记录牙齿咬合接触，记录的细节可能表明需要对明显的睡眠相关障碍进行进一步的评估和转诊。

- ICP/MOP：临床咬合分析过程先记录MOP（红色咬合纸），然后记录RCP（黑色咬合纸）
- 一旦经过临床医生引导确定初始RCP接触后，嘱患者咬合，然后记录（黑色咬合纸）从RCP滑动到ICP的过程（根据Posselt的数据，在90%的个体中存在），可以显示出清晰的黑色咬合印迹，而下颌从RCP初始咬合接触滑动到ICP的过程，也可以通过下切牙的运动轨迹来进行观察，滑动距离在表中也记录列出
- 在临床医生的引导下，患者下颌从RCP向右侧然后再向左侧进行侧向运动，就可以记录获得（绿色咬合纸）侧方运动接触轨迹，在表中也记录了侧向引导的初始部位
- 记录从RCP到切对切接触的前伸运动接触轨迹（绿色咬合纸）
- 使用口镜和反射光能够观察到牙齿表面的磨耗小面，体现出磨耗的特征；在良好的光源条件下这些表面通常具有很高的反射率。牙体表面缺损如

咬合分析

颌位关系： 前后向：...................... 垂直向：...................... 水平向：..................
（安氏磨牙关系） （切牙关系） （锁结关系）

ICP/MOP（红） RCP（黑） 滑动（黑）

RCP–ICP前后向距离 .... mm
垂直向距离 .... mm
侧向偏移距离 .... mm
R或L

```
        1 2                    1 2
8 7 6 5 4 3 2 1 | 1 2 3 4 5 6 7 8      8 7 6 5 4 3 2 1 | 1 2 3 4 5 6 7 8
8 7 6 5 4 3 2 1 | 1 2 3 4 5 6 7 8      8 7 6 5 4 3 2 1 | 1 2 3 4 5 6 7 8
        4 3                    4 3
```

接触数目 [　] 数目 [　]

侧向初始引导：
右 左
（多选框） 上颌牙齿 [　] [　]
近中 [　] [　]
远中 [　] [　]

右侧向运动（绿） 左侧向运动（绿）

```
        1 2                    1 2
8 7 6 5 4 3 2 1 | 1 2 3 4 5 6 7 8      8 7 6 5 4 3 2 1 | 1 2 3 4 5 6 7 8

8 7 6 5 4 3 2 1 | 1 2 3 4 5 6 7 8      8 7 6 5 4 3 2 1 | 1 2 3 4 5 6 7 8
        4 3                    4 3
```

接触数目 [　] 数目 [　]

牙齿表面
切牙 尖牙 前磨牙 磨牙
磨损* [　] [　] [　] [　]
酸蚀* [　] [　] [　] [　]

前伸（绿） 磨耗小面

```
        1 2                    1 2
8 7 6 5 4 3 2 1 | 1 2 3 4 5 6 7 8      8 7 6 5 4 3 2 1 | 1 2 3 4 5 6 7 8

8 7 6 5 4 3 2 1 | 1 2 3 4 5 6 7 8      8 7 6 5 4 3 2 1 | 1 2 3 4 5 6 7 8
        4 3                    4 3
```

接触数目 [　] 数目 [　]

垂直距离：
（多选框）
理想 降低 严重 开𬌗
降低
前方 侧方
[　] [　] [　] [　] [　]

评分：

接触数目 RCP........ 右侧向运动........ 左侧向运动........ 前伸运动........ 得分 [　]

滑动： 前–后：0; 0~1.0; 1.0~1.5; 1.5~2; 垂直向：0; 0~1.0; 1.0~1.5; 1.5~2; 侧向：0; 0~1.0; 1.0~1.5; 1.5~2; 得分 [　]
得分 0 1 2 3 0 1 2 3 0 1 2 3

牙齿表面缺损
磨耗小面： 存在磨耗的牙齿数目 .... 磨耗评分 .... 得分 [　]
总分 [　]
酸蚀： 存在酸蚀的牙齿数目 .... 酸蚀评分 .... 得分 [　]

**牙齿表面磨耗评分：
0–无；1–仅牙釉质层；2–牙本质层；3–牙本质层累及广泛；4–牙本质层和继发性牙本质形成；

图8-3 咬合分析表 临床咬合分析可以通过填写咬合分析表来实现标准化。

磨损和酸蚀都可以用量化分级来表示（图8-3底部的编码）

- 通常垂直距离是通过观察面下部高度比例及其与面部美学的关系来确定的

一旦列出了咬合特征参数，就可以通过分析牙齿接触数目、RCP-ICP滑动距离和牙体表面缺损评分来对细节进行评估。

数值大小可以反应牙齿咬合接触和表面缺损的程度，可用于个体病例在长期维护中的前后比较。患者之间的比较则可以表明牙齿咬合接触和/或牙齿磨损的相对程度。

临床体征

临床体征汇总见框8.4。最常见的表现是牙齿磨耗，而且磨耗常常还会伴随着酸蚀和磨损（Bartlett et al. 1998；Young 2002）。后牙的牙面磨耗率通常约为每年50μm（Seligman & Pullinger 1995）；年龄与牙釉质矿物不同含量之间存在的非线性关系，可能会影响牙齿的耐磨性和脱矿能力（Bartlett et al. 2006；Sierpinska et al. 2013）。据报道（Seligman & Pullinger 1995；Bartlett & Dugmore 2008），磨耗程度随年龄不会呈线性增加，与后牙相比尖牙或侧方引导的牙齿磨耗程度更大而且速度更快。副功能运动的侧方运动磨耗最初对后牙起到一定的保护作用，但是随着前牙引导的变化损耗，后牙的磨损率也会增加。磨耗面（磨耗小面）的存在是先前存在或正在进行副功能运动的证据。据报道，75%～80%的牙齿磨损（磨耗）是由副功能运动导致的，剩下的则归因于功能运动和酸蚀（Seligman & Pullinger 1995）。通常在相对的牙面之间的磨耗小面可以相互吻合匹配。图8-4显示了不同严重程度的磨耗小面。

在磨牙（特别是夜磨牙症）和正中紧咬牙时，下颌运动似乎失去了习惯性控制。在不同的运动单位参与下，多组下颌咀嚼肌发生等长收缩，形成节律性收缩，所产生的咬合力要比正常咀嚼时的力量小。持续和反复的牙齿接触导致牙齿结构与修复体的渐进性磨损，进而产生磨耗小面。

框8.4 副功能运动：临床体征

牙齿
- 牙齿和修复体的磨耗；牙齿的磨耗程度取决于：
  - 牙釉质硬度
  - 产生的咬合力及其持续时间
  - 不良习惯的频率
- 牙齿松动和排列分散
- 牙尖折断和牙齿劈裂

肌肉
- 肌肉疼痛
- 肌肉肥大，尤其是咬肌
- 咬肌肌电活动升高

颞下颌关节
- 可能的超负荷
- 关节弹响（杂音，弹响）
- 关节内紊乱
  - 往复弹响
  - 绞锁
- 髁突轮廓影像学改变

对于成年人而言，在相对牙齿的接触面上出现永久性牙齿结构丧失是很明显的，而在青少年和年轻人的牙列中也可能看到牙齿磨损的早期迹象，这往往是副功能运动存在的佐证。因为副功能运动时紧咬牙和磨牙通常发生在下颌的非正中位置，所以在提供侧向引导的牙齿（通常是切牙和尖牙）的接触面上很容易发现磨耗小面。牙齿结构的丧失在不同的个体中差异很大，并与以下因素相关：

- 牙齿接触持续时间
- 副功能运动频率
- 产生咬合力的大小
- 牙齿表面是否存在静态紧咬或动态磨动
- 牙釉质的耐磨性和矿化物含量

激惹试验

激惹试验是咬合评估中的一个有效组成部分，可以用来激发牙齿、咀嚼肌或颞下颌关节的反应，这些反应可能与患者一直经历的症状或关注点相匹配，其可能是主诉问题，也可能并没有提及。

下颌运动作为颞下颌关节评估的一部分，如张口或侧方、前伸的下颌运动，都可视为一种激惹试验。此外，下面描述的那些测试是通过咬合力来产生的，用以评估牙齿、颞下颌关节和咀嚼肌。

颞下颌关节激惹试验

- 在第一磨牙区域放置一个棉卷或2mm厚木压舌板，嘱患者咬合在单侧后牙区域形成接触或支点，每次放置一侧持续30秒

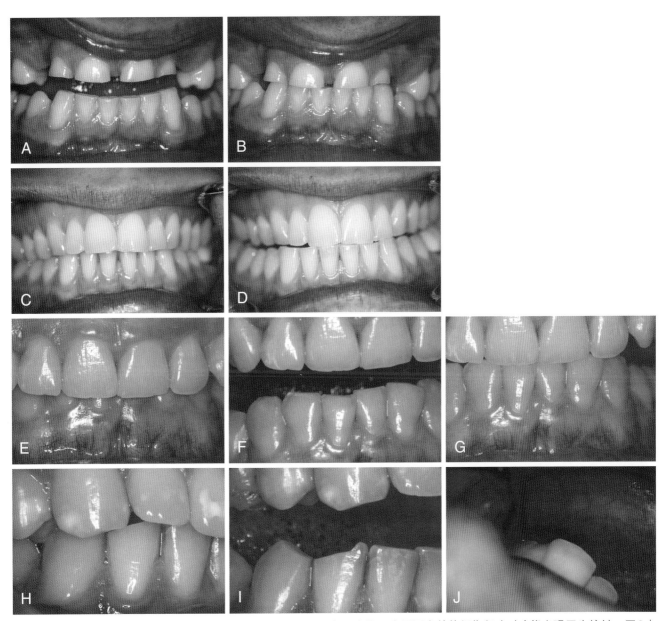

图8-4 牙齿磨耗 **A**、**B**和**C**，涉及前牙的牙齿磨耗。在图**B**中，这些牙齿需要在前伸颌位紧咬时才能出现牙齿接触。图**C**中的磨耗表现更为明显，表现为1.1牙的切缘磨损，而且牙齿位于上颌牙弓轮廓外的唇侧，其原因可能是由于前伸紧咬发展而来的。**D**、**E**和**F**，累及前牙牙齿磨耗的早期征兆，切嵴很明显变平。注意图**D**中的深覆𬌗和图**E**中前伸颌位时的牙齿紧咬状态。图**F**中下颌切牙的磨耗更为明显，这样的磨耗与功能并不相关，下颌前伸时牙齿才能实现接触，才会对牙齿、TM关节和肌肉施加负荷，该患者是一位18岁的学生。**G**和**H**，牙齿磨耗表现出比图**A~F**更严重的前牙切嵴变平的情况，这是一位25岁的牙科研究生。**I**和**J**，43岁男性牙齿表面过早出现缺损的牙齿结构明显破坏表现。这种磨耗与功能无关，应该可能还有酸蚀和磨损的因素参与。部分后牙的缺失加速了前牙的磨损，这是清醒磨牙症典型的磨损特征。

- 由于关节受到压迫或牵张负荷加载，对侧关节或关节区域可能会感到疼痛或不适
- 下颌以同侧后牙为支点发生旋转时，所引起的不适与患者的症状和关注点相关，并有助于诊断和治疗
- 或者激惹试验也可能不会引起任何症状或关注

咀嚼肌激惹试验

- 要求患者在ICP（CO）紧咬，也就是正中紧咬30秒
  - 可能会引起肌肉疼痛、不适或疲劳（虚弱或疲劳），类似于患者在头面部和/或下颌所经历过的症状。这表明紧咬习惯可能与上述这些症状有关
  - 或者该测试也可能不会引起任何症状或关注
- 磨耗小面：是牙齿发生磨耗的证据，（上下颌牙齿）对应的磨耗小面紧咬30秒很可能会重现这个习惯
  - 前牙上的磨耗小面通常与下颌前伸和侧前伸的位置相对应
  - 患者通常没有意识到这种下颌姿势习惯，可能会对这种强迫性且不适的下颌颌位感到讶异
  - 应该向患者详细解释与这些下颌位置相对应的磨耗小面：借助镜子可以更直观地观察清楚无意识状态下形成的下颌姿势
  - 在针对患者的教育中，仔细地向患者解释紧咬习惯是重要的一步，在解释中需要强调的是，这些导致牙齿磨耗的特定下颌位置与咀嚼、吞咽或言语并不相关
  - 这是紧咬牙的保守治疗及其诸多影响中的一个重要方面

　　在针对患者个性化需求的治疗中，重视患者教育是很重要的。Dworkin等研究者（2002）在一项随机对照试验中报道了使用一套量身定制的自我护理程序来治疗TMD，并证实其在治疗TMD方面与其他治疗方法同样有效。其研究报道数据显示，TMD疼痛减轻，下颌肌肉压痛减轻，并且应对任何剩余TMD症状的能力也得到增强。正如本章的导言所述那样，现在这一重要认识被美国牙科研究协会确认为治疗标准。

参考文献

[1] Antczak-Bouckoms AA: Epidemiology of research for temporomandibular disorders, *J Orofac Pain* 9: 226–234, 1995.

[2] Bartlett DW, Coward PY, Nikkah C, et al: The prevalence of tooth wear in a cluster sample of adolescent school children and its relationship with potential explanatory factors, *B Dent Jour* 184:125–129, 1998.

[3] Bartlett D, Dugmore C: Pathalogical or physiological erosion—is there a relationship with age? *Clin Oral Invest* 12(Suppl 1):27–31, 2008.

[4] Bartlett JD, Lee Z, Eright JT, et al: A developmental comparison of matrix metalloproteinase-20 and amelogenin null mouse enamel, *Europ J Oral Sci* 114(Suppl s1):18–23, 2006.

[5] Dworkin SF, Huggins KH, Wilson L, et al: A randomised clinical trial using research diagnostic criteria for temporomandibular disorders—axis II to target clinical cases for a tailored self-care TMD treatment program, *J Orofac Pain* 16:48–63, 2002.

[6] Dworkin SF, LeResche L: Research diagnostic criteria for temporomandibular disorders: review, criteria, examinations and specifications, critique, *J Cranio Dis Fac Oral Pain* 6:301–355, 1992.

[7] Ferrario VF, Serrao G, Dellavia C, et al: Relationship between number of occlusal contacts and masticatory muscle activity in healthy young adults, *J Craniomandibular Practice* 20:91–98, 2002.

[8] Glaros AG, Williams K, Lauten L: The role of parafunctions, emotions and stress in predicting facial pain, *J Am Dent Assoc* 136:451–458, 2005.

[9] Greene CS: Managing the core of patients with temporomandibular disorders: a new guideline for care, *J Am Dent Assoc* 141:1086–1088, 2010.

[10] Harper KA, Setchell DJ: The use of shimstock to access occlusal contacts: a laboratory study, *Int J Prosthodont* 15:347–352, 2002.

[11] Lavigne G: Sleep related bruxism. In Sateia MJ, editor: *The International Classification of Sleep Disorders: Diagnostic and Coding Manual*, ed 2, Westchester, 2005, American Academy of Sleep Medicine, pp 189–192.

[12] Lavigne G, Palla S: Transient morning headache recognizing the role of sleep bruxism and sleep-disordered breathing, *J Am Dent Assoc* 141:297–299, 2010.

[13] Lobbezoo F, Ahlberg J, Glaros AG, et al: Bruxism defined and graded: an international consensus, *J Oral Rehab* 40:2–4, 2013.

[14] Manfredini D, Lobbezoo F: Relationship between bruxism and temporomandibular disorders: a systematic review of the literature from 1998 to 2008, *Oral Surg Oral Med Oral Path Oral Radiol Endod* 109:e26–e50, 2010.

[15] Marbach JJ, Raphael KG, Janal MN, et al: Reliability of clinician judgements of bruxism, *J Oral Rehabil* 30:113–118, 2003.

[16] Millstein P, Maya A: An evaluation of occlusal contact marking indicators. A descriptive quantitative method, *J Am Dent Assoc* 132:1280–1286, 2001.

[17] Mohl ND, Ohrbach R: The dilemma of scientific knowledge versus clinical management of temporomandibular disorders, *J Prosth Dent* 67: 113–120, 1992.

[18] Ohrbach R, Fillingim RB, Mulkey F, et al: Clinical findings and pain symptoms as potential risk factors for chronic TMD: Descriptive data and empirically identified domains from the OPPERA case-control study, *J Pain* 12(Suppl 3):T27–T45,

2011.

[19] Raphael KG, Sirois DA, Janal MN, Wigren PE, Dubrovsky B, Nemelivsky LV, Klausner JJ, Krieger AC, Lavigne GJ: Sleep bruxism and myofascial temporomandibular disorders: a laboratory-based polysomnographic investigation, *J Am Dent Assoc* 143:1223–1231, 2012.

[20] Schiffman E, Ohrbach R, Truelove E, et al: Diagnostic criteria for temporomandibular disorders (DC/TMD) for clinical research applications: recommendations of the International RDC/TMD Consortium network* and orofacial pain special interest group, *J Oral Facial Pain Headache* 28:6–27, 2014.

[21] Seligman DA, Pullinger AG: The degree to which dental attrition in modern society is a function of age and of canine guidance, *J Orofac Pain* 9:266–275, 1995.

[22] Seligman DA, Pullinger A, Solberg WK: The prevalence of dental attrition and its association with factors of age, gender, occlusion and TMJ symptomatology, *J Dent Res* 67:1323–1333, 1988.

[23] Sierpinska T, Oryway K, Kuc J, et al: Enamel mineral content in patients with severe tooth wear, *J Prosth* 26:423–428, 2013.

[24] Truelove EL, Sommers EE, LeResche L, et al: Clinical diagnostic criteria for TMD: new classification permits multiple diagnoses, *J Am Dent Assoc* 123: 47–54, 1992.

[25] Visscher CM, Naeije M, De Laat A, et al: Diagnostic accuracy of temporomandibular disorder pain tests: a multicenter study, *J Orofac Pain* 23:108–114, 2009.

[26] Wänman A: The relationship between muscle tenderness and craniomandibular disorders. A study of 35-year-olds from the general population, *J Orofac Pain* 9:235–243, 1995.

[27] Witter DJ, Creugers NH, Kreulen CM, et al: Occlusal stability in shortened dental arches, *J Dent Res* 80:432–436, 2001.

[28] Young WG: The oral medicine of tooth wear, *Aust Dent J* 46:236–250, 2002.

𬌗架、记录转移和研究模型

Articulators, Transfer Records, and Study Casts

Rob Jagger, Iven Klineberg

概述

随着新技术的出现，传统的临床数据获取及分析实践过程，正在演化为在虚拟的临床环境中进行病例设计的新局面。计算机辅助设计和计算机辅助制作（CAD/CAM）的发展已经创造并实现"无石膏技工室"。

然而在这个逐步改变的过程中，对于口腔修复治疗而言，𬌗架仍然是有意义的组成部分。在传统治疗过程中，将患者的牙弓模型上𬌗架，可以用来评估牙齿的咬合关系，并用于义齿修复和间接修复体的制作。

𬌗架有很多种设计类型，能够不同程度地重现患者的上下颌关系，其最低要求为能够提供静态关系。

本章介绍了不同类型𬌗架的特点以及其用途。

章节要点

- 𬌗架按照以下的分类来描述：
  - 简单铰链轴
  - 平均值
  - 半可调
  - 全可调
- 面弓及其应用
- 咬合记录是与口腔修复相关的组成部分，并且与𬌗架系统关系密切
  - 下颌后退位（RP）或正中关系（CR）
  - 牙尖交错位（ICP）或正中𬌗
  - 侧方和前伸记录
  - 动态记录
  - 无线运动传感器
  - 𬌗架选择

𬌗架

𬌗架是一个包含上部和下部组成部分的机械装置，上颌和下颌模型分别附着其上，其目的是再现患者上下颌间［在牙尖交错位或者后退接触位（RCPs）］的静态关系，并在有限范围内提供侧方和前伸运动相关信息。

𬌗架具有以下用途：

- 针对个别牙齿和全口牙列的诊断与治疗计划
- 用于固定和活动义齿以及间接修复体的咬合调整

殆架已经成为口腔修复治疗的基础要求，但是随着各种技术发展进步并逐步互相结合，它的重要作用也在发生着变化。数字化记录和虚拟殆架的发展正在改变着口腔临床实践的各个方面；在病例管理和医学教育方面称得上最为深远及具有决定性意义的变化，这是一个令人兴奋的转变。

然而这种转变应该是渐进性的，可以预见在将来牙科临床医生还将继续使用殆架。

殆架有很多种设计，但是总体上有4种不同的类型：

· 简单铰链轴
· 平均值（平面-线）
· 半可调
· 全可调

简单铰链轴殆架只能提供一个简单的铰链运动，而没有侧方运动（图9-1A）。由于上颌牙弓到髁突间轴的距离远小于患者的实际情况，只是记录了一个近似的牙尖交错位，所以这种殆架的应用范围有限。

平均值殆架的髁导固定在30°，髁突侧移不能调节，但是切导可调（图9-1B）。

半可调殆架可以调节髁导斜度和侧移（Bennett角度或者渐进侧移），而且在一些特殊设计的殆架，还可以调节Bennett运动或者迅即侧移。双侧髁突间距通常固定在110mm，但是有一些殆架可以设置允许不同的髁突间距。

殆架在设计上可以分为Arcon型或Nonarcon型（图9-2A~C），"Arcon"这个词指的是"殆架-髁突"的首字母缩写。

在Arcon型殆架的设计中，关节窝盒处于殆架的上颌体部分，而髁球在下颌体部分，这种髁突组件设计方式与颞下颌关节的解剖结构关系相类似，因

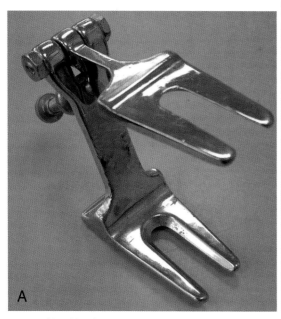

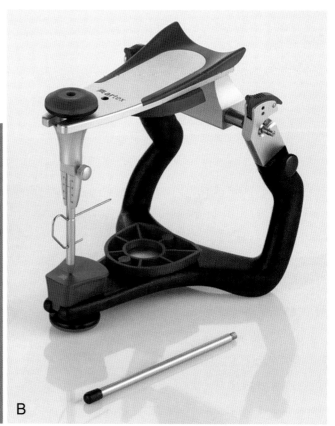

图9-1 **A，**铰链轴殆架。**B，**平均值殆架（Artex CN）。

而可以允许髁突各组件相对分离运动，也就如同功能运动或者副功能运动的情况一样。

Nonarcon型殆架按照球和槽机制来构建，髁球位于上颌体部，而髁槽则位于下颌体部。

髁导和Bennett角是通过前伸和侧方殆记录（见后续内容）来获得，或者设置为平均值。

切牙引导，也就是咬合的前部引导，在殆架上是通过改变切导斜度的角度来产生的，其设置需要参考前牙的覆殆覆盖关系。如果引导不存在（前牙缺失），则可以设置为平均值。可以通过具体的切牙咬合运动形式来设置定制的切导盘，但是如果这样操作确实不合适，那么按照最终修复计划所做的诊断性预备来作为参照更为适宜。

对于平均值殆架，参考髁间轴的位置，可以将上颌牙列的殆平面放置在垂直向居中的位置。另一种确定上颌牙列的殆平面方法是采用面弓结合大多数半可调殆架来实现。

全可调殆架在机械设计和患者数据的传输机制上更为复杂，并且被认为可以再现更为精细的髁突运动。这类殆架的设计可以通过一系列髁突调整设置来复制重现颞下颌关节的运动特征，并且能够形成曲线式的髁突滑动路径（图9-2D～G），而这些髁突设置参数可以通过下颌运动轨迹描记和刻录记录来确定。

然而，对于殆架的精确度一直存在质疑，而且也没有对照研究能够证实其所谓的精确性。尽管如此，普遍还是认为经验丰富的临床医生反复使用殆架还是能够提高治疗的精确度。

虚拟殆架应用于口腔间接修复体的CAD/CAM制作过程中，同时也用于研究下颌运动。

使用数码相机来获得牙弓的图像，由计算机软件来抓取获得数据，然后数据经过储存和处理，用于CAD/CAM制造和屏幕可视化。

CAD/CAM技术的日益广泛应用改变了临床记录方式，而三维计算机成像技术的应用可以为病例设计创造一个虚拟的环境（Maestre-Ferrín et al. 2012；Farias-Neto et al. 2013）。

转移记录

面弓

面弓是一种记录上颌与下颌旋转铰链轴相对位置关系的设备，通过它可以将上颌模型定位在殆架上相对应的位置（图9-3）。

为了确定铰链轴，需要使用铰链轴定位器和铰链轴面弓。

更为普遍的观点认为，采用平均值记录数据是可以满足要求的。经验轴面弓对应采用经验铰链轴，所选定的经验铰链轴点位于耳屏上缘到眼外眦连线距耳屏12mm处，这个点用于定位面弓双侧的髁梁位置。在临床使用中，现在更常见的替代方式是使用以外耳道作为参照点的耳塞式面弓，这样就为每个TM关节提供了经验性的参照点（Denar Slidematic面弓系统），在面弓的设计中已经涵盖和考虑到了外耳道与TM关节之间的空间几何关系。

面弓也可以将髁间距进行转移，因为在一些殆架上是能够调节这个参数的。

对于有牙颌患者，面弓殆叉是用来确定上颌牙齿咬合面和切端的位置。附着在殆叉上的粘蜡或者印模混合物必须能够准确定位牙尖，但是其范围不能延伸到倒凹区域内，以免导致变形。对于牙列缺损或者无牙颌患者，可以将殆叉贴附于上颌蜡殆堤处。

咬合记录

后退接触位或者正中关系记录

模型通过借助咬合记录来上殆架，以作诊断和治疗计划的确订。记录CR时上下颌牙齿轻微分离，以免因为牙齿接触而产生任何偏差。RCP或者CR记录也用在复杂或多个修复体的咬合恢复以及全口义齿的咬合重建中。

正中关系记录

- 按照上颌牙弓的腭侧修整出一个金属丝网
- 用硬蜡粘接金属丝网贴合在上颌腭侧表面
- 再粘接两层硬蜡［如Integra Miltex蜡（旧称Moyco

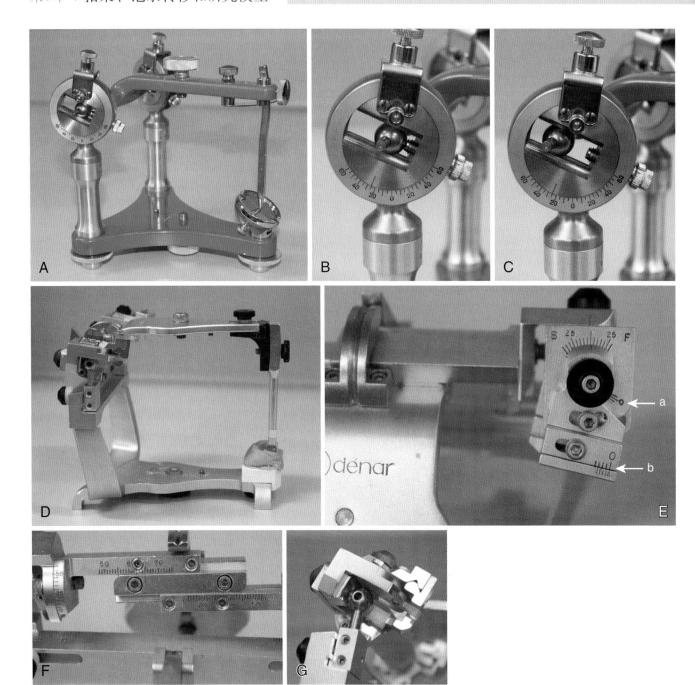

图9-2 A, Dentatus半可调殆架。**B和C,** 髁突部件"球和槽"机械装置的放大观。在图**B**中,髁球(箭头)位于0刻度的位置时,与髁槽前止部位接触。图**C**中,殆架向右侧方移动,髁球沿着髁槽(箭头)向远中移动,这个属于Nonarcon或者髁突殆架,髁球位于上颌体部。**D ~ G,** Denar D5A 全可调殆架,髁突部件(箭头)与图**A**中不同,这是一个Arcon殆架,髁球位于下颌体部,与颌骨的解剖结构相类似。放大的视图(**E**)显示出右侧髁突部件的上部结构,并能明确关节盒可以调节的部位:渐进侧移(中间壁)(箭头a)和迅即侧移(箭头b)。放大观(**F**)显示髁突间距的调节。放大观(**G**)显示包含髁球位于0刻度位置的D5A殆架髁盒结构。

蜡)〕

· 将金属丝网和蜡置于热水中软化,在模型上牙弓复位,然后引导下颌沿着铰链轴闭合,使下颌牙齿压入蜡片形成凹痕,但是不穿透蜡片

· 取出蜡片,在冷水中冷却,并添加少量记录材料(如氧化锌丁香油糊剂)

· 将金属丝网和蜡片在口内复位,引导下颌闭合进入铰链位,等待糊剂固化

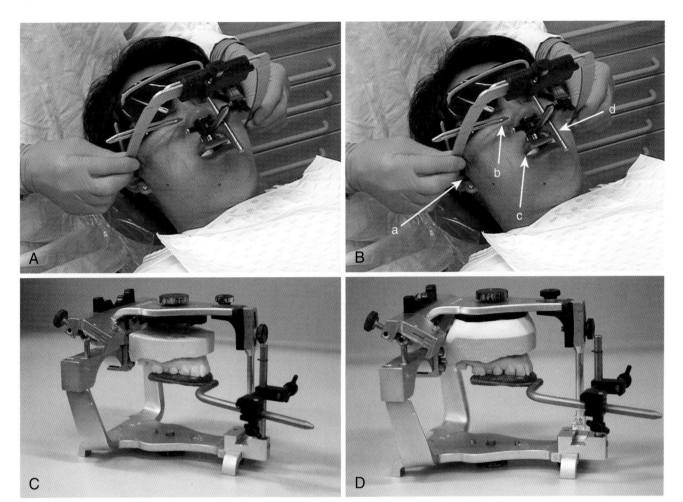

图9-3 A和B，使用Slidematic面弓、殆叉和连接夹杆装配就位进行面弓转移。将面弓的耳杆定位器（a）放置在患者的右侧外耳道内，Slidematic面弓上的第三个参考标志点（b）与切牙11或21的切缘上方鼻侧的43mm标志点对准。棉卷（c）咬合在殆叉与下颌牙齿间起到支撑面弓殆叉稳定的作用。连接殆叉与面弓体的夹杆（d），如图**C**和**D**所示，它也用于将模型固定在殆架上。**C，**面弓殆叉、夹杆和模型块就装配在Denar（MkII）殆架上。**D，**上颌模型通过专用石膏固定于殆架的上颌体部。

· 移除记录，通过将模型依次放置到对应的正确位置来进行校准

图9-4给出了使用CR记录来进行模型上殆架流程中所建议关注的技术细节，图9-5显示了模型上殆架的校准过程。

牙尖交错位或者正中咬合记录

在研究和病例设计时，如果不改变原有的咬合形式，那么应该模型上殆架选在最大牙尖交错关系。如果没有足够的牙齿支撑，需要用蜡殆堤来提供稳定的牙尖交错咬合记录。而手持石膏模型观察只能作为有限的特定治疗计划需求的一些初步应用。

侧方和前伸记录

这些记录用于殆架上髁突角度的设置。

使用类似于CR记录的方式，但是颌位选定在侧方或者前伸位置。或者可以选择多种图像分析系统中的一种来记录髁突运动斜度，也可以通过侧移测量（Bennett运动和角度）来实现。这些系统需要殆托固定上颌和下颌牙列，以支持和固定上下颌牙弓。下牙弓包含连接测量和描记针，上牙弓连接固定着一个描记板，这样髁突运动的细节都可以记录在描记板上。一旦系统连接确认，轻柔地引导下颌进行侧方边缘运动，就可以定位铰链轴，并记录下颌开口时的髁道斜度，以及迅即和渐进侧移

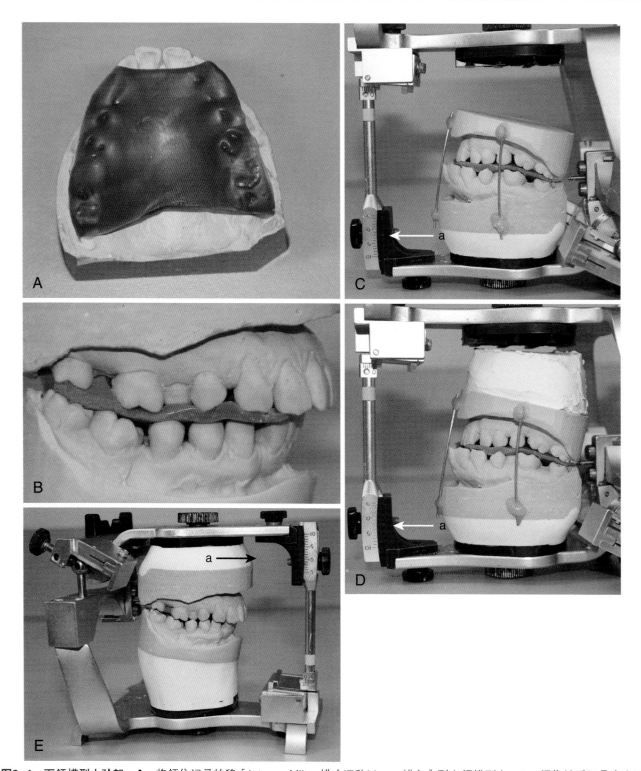

图9-4 下颌模型上殆架 A，将颌位记录转移［Integra Miltex蜡（旧称Moyco蜡）］到上颌模型上。**B，**颌位关系记录在上下颌模型间就位后，修剪去除边缘多余的蜡。**C，**在石膏固定下颌模型之前采用刚性连接支持，防止变形移位。考虑到转移记录蜡的厚度，箭头（a）显示切导针设置为+3mm。**D，**装配固定下颌模型采用两步法：第一次灌注石膏完成时应当刚好接近安装环，标注箭头（a）见图**C**。**E，**下颌模型安装完成。注意在图**D**中切导针抬高2mm或者3mm，以匹配Integra Miltex蜡（旧称Moyco蜡）记录；在图**E**中切导针已经回到刻度零位（箭头a），因为已经去除了蜡记录。

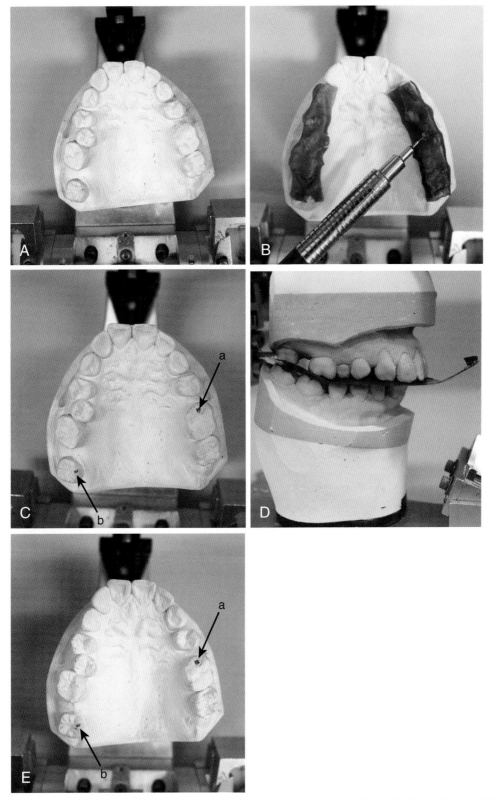

图9-5 殆架装配的校准。为确保装配的牙齿模型能够精确地反应口内的牙列关系，校准是非常必要的。在需要对模型进行咬合分析和/或治疗计划需要借助诊断蜡型时，这一步骤显得尤其重要。**A**，殆架上颌模型的咬合面。**B**，下颌位于后退（引导）位时在口内使用Kerr指示蜡条来记录牙齿最初接触的位置；然后将这些蜡条放置在上颌模型的后牙段。初始接触位置是在蜡条上明显的穿孔处，用软铅笔来标记模型上的这些初始接触点。**C**，模型上显示最初的接触出现在18牙（近舌尖）和26牙（近中边缘嵴）。**D**，然后在每个后牙段放置一条红色塑料咬合纸并闭合殆架；抬起切导针与切导盘分离，使得在塑料咬合纸上显示最初的牙齿接触印记。**E**，上颌模型咬合面上所显示的标记接触（铅笔）和红色印迹接触（塑料咬合纸）。可以注意在26牙上的接触点是一致的，18牙上的接触点也近乎一致。由此可见在下颌引导位，殆架模型与口内天然牙列上的接触很接近；这也正体现出对殆架精确度的校准。

（Bennett运动和角度）。

动态记录

单一平面

在单一平面上对下颌运动进行动态记录时，描记板或丙烯酸成型部件与贴附于牙列的口内殆托相连接，丙烯酸树脂殆托是一个较薄的塑料殆托，需要卡入牙齿的倒凹区或者借助卡环来达到固位的要求。下颌殆托连接有一个描记板，上颌殆托的中心处有一描记针，在下颌运动时，二者会发生接触并显示轨迹。当患者做下颌前后向运动时，先由后退到前伸位，然后再从后退到侧方边缘位置，在描记板上描绘出的轨迹呈现为"箭头"形状，也被称为"哥特式弓"轨迹，而箭头的顶点则代表RP或者CR。

机械式下颌运动描记仪

机械式下颌运动描记仪与配套的全可调殆架联合使用，是用于记录下颌在3个平面上边缘运动路轨迹的仪器。

在3个轴向所记录的这些轨迹数据将用于设置殆架上的髁突引导参数，下颌殆托处连接6个描记板，上颌殆托处有6个描记针，当引导下颌做边缘运动时，就可以在描记板上由各个描记针描绘出水平向和垂直向的运动轨迹。

这些轨迹可以用于确定CR（哥特式弓记录也可）以及髁突侧移的角度和时间。

刻录记录

选用TMJ殆架来进行刻录记录（图9-6），是在口内上下颌殆托上借助自凝树脂成型来获得的下颌运动三维记录。在下颌殆托中心有一个支撑螺杆，而上颌殆托有4个切针，将面团期的丙烯酸树脂放置于下颌殆托上对应于上颌殆托切针的位置，然后引导患者做边缘运动，促使丙烯酸树脂成型并结固。

在自凝树脂结固后，再次引导下颌做边缘运动，通过切针运动使得印迹轮廓成型清晰以获取更精确的记录。

然后将记录转移到殆架，经由切针描绘获取的每个哥特式弓记录分别进行回描，进而就可以在殆架左右关节窝盒内形成定制成型的髁突（也是通过自凝树脂凝固来制作）。

通过这种方式，就可以捕捉到每位患者的双侧髁突运动斜度和侧移特征，再根据这些信息制作出个性化的殆架成型部件。

无线运动传感器

已经开发出几套使用运动传感器来记录下颌运动轨迹的系统（如ARCUS-digma KaVo GmbH，Biberach，德国），数据通过蓝牙连接传输到计算机，软件可以提供广泛的参数范围，进而能够满足设置半可调或全可调殆架甚至虚拟殆架的要求。

研究模型

制取精细印模，需要能够完整记录全牙弓以及牙齿表面的嵴和窝沟等解剖细节，灌制模型将所有的结构轮廓细节重现出来。通常采用藻酸盐印模，及时灌制就可以获得精确的模型，通过模型修整可以消除气泡和缺损。而硅橡胶印模则更为精确，形变小、体积稳定性高，并能够再现更佳的表面细节。

确保模型上殆架后，能够精确复制患者口内情况，这一点是很重要的。在这个过程中误差产生的原因有几个，常见的误差包括咬合记录不正确、印模不精确以及模型上殆架过程的误差（见图9-5模型上殆架的校准）。

殆架选择

简单铰链轴殆架

虽然在口腔修复治疗中这类殆架的应用价值有限，但是对于研究模型上的牙齿静态排列情况还是可以做出初步评估，并能够辅助参与到医患讨论中。一项随机对照试验结果表明，应用铰链轴殆架，患者也可以获得满意的全口义齿修复效果（Kawai et al. 2005）。

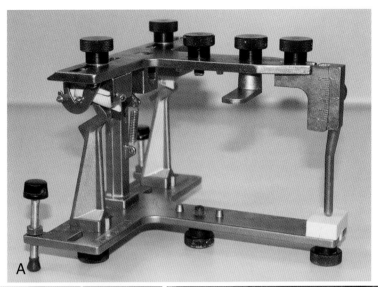

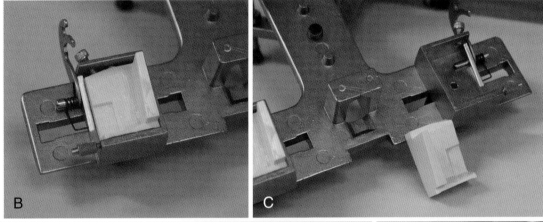

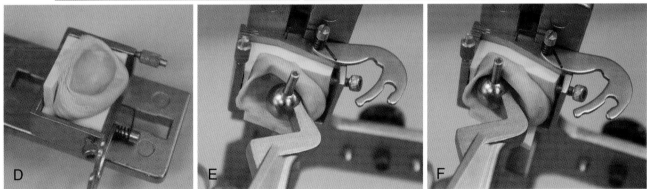

图9-6　颞下颌关节刻录殆架系统　刻录殆架可以为每一位患者定制个性化的髁突窝模具，并且模具能够配合实现髁突运动的细节。**A**，颞下颌关节全可调Arcon型殆架。**B**，窝盒（金属）及其上塑料嵌件的下面观。在关节窝的细节成型过程中，塑料嵌件起到支持丙烯酸树脂面团的作用。**C**，窝盒和塑料嵌件的下面观。**D**，成型关节窝的下面观。移除髁突部件，能够显示出关节窝成型（或者模拟髁突）的细节。**E**，髁突部件的下面观可见髁球沿着成型的关节窝向下颌前伸位置运动。**F**，髁突部件的下面观显示髁球位于模拟关节窝的正中参考位。

平均值殆架

这类殆架可以模拟近似的髁突运动，并可用于简单间接修复体的制作，以及局部和全口义齿的制作。

一篇系统综述（Klineberg et al. 2007）揭示，所有的咬合类型设计都能为大多数全口义齿患者提供满意的治疗结果。然而临床经验也表明，对于一些全口义齿患者而言平衡殆更为适宜。借助平均值殆架，技师可以在排列人工牙时建立平衡殆（见第18章）。

半可调殆架

这类殆架能够满足大多数口腔修复治疗的需求。使用RCP（CR）记录来辅助模型上殆架，能够用于RCP（CR）特征和RCP与ICP差异性的检查（见第7章）。

选择使用Arcon型还是Nonarcon型半可调殆架，多数取决于临床操作者的偏好。但是，Arcon型殆架可以重现患者上下颌与髁突间轴对应的解剖关系，而Arcon型和Nonarcon型殆架都是按照殆架上模型的牙齿和牙弓形态、髁突关系以及髁突间距等近似于真实解剖关系尺寸来设计的。

上颌模型借助面弓上殆架的过程，能够体现出上颌模型与经验髁突铰链轴的对应关系，以及更贴切地呈现出下颌在CR位进行旋转运动路径的弧度。但是如果没有使用铰链轴面弓转移关系，只是通过升高切导针的高度来增加咬合垂直距离，都将导致误差出现。考虑到半可调殆架只能为殆架模型或者预备的修复体提供牙齿接触精确的静态关系，所以当OVD需要任何改变时，必须经由临床确定并转移上下颌位置关系。

一篇系统性文献综述已经表明对于全口义齿的制作来说使用面弓并非是必需的（Farias-Neto et al. 2013），同时这篇综述还得出结论，在制作殆垫时使用面弓也是非必要的。Carlsson（2009）阐述斯堪的纳维亚半岛很少有修复医生使用面弓，并指出早在1991年斯堪的纳维亚修复牙科学会（SSPD）就曾发表共识文章：不论是全口义齿修复还是其他类型

的修复治疗，面弓使用都是非必要的。这项建议是基于一个事实：那就是没有公开发表的证据表明，使用面弓比不使用面弓并不会导致临床最终结果更好。然而，尽管在缺乏证据的情况下，在进行固定修复治疗时，使用面弓和其他转移记录仍然会使得许多牙医觉得更安心。考虑到牙科技师加工的需求，殆架和临床信息转移仍然还将继续使用，尽管如此，口内数字化关系记录并且逼真地再现患者下颌与TM关节的关系，仍然会是咬合处理的目标，其主要目的就是降低义齿戴入后咬合调整的需要量。

全可调殆架

全可调殆架具有提供最精确地复制颌位关系和下颌侧方及前伸运动的可能性。然而，这类殆架非常复杂，并且技术敏感性要求性很高，针对个体患者进行复杂的髁突参数调节还需要借助下颌运动轨迹描记才能实现。将获得的髁突参数信息向殆架转移，其可重复性本身就是一种期望。假设固定修复技师加工环节的所有程序都可以依靠这种殆架及其提供的个体化髁突参数设置（数据源于下颌运动轨迹描记）来完成，那么此类殆架将主要应用于涉及大范围的口腔固定修复治疗，并且所需临床校准较少。因为半可调殆架的临床校准和调节操作更为广泛接受，所以在临床实践中很少使用全可调殆架。

参考文献

[1] Carlsson GE: Critical review of some dogmas in prosthodontics, *J Prosthodont Res* 53:3–10, 2009.

[2] Farias-Neto A, Dias AHM, de Miranda BFS, et al: Face-bow transfer in prosthodontics: a systematic review of the literature, *J Oral Rehabil* 40:686–692, 2013.

[3] Kawai Y, Murakami H, Shariati B, et al: Do traditional techniques produce better conventional complete dentures than simplified techniques? *J Dent* 33:659–668, 2005.

[4] Klineberg I, Kingston D, Murray G: The bases for using a particular occlusal design in tooth and implant-borne reconstructions and complete dentures, *Clin Oral Implants Res* 18(Suppl 3):151–167, 2007.

[5] Maestre-Ferrín L, Romero-Millán J, Peñarrocha-Oltra D, et al: Virtual articulator for the analysis of dental occlusion: an update, *Med Oral Patol Oral Cir Bucal* 17:160–163, 2012.

推荐阅读

[1] Dixon DL: Overview of articulation materials and methods

for the prosthodontic patient. Find all citations in this journal (default). Or filter your current search, *J Prosthet Dent* 83:235–247, 2000.

[2] Freilich MA, Altieri JV, Whale JJ: Principles for selecting interocclusal records for articulation of dentate and partially dentate casts, *J Prosthet Dent* 68:361–367, 1992.

[3] Starke EN: The history of articulators: from facebows to the gnathograph, a brief history of early devices developed for recording condylar movement—part II, *J Prosthodont* 11:53–62, 2002.

[4] Starke EN: The history of articulators: a critical history of articulators based on geometric theories of mandibular movement—part I, *J Prosthodont* 11:134–136, 2002.

[5] Weiner S: Biomechanics of occlusion and the articulator, *Dent Clin North Am* 39:257–284, 1995.

[6] Wilson PHR, Banerjee A: Recording the retruded contact position: a review of clinical techniques, *Br Dent J* 196:395–402, 2004.

第3部分 | 3 |

口腔种植的殆问题

口腔种植功能的生理学考量

Physiological Considerations of Oral Implant Function

Krister G. Svensson, Mats Trulsson

章节要点

天然牙和牙种植体两者的根本区别在于后者缺乏牙周膜，因此也就缺乏了PMRs。功能完好的PMRs在以下方面发挥着重要作用：

- 在牙齿之间夹持和咬裂食物时，调整咬合力，如咬合力产生的速率
- 适应于不同食物硬度的咀嚼肌活动
- 为后续咀嚼运动所涉及的精确咬合和定位提供咬合力微调与空间调整

概述

对于口腔功能，如咬合和咀嚼的正常调节，需要依赖于一些感受器提供的信息来进行控制，如天然牙周围的牙周膜机械感受器（PMRs）。在牙齿与食物接触时，关于咀嚼力大小和空间方面的信息是由PMRs来提供的，并由中枢神经系统（CNS）反馈（即时控制）的形式来调节咬合力的大小和方向。此外，基于食物的内在属性（如硬度），这些感受器提供相应的信息，通过正反馈的方式调节咀嚼力增加的速率，以及优化咬合力的矢量方向。

PMRs信息的缺失（如麻醉或双颌种植体支持的修复体）会扰乱这种调控机制。而且在咀嚼过程中，固定义齿中的天然基牙周围存在的PMRs似乎在食物定位或对硬度的适应性上并没有明显的优势。因此对于种植体支持的全颌修复和天然牙支持的全颌修复来讲，在下颌功能的恢复上是基本类似的。此外，就部分牙列缺损的患者而言，在独立的天然牙齿之间植入种植体，至少可以保存来自PMRs的一些丰富信息。

针对无牙颌患者进行骨结合牙种植体支持下的义齿修复，功能和舒适性都得到了显著改善。而且事实上，这种治疗因其可靠性已经在世界范围内获得成功（Brånemark et al. 1977；Adell et al. 1990；Zarb & Schmitt，1990 a，b；Lindquist et al. 1996；Lekholm et al. 1999）。作为牙科微创技术的一部分，近几十年来，在对部分牙列缺损患者的修复中，作为可以避免累及邻近牙齿的种植修复治疗也明显增加。研究报道种植体支持的修复体咀嚼效率与天然牙列相似，并且修复体的最大咬力也与天然牙相近（甚至更高）（Haraldson 1979；Haraldson & Carlsson 1979；Karlsson & Carlsson 1993）。然而，对于存在种植体支持的修复体而言，在咀嚼过程中针对食物稠度的逐渐变化时，下颌肌肉活动的调节功能是受损的（Haraldson 1983；Grigoriadis et al. 2011）。这一点并不难理解，因为现如今即使是骨结合种植体和天然牙齿已经很类似，但是种植体与

牙齿之间仍然具有根本的区别。

咀嚼控制

咀嚼是消化过程的第一阶段，包括食物在口内用牙齿咬、碾、磨的过程。在咀嚼过程中唾液与食物相混合，咀嚼之后，食团被送入口腔后部，以便随后吞咽。

咀嚼肌几乎参与了咀嚼系统的每一个动作，如下颌骨的升降、水平向或矢状向的位置移动都会涉及。就像运动和呼吸一样，咀嚼涉及多个肌肉群的高度同步活动——舌、下颌和面部的肌肉。中枢神经系统（CNS；Dellow & Lund 1971）内的中枢模式发生器（CPG）产生节律信号来调节这些活动，并根据高级大脑中枢（如初级运动和感觉皮质区）以及外周感受器的传入信号来进行反射性调整。这些感受器包括下颌闭口肌群中的肌梭、颞下颌关节（TM）中的感受器、口腔黏膜感受器和口腔邻近的皮肤感受器，以及牙根周围牙周韧带中的机械感受器（Lund 1991）。在咬合和咀嚼过程中，CNS对传出的神经信号进行合理调节是十分必要的。例如，根据被咀嚼食物的物理特性，来适应性地调节咬合力产生的大小和速率以及下颌运动（Lund & Kolta 2006）。

通过许多运动神经元，可以有效地调节人类的颌骨肌肉完成特定的任务。此外，当闭口的肌肉被拉伸时（如在咬合和咀嚼时），对拉伸敏感的感受器也就是肌梭，将有关肌肉长度和长度变化的信号传递到CNS，进而在调节肌肉收缩和允许大脑确定下颌骨的位置和运动中发挥重要的作用（如提供本体感觉信息；Hulliger 1984；Hulliger et al. 1985）。还有学者提出颞下颌关节感受器也可以提供这类信息（Klineberg 1980；Lund & Matthews 1981）。尽管如此，该感受器与肌肉及皮肤感受器比较来看，其作用仍然是十分有限的，仅与关节的终末位置有直接相关性（Sessle 2006）。

面部皮肤、唇和口腔黏膜有着丰富的机械感受神经分布，它们不仅对像食物等这样的物体的接触有反应，而且对唇之间的接触，说话时空气压力的改变，以及伴随着唇和下颌（如咀嚼时）运动时对面部皮肤与口腔的形变也有感知。因此，除了外部感受信息以外，这些传入神经同样还能提供有关下颌的位置和运动的本体感受信息（Johansson et al. 1988；Trulsson & Johansson 2002）。

虽然在口内和口周有许多不同类型的感受器官，可以传递牙齿上的负荷信息，但是在咀嚼过程中负责提供牙齿负荷信息最主要的还是特异的PMRs，它位于链接牙齿和牙槽骨的牙周膜中邻近胶原纤维处（图10-1）。因此，每颗牙齿周围的牙周膜不仅只是支持结构，同时还包含几百个极其敏感的触觉感受器，用于负责调控下颌的精细运动，而且这些感受器对施加于牙齿上的压力也有明显的感知。

在咬合和咀嚼的过程中，牙齿会受到复杂的力学作用。当牙齿受力在牙槽窝内发生轻微移动时，会牵拉牙周膜中的胶原纤维产生相应的力学信号，这些信号可能是源于牙周膜内胶原纤维中存在的压力，压迫夹在这些神经纤维之间的神经末梢而导致的。任何单个PMR的输出信号不仅取决于它的灵敏度，还和牙齿移动引起神经末梢所受压力水平相关。很多力学相关因素（包括牙根的解剖形态、牙周膜的黏弹特性、与邻牙的接触关系等）都会影响形变的范围，对于在牙冠上施加不同方向的力，同一颗牙齿周围不同感受器的应力敏感程度并不一样。因此，理想状态下每一个感受器都会被某一特定方向的力激活，这取决于感受器在牙周膜中的位置。

骨结合是指牙种植体表面直接锚定于牙槽骨上。种植体和牙齿之间没有牙周膜，这就意味着种植体周围没有机械感受器，这是天然牙齿和种植体之间的根本区别，如无牙颌患者由双颌种植体支持的修复体就是如此。对于部分牙齿缺失患者（如单颌种植修复、种植体支持的部分义齿、单颗牙齿或多颗牙齿缺失），虽然会缺失一些机械感受信息，但是剩余牙齿上的应力能够产生PMR信号。

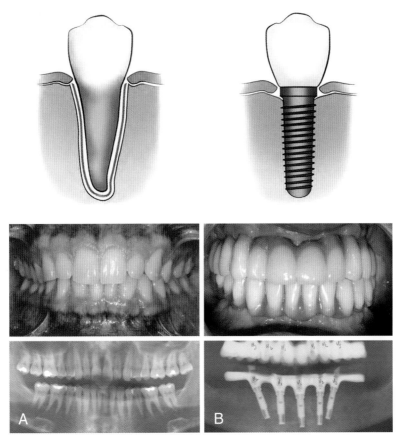

图10-1　天然牙和牙种植体之间的区别　天然牙和具有天然牙列的个体（**A**）及种植体和具有全颌种植体支持固定义齿患者（**B**）的插图、正面观和X线片。

咀嚼力的空间控制

因为任何单独的机械感受器对于𬌗力的方向都只能提供模糊的信息，所以通常在牙冠上施加多个不同方向的咬合力才能够激活PMRs。然而，来自少数牙周机械感受器的信号经过整合，就可以提供关于力的精确方向的可靠信息，而在运动中力的精确方向能够被可靠地表示出来。

借助显微神经成像技术，图10-2描绘的向量图是在人的下颌牙列中牙周机械感受器最为敏感的𬌗力方向。每一组箭头表示在单颗牙齿周围可以激活其感受器𬌗力的向量方向集合，向量的数量对应于已经认识和研究明确的机械感受器的数量。由图可以看出，从前牙到磨牙𬌗力的向量数量逐渐减少，这表明虽然牙齿的平均尺寸（及其牙周韧带）在增加，但是牙周韧带中感受器的数量却沿着牙弓向远端逐渐减少。这一研究观察突显出前牙周围机械感受神经分布发育良好的重要性，这些神经参与了将

食物摄入口内，以及在咀嚼周期的最后阶段引导下颌回到牙尖交错的位置。

而且在前牙进行精细咬合的过程中，PMRs提供的感觉信息对于𬌗力空间控制的重要性，已经通过实验得到了验证（Svensson et al. 2013）。设计实验让受试者完成用前牙将一块球形的糖果切为大小相等的两部分的任务，对于双颌种植体支持的固定修复受试者，因为缺少上述这些感受器，所以表现出明显的困难。相比之下，拥有自然牙列的受试者，因为可以接收来自PMRs的重要信息，所以可将球形糖果精准地切开。在同一项研究中令人惊讶的是，上下颌全部都是天然牙支持的固定义齿受试者和完全缺失PMRs的受试者比较发现，测试效果一样都很差（图10-3A和B）。显而易见，当这些天然牙齿连在一起时，施加在其中一颗牙齿上的力会传递给所有的邻牙，剩余PMRs的感受信息会被干扰，原有的𬌗力控制形式变得更为复杂。

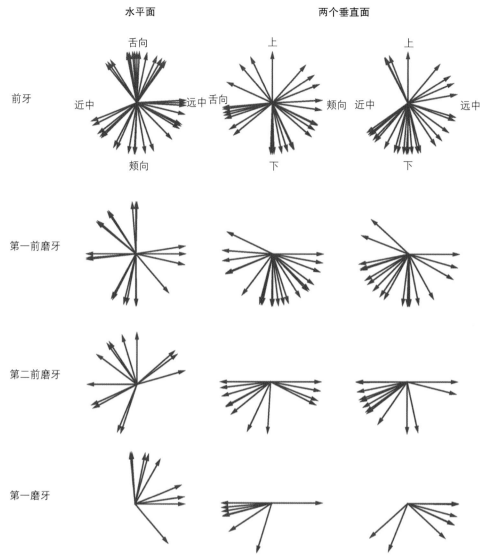

图10-2 前牙、第一前磨牙和第二前磨牙以及第一磨牙的PMRs最为敏感的"优选受力方向"（转载自Johnsen & Trulsson 2003，获得许可）。

　　前牙对多方向运动力存在高敏感性，而磨牙单纯对远舌向力敏感（图10-2），这种过渡反映出相应的功能需求。在咀嚼初期，前牙控制块状食物并把它们切割成碎片时，会经受各个方向的力；而另一方面，磨牙只在咀嚼循环的最后阶段，通过更有力的咀嚼运动来研磨细食物。在咀嚼过程中，工作侧的下颌磨牙从侧后方的位置移向牙尖交错位，与上颌磨牙的咬合接触形式使得它们受到偏向舌侧的远中方向的力。

　　尽管如此，最近的一项研究表明，对于后牙而言，感知不同方向牙齿受力信号的能力也是同样重要的，该研究选择天然牙列、双颌种植体支持的修复或牙支持的固定修复的受试者，采用咀嚼榛果的实验设计（Grigoriadis et al. 2015）。第一个咀嚼循环包括下颌骨向下的运动，以及将榛果定位在上下颌后牙之间正确的位置进行压碎，因为榛果的形状不规则，所以需要一定的感觉运动技巧才能以最佳的方式引导闭口运动（如以压碎成功为标志）。对于种植体支持或牙支持的固定义齿受试者，在压碎榛果过程中出现很多次打滑的现象，并且还需要额外的闭口运动来辅助才能完成咀嚼任务，究其原因来看至少部分是由于PMRs来源的感觉输入出现了损伤或缺失。而在下颌闭口运动时，天然牙列受试者表现出更为广泛的下颌运动范围和更大的侧向位移，这说明其采取了一种侧方运动范围更大的咀嚼方式，因此可能有助于定位榛果和最优化相互之间

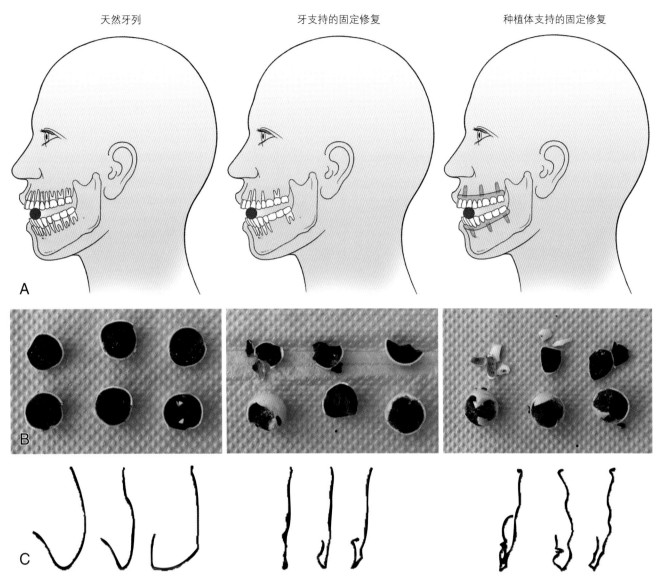

图10-3　**A**和**B**，分别为天然牙列、牙支持和种植体支持的固定修复受试者，设计尝试用前牙将球形硬质糖果切成大小相等两个部分的试验。**C**，上述这些受试者咀嚼坚果时具有代表性"第一个咀嚼环"描绘的下颌运动轨迹（正面观）（**C**，经许可，修改自Grigoriadis et al. 2015）。

的咬合接触面积（图10-3C）。

　　研究发现对于天然牙列的个体，在咀嚼活动中，向牙尖交错位运动的角度在闭口时比张口时更大，其最有可能的原因是需要来自PMRs的必要传入信息，来合理优化协调下颌肌肉，以获得侧方运动范围更大的咀嚼方式，进而使得闭口时能够获得有效的牙齿–食物–牙齿的接触关系。而对于缺乏来自PMRs适当感觉传入的个体，开口和闭口运动的相似性更高，所以可能导致闭口时下颌运动会采取相对更"安全"的方式来完成。

咀嚼力的大小调节

　　PMRs对低殆力异常敏感。通常前牙和后牙周围的牙周感受器对于外界刺激和反应之间的稳态关系是相似的，两个部位中大于80%的感受器均表现出明显的饱和性（图10-4）。但是，后牙感受器对低殆力表现出较低的敏感性，如图所见其刺激反应曲线不是那么陡峭。而对于前牙，曲线斜率为0～1N之间最陡，而相对应的后牙数值为3～4N。由于感受器感知在超过这些极限后会快速地饱和，所以导致感受器不再会向大脑提供关于更大殆力的调控信息。

通过Trulsson & Johansson（1996）设计的"保持和咬裂"实验清楚地观察到，用于调节低𬌗力幅度的PMRs感觉信息是十分重要的。将花生放置在装有传感器的杆上（图10-5A），要求实验受试者咬住花生并保持，在保持阶段尽可能使用最小的力，最后再咬裂花生。如图10-5中B所示，当用前牙保持时力的大小低于1N，而使用磨牙时力的大小为2~3N。这些值正好对应于牙齿（及其PMRs）对于改变最为敏感的力值（图10-4）。

对于牙列间定位和保持食物以及后续进行切断食物这一过程，在使用较小𬌗力的调控作用中，牙周感觉信息的重要性以及牙列状态对其的影响，其

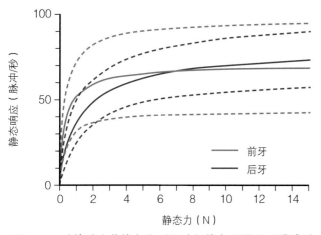

图10-4 对前牙（蓝线）和后牙（红线）周围牙周膜感受器受到刺激（力）和做出响应（脉冲/秒）之间的稳态关系曲线。实线和虚线分别表示平均值和标准差曲线（转摘自Johnsen & Trulsson 2005）。

中包括大范围修复重建的影响（图10-6），也采用了同样设计的实验来进行评估。值得注意的是，佩戴全口活动义齿和种植体支持固定义齿的受试者，与局部麻醉阻断PMRs的天然牙齿受试者相比，所施加力的大小基本相当，而牙支持的修复受试者则表现出中等水平的力值。

当没有适当的牙周信息反馈时，这些保持食物的力不仅变大，而且还会有更大的波动。结合这些观察结果可以揭示：在咬碎食物之前，对牙齿之间保持和操纵食物力量的调控作用中，通过感觉运动反馈机制，PMRs起着非常重要的作用。但是当这种感觉信息不可用时，其他较不敏感的控制系统就会占主导地位。

初始阶段由前牙来操控食物，将其切成小块然后运送入口内；此后下颌肌肉收缩产生强大的力量，后牙完成节律性地磨碎食物的过程。尽管二者的任务不同，但是前牙和后牙周围PMRs的反应特性是相似的，并且成功地构建了一个纳入静态和动态灵敏度的定量模型（Trulsson & Johansson 1994；Johnsen & Trulsson 2005）。如前所述，已经有研究设计"保持和咬裂"（图10-5A和B）和一个单纯的"咬裂"实验，将块状食物放置在装有力学传感器的杆上，再嘱受试者进行咬合运动，来预测前牙咬合所诱发的感受器放电情况（图10-5A和C）。

该模型发现当最初与花生发生接触时会产生

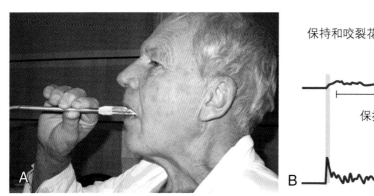

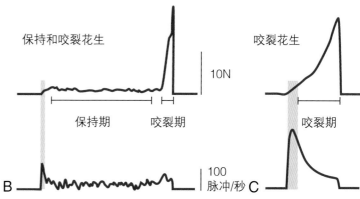

图10-5 Trulsson & Johansson（1996）设计的"保持和咬裂"实验的图解 A，用于记录施加在小份食物上𬌗力的手持式装置，装置放置在上下颌牙齿之间，食物放在水平板的上面。B，天然牙列受试者在保持和咬裂花生时，典型的咬合力记录（上轨迹线）和预测的牙周机械感受器响应（以脉冲/秒为单位）（下轨迹线）。C，天然牙列受试者在咬裂花生时，有代表性的咬合力记录（上轨迹线）和预测的感受器响应（下轨迹线）。

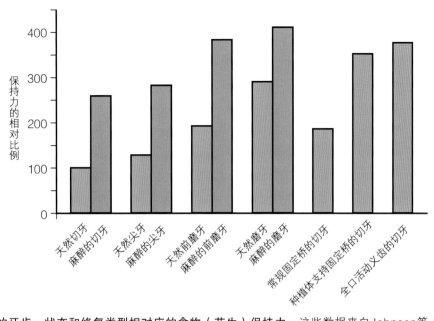

图10-6 不同类型的牙齿、状态和修复类型相对应的食物（花生）保持力 这些数据来自Johnsen等（2007年；后牙）；Svensson & Trulsson［2009（切牙），2011（牙齿或种植体支持的固定修复）］；Trulsson & Johansson（1996；麻醉后的切牙）和Trulsson & Gunne（1998；种植体支持的固定义齿和全口活动义齿）。在相同条件下多项研究都进行了重复测试，最终给出平均值结果（转载自Svensson 2010，获得许可）。

较低的𬌗力，这时典型的感受器会有明显的反应，然后在牙齿之间保持花生时，提供持续的反应（保持阶段）。但是，当较大𬌗力迅速发挥作用咬裂花生时（咬裂期），感受器只会表现出中等程度且呈下降趋势的放电速率。此外，该模拟预测，随着与食物的接触出现，放电速率就会迅速增加，而且只要牙齿上有载荷感受器就会继续放电。但是，由于它们具有突然趋向饱和的趋势，因此无法很好地针对较大咀嚼力的大小和变化做出反应（Johnsen & Trulsson 2005）。值得注意的是，放电最快的时刻是在牙齿与食物刚接触产生较小𬌗力的时候，而不是在咬裂食物过程出现更高频率𬌗力的咬裂食物时刻，那时即使𬌗力继续上升，感受器放电速率也已经降至饱和水平。

除了通过感觉运动反馈来调控相对较低的保持力外，围绕天然牙齿根部的感受器也可以提供有关食物特性的早期反馈信息（如质地、硬度、脆性等），来用于调节和适应随后较大的𬌗力。因此，在"保持和咬裂"的初期阶段，对于种植体或牙支持的固定修复个体而言，缺少使咬合力产生的速度适应食物硬度的能力。另外，咀嚼不同硬度的标准化凝胶状食物的研究结果也清楚地显示：源自PMRs的感觉信息是很重要的，该感觉信息能够使得根据食物的硬度来适应性调节下颌肌肉活动（Grigoriadis et al. 2011，2014；图10-7）。

PMRs的这些信号特征（对方向、初始牙齿接触和低𬌗力变化的敏感性）清楚地表明了它们在咀嚼运动控制中所发挥的重要作用。与之相对应这些感受器的缺失，如双颌种植体支持的固定修复情况，将会干扰这种控制。尽管牙种植体支持患者的精细运动控制能力是降低的，但是在种植体支持和牙支持的全颌固定义齿修复二者之间，差别并不大。我们目前的观察结果为种植体支持全牙弓固定修复全口无牙颌提供了一个新的视角，而且对于部分缺牙的情况下，建议在独立的天然牙齿之间植入种植体，这样至少可能会保留一些PMRs提供的丰富感觉信息。

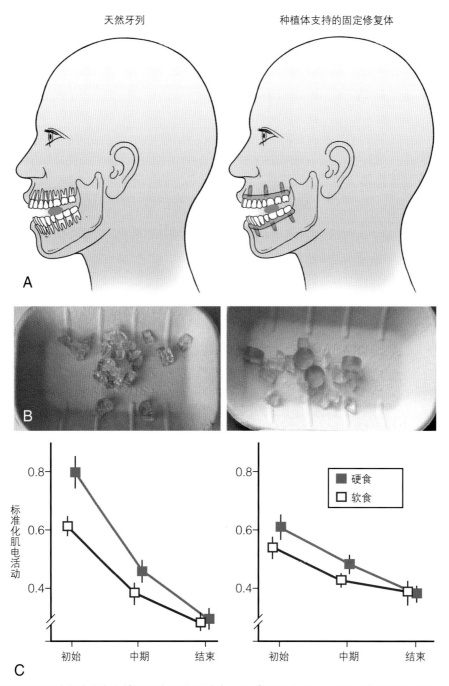

图10-7　**A和B**，针对天然牙列或种植体支持的固定义齿受试者，设计咬碎（经由5个咀嚼循环后）硬质（绿色）和软质（黄色）凝胶状糖果的结果对比试验。**C**，当咀嚼硬质和软质测试食物时，分别在咀嚼顺序的3个阶段（初始、中期和结束）时，咬肌和颞肌的平均标准化肌电（EMG）总和。方格符号表示平均值，误差条表示平均值的标准误差。总体而言，咀嚼硬质食物与软质食物相比，肌电活动更为明显，随着咀嚼过程的进行会降低。但是，对于具有种植体组受试者与天然牙列组相比，肌电活动降低更为显著。还应注意的是，种植体组受试者咀嚼过程中肌电活动受食物硬度的影响较小（**C**，转载自Grigoriadis et al. 2011，获得许可）。

骨感知

　　术语"骨感知"用于描述种植体或骨结合支持修复体在受到机械刺激后引起的感觉。PMRs缺失时，这种感觉必须由口腔组织中其他的机械感受器来传递（如可能位于肌肉、关节、皮肤和/或骨膜组织中）。由于没有证据表明在骨骼或骨髓内的神经末梢有参与传递（Klineberg et al. 2005），所以负责传导的机械感受器可能位于与种植体与骨组织之间接触表面一定距离的部位。

正如前述，PMRs对较低水平的𬌗力非常敏感，另一项研究中也发现种植体的静态𬌗力检测阈值比天然牙高10倍（Yoshida 1998）。与此相反，种植体和天然牙的振动检测阈值（动态刺激）往往比较相似。但是，在对天然牙齿和种植体局部麻醉后进行振动检测时，发现对天然牙齿的影响远比种植体大，这一现象表明振动传递到距离牙齿较远的感受器时，其通过种植体骨结合界面比横跨牙周膜的传递更有效。因此，负责种植体骨感知的机械感受器最有可能位于与种植体有一定距离的部位。此外，还观察到种植修复患者可以保持良好的动态负载感（如轻叩牙齿或牙齿接触坚硬物体时），但对静态负载（如空间方面）敏感性不高。这一现象表明，骨感知相关的感觉信息与天然牙齿负载所诱发的感觉信息，从本质上来说是完全不同的。

参考文献

[1] Adell R, Eriksson B, Lekholm U, et al: Long-term follow-up study of osseointegrated implants in the treatment of totally edentulous jaws, *Int J Oral Maxillofac Implants* 5:347–359, 1990.

[2] Brånemark PI, Hansson BO, Adell R, et al: Osseointegrated implants in the treatment of the edentulous jaw. Experience from a 10-year period, *Scand J Plast Reconstr Surg Suppl* 16:1–132, 1977.

[3] Dellow PG, Lund JP: Evidence for central timing of rhythmical mastication, *J Physiol* 215:1–13, 1971.

[4] Grigoriadis A, Johansson RS, Trulsson M: Adaptability of mastication in people with implant-supported bridges, *J Clin Periodontol* 38:395–404, 2011.

[5] Grigoriadis A, Johansson RS, Trulsson M: Temporal profile and amplitude of human masseter muscle activity is adapted to food properties during individual chewing cycles, *J Oral Rehabil* 41:367–373, 2014.

[6] Grigoriadis J, Trulsson M, Svensson KG: Motor behavior during the first chewing cycle in subjects with fixed tooth- or implant-supported prostheses, *Clin Oral Implants Res* 2015. doi: 10.111/clr.12559. [Epub ahead of print].

[7] Haraldson T: *Functional evaluation of bridges on osseointegrated implants in the edentulous jaw*. Thesis. Sweden, 1979, University of Gothenburg.

[8] Haraldson T: Comparisons of chewing patterns in patients with bridges supported on osseointegrated implants and subjects with natural dentitions, *Acta Odontol Scand* 41:203–208, 1983.

[9] Haraldson T, Carlsson GE: Chewing efficiency in patients with osseointegrated oral implant bridges, *Swed Dent J* 3:183–191, 1979.

[10] Hulliger M: The mammalian muscle spindle and its central control, *Rev Physiol Biochem Pharmacol* 101:1–110, 1984.

[11] Hulliger M, Nordh E, Vallbo AB: Discharge in muscle spindle afferents related to direction of slow precision movements in man, *J Physiol* 362:437–453, 1985.

[12] Johansson RS, Trulsson M, Olsson KA, et al: Mechanoreceptive afferent activity in the infraorbital nerve in man during speech and chewing movements, *Exp Brain Res* 72:209–214, 1988.

[13] Johnsen SE, Svensson KG, Trulsson M: Forces applied by anterior and posterior teeth and roles of periodontal afferents during hold-and-split tasks in human subjects, *Exp Brain Res* 178:126–134, 2007.

[14] Johnsen SE, Trulsson M: Receptive field properties of human periodontal afferents responding to loading of premolar and molar teeth, *J Neurophysiol* 89: 1478–1487, 2003.

[15] Johnsen SE, Trulsson M: Encoding of amplitude and rate of tooth loads by human periodontal afferents from premolar and molar teeth, *J Neurophysiol* 93:1889–1897, 2005.

[16] Karlsson S, Carlsson GE: Oral motor function and phonetics in patients with implant-supported prostheses. In Naert I, van Steenberghe D, Worthington P, editors: *Osseointegration in Oral Rehabilitation*, London, 1993, Quintessence, pp 123–132.

[17] Klineberg I: Influences of temporomandibular articular mechanoreceptors in functional jaw movements, *J Oral Rehabil* 7:307–317, 1980.

[18] Klineberg I, Calford MB, Dreher B, et al: A consensus statement on osseoperception, *Clin Exp Pharmacol Physiol* 32:145–146, 2005.

[19] Lekholm U, Gunne J, Henry P, et al: Survival of the Brånemark implant in partially edentulous jaws: a 10-year prospective multicenter study, *Int J Oral Maxillofac Implants* 14:639–645, 1999.

[20] Lindquist LW, Carlsson GE, Jemt T: A prospective 15-year follow-up study of mandibular fixed prostheses supported by osseointegrated implants. Clinical results and marginal bone loss, *Clin Oral Implants Res* 7:329–336, 1996. [Erratum in: *Clin Oral Implants Res* 8:342, 1997].

[21] Lund JP: Mastication and its control by the brain stem, *Crit Rev Oral Biol Med* 2:33–64, 1991.

[22] Lund JP, Kolta A: Generation of the central masticatory pattern and its modification by sensory feedback, *Dysphagia* 21:167–174, 2006.

[23] Lund JP, Matthews B: Responses of temporomandibular joint afferents recorded in Gasserian ganglion of the rabbit to passive movements of the mandible. In Kawamura Y, Dubner R, editors: *Oral-Facial Sensory and Motor Functions*, Tokyo, 1981, Quintessence, pp 153–160.

[24] Sessle BJ: Mechanisms of oral somatosensory and motor functions and their clinical correlates, *J Oral Rehabil* 33:243–261, 2006.

[25] Svensson K: *Sensory-motor regulation of human biting behavior*. Thesis. Sweden, 2010, Karolinska Institutet.

[26] Svensson KG, Grigoriadis J, Trulsson M: Alterations in intraoral manipulation and splitting of food by subjects with tooth- or implant-supported fixed prostheses, *Clin Oral Implants Res* 24:549–555, 2013.

[27] Svensson KG, Trulsson M: Regulation of bite force increase during splitting of food, *Eur J Oral Sci* 117:704–710, 2009.

[28] Svensson KG, Trulsson M: Impaired force control during food holding and biting in subjects with tooth- or implant-supported fixed prostheses, *J Clin Periodontol* 38:1137–1146, 2011.

[29] Trulsson M, Gunne H: Food-holding and-biting behavior in human subjects lacking periodontal receptors, *J Dent Res*

77:574–582, 1998.

[30] Trulsson M, Johansson RS: Encoding of amplitude and rate of forces applied to the teeth by human periodontal mechanoreceptive afferents, *J Neurophysiol* 72:1734–1744, 1994.

[31] Trulsson M, Johansson RS: Forces applied by the incisors and roles of periodontal afferents during food-holding and -biting tasks, *Exp Brain Res* 107:486–496, 1996.

[32] Trulsson M, Johansson RS: Orofacial mechanoreceptors in humans: encoding characteristics and responses during natural orofacial behaviors, *Behav Brain Res* 135:27–33, 2002.

[33] Yoshida K: Tactile threshold for static and dynamic loads in tissue surrounding osseointegrated implants. In Jacobs R, editor: *Osseoperception*, Leuven, 1998, Catholic University of Leuven, Department of Periodontology, pp 143–156.

[34] Zarb GA, Schmitt A: The longitudinal clinical effectiveness of osseointegrated dental implants: the Toronto study. Part I: Surgical results, *J Prosthet Dent* 63:451–457, 1990a.

[35] Zarb GA, Schmitt A: The longitudinal clinical effectiveness of osseointegrated dental implants: the Toronto Study. Part II: The prosthetic results, *J Prosthet Dent* 64: 53–61, 1990b.

口腔种植修复的咬合原则

Occlusion and Principles of Oral Implant Restoration

John A. Hobkirk

概述

　　牙种植体的咬合特征本质上类似于自然牙列，设计时应该模仿自然牙列而不是创造一个纯粹的机械系统，故其设计必须遵循类似的原则。然而，这些原则还需要考虑到不同力学支持机制的特点，主要涉及避免机体–种植体界面、种植体连接组件和修复体上部结构的机械过载。虽然咬合因素比较重要，但并不是决定种植体治疗失败的主要因素。

　　口腔种植是一种正处于迅速发展阶段而且相对新颖的治疗方式，有时甚至反映了社会企业化发展的临床和制造技能。因为在某些领域缺乏可靠的数据，所以临床决策的循证依据结果并不均衡，这点并不令人意外。但是，以下几个方面已经明确：

（1）在外科和修复考量的范围内，临床医生可以在最合适的位置自由定位植入种植体，已达到种植体承受最小的非轴向载荷，以及减小上部修复体悬臂产生的扭力，这种扭力可以出现在近中、颊侧和远端。

（2）部分牙列缺损的咬合修复设计时通常应当合理，需要避免如尖牙引导这样的会引起局部应力集中的设计形式。全牙列重建时，首选建立平衡殆。当牙尖斜度较小时，种植体负荷也会减小，而殆面平台较小时，也可以降低所承受负载的强度。

（3）单纯出于降低种植体负荷的考虑而选用聚合树脂来作为咬合面材料是没有道理的。相比而言，选用瓷或金合金更为合适，但由于它们在使用上存在着美学或技术方面的限制，所以特别是在大范围的修复重建中，树脂基的美学材料是首选。

（4）在种植体植入之前制订治疗计划期间，就需要考虑种植体咬合的设计。其内容涉及种植体位置、上部修复结构设计以及咬合接触设定，是整个治疗计划过程中不可或缺的组成部分。

　　牙齿咬合检查的相关内容在本书中涉及众多，无论是天然牙列还是人工牙列，最终所关注的都是如何实现咬合的最优化处理。前者也就是天然牙列是通过牙周膜与面部骨骼相连接，而后者可能也会借助牙周膜，或者支持义齿的软组织，抑或两者皆有。与以上这些负载方式相适应的咬合原则已被广泛深入地研究和阐述，然而现今种植修复已经逐渐成为一种重要的治疗方法，种植体与周围骨组织形成稳定的骨结合是其成功的保障。现代口腔种植学的先行者们主要采用传统上公认的咬合处理原则，经过细致对照和谨慎的临床研究发现功能行使良好。此后有建议认为：理想的种植治疗应该是根据不同情况来采用不同的咬合方案；这种认识上的改变，在一定程度上反映出牙种植治疗正以日益增进的创新方式得到更为广泛的应用，表现为愈发灵活而不僵化的临床应用架构、更具创新精神的制造商以及持续扩大的研究群体。

本章是对种植学主题进行介绍，重点强调了种植治疗与咬合相关联的潜在重要性，内容包括与之相关已发表的证据，以及如何解决问题的最新观点。所以从本书的内容来看，并不是一本有关种植牙科学的专著。

章节要点

- 种植体的咬合本质上与任何其他修复体的咬合是相类似的，其设计不仅与咬合接触面有关，而且还涉及相关的支持机制
- 咬合设计的目标：
  - 咬合功能最大化
  - 最大限度地减少对颌牙和邻牙的伤害
  - 尽可能减少对咬合面的磨损
  - 最大限度地降低种植体上部结构折断的风险
  - 降低种植体体部和其连接组件折断的风险
  - 保护种植体–人体界面；这与目前维持骨结合的意义是相同的
- 种植体咬合的特殊特征
  - 位置：可以自由地将种植体定位在最佳位置
  - 移位能力：具备骨结合的种植体在载荷作用下的位移很小，且保持弹性
  - 不可移动性：种植体不能被正畸力所移动
  - 本体感受：反馈降低
  - 力的传递：种植体稳定支持的固定桥可能会产生很大的力
  - 生物力学超载荷：被认为是种植体骨结合丧失的关键因素
  - 机械连接：几乎所有牙种植体都存在机械连

接，而其中许多连接很容易因𬌗力过大而导致修复失败

- 原则上，𬌗力主要是通过以下设计特征来进行控制的：
  - 种植体植入位置
  - 咬合的形态和模式
  - 上部结构的设计

种植治疗

现今种植治疗的目标需求是在种植体体部与周围健康骨组织之间获取和保持骨结合（OI）界面，而骨结合的能力受到多种因素的影响，如取决于系统性和局部性因素，但并不是所有的因素都能被理解。局部因素包括种植体设计，种植体植入部位以及外科手术和修复技术。骨结合界面建立后并不是永久不变的，种植体颈部周围区域少量缓慢的骨吸收被认为是可以接受的。种植体骨结合界面与牙周膜完全不一样，它具有不同的解剖学和功能特征，维持其完整性不一定要遵循牙周治疗准则。种植体骨结合界面具有机械弹性，相对坚硬，且对正畸力没有反应，而牙周膜则不同，它具有弹性强、刚性低，解剖结构特征决定了适应性强，可以允许牙齿在正畸力的作用下重新定位。

施加到种植体上的负载将改变骨内部的应力分布特征，与稳态条件下相比，负荷过载和负荷欠载都会影响到骨质改建的形式，从而导致骨沉积或吸收，Frost（2004）提出以上观点。这一假说在种植体–人体系统应力特征的研究中应用较多，通常是借助计算机建模的方法。还有一些已经发表的临床证据也表明：种植体的植入和负载都可能会引起骨密度的增加。

因为种植体骨结合界面缺乏大量的机械感应受体，所以无法为咀嚼控制提供重要的感觉信息。虽然有一些种植体相关的感觉（骨感知）证据，但是人们对此依然知之甚少，而且认为其感觉精度明显低于天然牙齿。尽管种植体的感知没有天然牙列那么复杂，但是种植修复体的使用也是一项学习技能，能够反应出神经肌肉系统的可塑性。关于种植

体咬合的相关研究，早期的侧重点集中在咀嚼力和咬合触觉敏感性的测量方面。其中的有些研究，通过在牙齿之间放置力学传感器来进行测定，但是对于功能性咬合压力的测定没有什么价值，而后的研究采用微型口内力学传感器，才把功能性咬合压力的测定问题予以解决。这样的研究结果表明，与传统的修复体相比，种植体固定桥不仅可以为患者提供更大的咬合力，而且还具有更强的能力去分辨牙齿间较薄的咬合纸。对这种骨感知现象的深入研究发现，具有种植体骨结合（OI）界面的患者能够感知到所施加到的耠力，并且这种情况可以随着时间发生变化。虽然其确切的机制尚不清楚，但是可能与骨膜和黏膜中的神经末梢有关，而这些神经末梢又与颞下颌关节（TM）和咀嚼肌存在着一定关联。

对于修复体及作为支持的种植体所能放置的空间范围，是受限于修复和外科手术技术的，而且这些空间范围是三维立体的，其确定方法部分是基于测量而得，部分则依据临床判断。外科手术所限定的范围在很大程度上取决于解剖结构，并且对牙种植体的位置、尺寸和方向施加了严格的限制。从修复角度所限定的范围一部分原因是取决于形态结构的需要，但是也会受到临床决策的影响，如牙齿缺失后如何选择最佳的修复位置。这些三维方向上的空间特征会影响种植体上部结构的设计、种植体的选择、种植体的负载以及治疗成功的可能性。解剖方面和外科技术的约束通常会导致种植体的植入位置受到严重的限制。

负载方式

骨结合（OI）种植体、牙齿和基托承托组织各自具有不同的位移能力及黏弹性。形成结合的种植体在载荷作用下表现出弹性特征，在垂直方向上通常可以有多达3~5μm的位移，而牙齿和口腔黏膜则表现出黏弹性特征，并且位移程度更大。上述特征在个体之间存在很大的差异，如具有健康牙周支持的牙齿，通常垂直方向位移为25~100μm，而黏膜出现位移具有更大的变化范围，观察到的数值跨度可以从1mm至3mm（图11-1）。由此可知上述这些

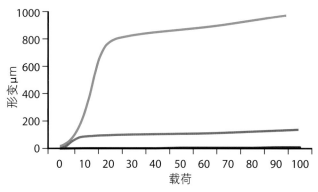

图11-1 骨结合种植体（红色）、天然牙（蓝色）和支持义齿的黏膜（绿色）在载荷作用下变形能力的示意图 X轴的载荷没有单位；Y轴体现了报道的典型形变数值。

组织结构系统具有不同的位移能力，那么也就意味着，如果对修复体起稳定作用的组织结构系统不止1个时，将会导致系统内的应力集中以及后续的机械失败。因此从将这种风险降到最低的角度来考虑而言，包含咬合设计在内的上部修复结构的设计因素，就显得尤为重要（Kim et al. 2005）。

失败关键因素

有时种植治疗被认为在本质上优于常提到的传统修复治疗技术，但是大量证据表明事实并非如此。因此在做临床决定之前，必须考虑到所有可能的治疗方案。

从广义上讲，引起耠误差的来源还包括种植体定位和上部修复结构的设计，可能会与种植体失败和种植体–上部结构复合体重复性的受力异常相关，而这两个问题对于治疗能否长期成功是至关重要的。

循证依据

随着数百种种植系统的引入（但是与此同时消失的品牌也不在少数），同时根据保密的研究数据又不断涌现出很多新的设计，再加之不时还会在临床上出现扩大治疗适应证的应用情况，因此在这些条件的共同作用下，近年来口腔种植治疗呈指数级的增长。现在出版的口腔种植学资料之多，使得临床医生感到很难去甄别以及精确地分析与其需求相关的资料。综述文章、会议专家共识以及作为

一种研究工具的Meta分析，都会有助于解决上述需求。尽管这些资料为治疗的一些方面提供了宝贵的信息，但目前大多数临床治疗建议仍然是基于不够确定的资料证据。

Brånemark的开创性研究采用了传统的咬合处理原则，由其成功的结果可以表明，咬合因素对种植体成功的重要性并不明确。许多人认为咬合因素虽然很重要，但可能并不是种植治疗失败的主要因素。由于缺乏大量的长期临床研究数据，治疗建议通常基于体外研究、动物研究以及小样本临床研究。鉴于临床上使用的一些精确数值在相关有效研究中缺乏充分的依据，因此临床医生在应用此类临床指导时还是需要谨慎（Hobkirk & Wiskott 2006；Gross 2008；Carlsson 2009；Klineberg et al. 2012；Hsu et al. 2012）。

𬌗力控制

材料在压力的作用下会出现应变，应变则取决于材料的物理特性和压力所加载物体的形状。对于骨骼而言，Frost的机械阈值理论解释了应变的发生变化与骨骼生长或吸收之间存在可能的联系，而且这种关系与种植体骨结合（OI）界面也有关。

种植体连接部件和上部结构中出现的应变通常具有周期性，并且可能会导致这些部件的疲劳断裂。对于螺丝固位形式，超过旋紧力的负荷将会导致连接部件分离、松动和螺丝断裂。

鉴于临床上很难测量功能性咬合负荷的大小或预测其影响，所以临床医生必须将不合理的负荷模式尽可能消除，建议如下：

（1）咬合力应沿着种植体的长轴传导，与咬合平面成90°，建议应将角度偏差控制在30°以内。

（2）在包含牙齿和种植体修复的混合牙列中，牙尖接触位（ICP）时最初的𬌗接触应该只能出现在天然牙齿上。

（3）从种植失败的角度来看，特定的咬合表面材料并没有显示出具有临床优越性。

（4）侧向力对于种植体是有危害的，这种侧向力的产生可能是在下颌的侧向运动过程中由于牙尖

斜度的存在而产生的结果，还有一个最显著的原因是由于上部修复体的悬臂效应引起。当进行后牙种植修复时，悬臂可能出现在近中或远中；为了提供自然的外观以及与对颌牙列形成正常的𬌗关系，需要将上颌牙齿的位置确定在剩余牙槽嵴的侧面时，悬臂则处于颊侧（图11-2和图11-3）。

（5）当上部修复设计的高度大于支撑种植体的长度时，那么在支撑骨上会产生不利的载荷。

（6）周期性载荷更具破坏性，因为这样机械载荷组件很容易出现疲劳断裂。

（7）在种植体即刻植入以及首次负载时，载荷应该尽可能最小化，这样就可以降低因为种植体周围骨组织承受过度应力而导致骨结合失败的风险，也能够避免早期阶段在种植体骨结合界面完全形成之前种植体出现失败。体外研究表明，尽管目前不能将应力数值量化应用于临床，但确实发现较低的应力水平可能会促进新骨形成。

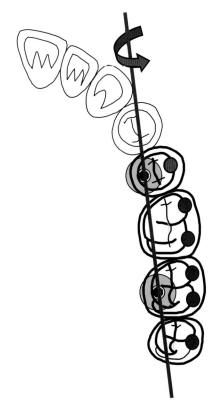

图11-2 当支撑固定修复体的种植体位于咬合平台的腭侧或舌侧时，牙齿上所受到的垂直向力将使得修复体围绕种植体上的固定点出现旋转。

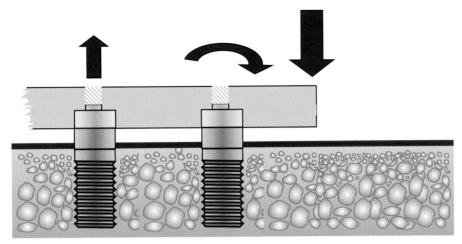

图11-3 当没有支持的末端受力时，远端悬臂的咬合面会产生旋转力。

（8）种植体植入部位的骨组织特性将会影响其承载能力，这点在下颌骨前部表现尤为典型。

（9）如后文所述，一些特定的咬合设计方式可以降低不利的力学载荷出现。

（10）对于夜磨牙患者应该谨慎进行种植修复治疗。

种植体数目

增加种植体数量可以更有利于骨组织中合理的应力分布，但前提是种植体之间有充足的空间和间隔，使得能够将应力均匀地分配到骨组织和种植体中。但是这样确实会影响到医疗成本，因为有充分的证据表明，经过多年临床治疗随访发现少量的种植体在一些治疗方案中也是非常有效的，如在上部修复采用稳定活动义齿的情况。因此，关于要使用的种植体数量，某种程度上取决于患者是全口牙列缺失还是部分牙列缺失、剩余天然牙齿的分布、所需的咬合设计方案、上部修复的设计、种植体植入的位置、外科手术的范围限制以及植入部位的骨质等因素。

目前常规的种植体植入数量指南包括以下内容：

（1）种植体之间间距应≥3mm。

（2）每个象限植入1~4枚种植体。

（3）前牙区域固定修复的上部结构需要2~6枚种植体。

（4）无牙颌患者上颌固定修复需要6~8枚种植体，下颌需要5~8枚种植体。

（5）无牙颌患者上颌活动修复需要4~6枚种植体，下颌需要2~4枚种植体。

种植体位置

种植体植入位置主要由外科手术和口腔修复要求以及许多影响因素来共同决定的。从咬合的角度来看，最重要的要素是使得种植体周围骨和种植体-上部修复复合体所受的不利载荷最小化，但是在实现的过程中总是需要做一定的妥协。

上部结构设计

上部修复的设计通过悬臂效应会影响到施加在种植体上的负载，同样的种植体和牙齿之间的连接方式也是如此。失败的修复设计或缺乏对部件设计和结构进行关注，都可能会导致负荷过载而引起修复体失败。

在种植体的连接处，分布更广泛的是水平力，而扭转力则会减小，尤其在将3个或更多的种植体采用三脚架方式连接而不是线性连接时（图11-4和图11-5），这一点体现的更为明显。前面提到的问题可能会由于上部修复体在近中、远中和颊侧存在悬臂而产生，而悬臂效应的大小程度取决于上部结构是采用固定修复还是活动修复形式。对于后一种情况也就是活动修复形式，因为种植体与修复体之间的连接可以允许发生相对旋转，所以能够使得扭

131

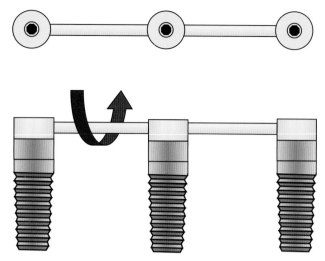

图11-4 线性排列的种植体抵抗旋转力的能力很弱。

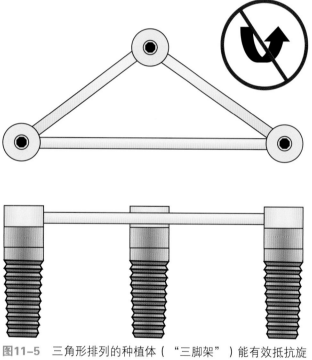

图11-5 三角形排列的种植体（"三脚架"）能有效抵抗旋转力。

矩最小化。在修复设计时必须把这种运动情况考虑在内，因为在运动载荷的作用下，不同支撑组织的动度是有差异的，这一点非常重要。悬臂的进一步影响是由于杠杆作用的原理而放大咬合力的大小和反转咬合力的方向（Duyck et al. 2000；图11-6）。正因为如此，悬臂长度通常建议为10mm且不能超过15mm。Gross（2008）确实建议无牙颌患者上部固定修复的悬臂长度不应该超过一个牙位。

由于具有不同的动度以及种植体处可能出现过

载，对于种植体与天然牙齿之间的连接方式始终是一个有争议的问题。有些观点主张采用活动连接；然而，有报道显示会有牙齿被压低的情况出现，因此通常优选刚性连接。目前的建议为将种植体支持与天然牙支持分开相互独立（Lang et al. 2004）。

𬌗

当计划和制作上部修复体时，咬合面形态和咬合方案的设计显得尤为重要。对于𬌗的考量应该包括在治疗计划里，在种植体植入之前，种植体位置、上部结构设计以及咬合设定这些问题都需要纳入考虑。

虽然对食物的控制和咀嚼不如独立的天然牙那么有效，但是有证据表明由天然牙或种植体支持的全牙弓修复可以提供等效的功能修复作用。

关于𬌗的原则尚无明确的结论，但是可以参照以下这些一般性的观察结果：

（1）咬合因素对种植体治疗效果的影响可能要小于其他因素。 一项对下颌种植体支持的固定修复体的长期研究表明，咬合负载相关因素与吸烟及口腔卫生不良相比，对种植体周围骨吸收的重要性较小（Lindquist et al. 1996，1997）。据报道，磨牙症和悬臂延伸范围与许多咬合参数和口腔副功能运动比较起来，临床技术并发症的相关性前者可能更大（Brägger et al. 2001）。

（2）目前，尚无证据支持某一种特定的咬合设计，更值得推崇的是基于生理原则的传统咬合技术。完善的治疗程序，如短牙弓修复的理念，既可以应用于种植体支持的咬合情况，也可以应用于局部牙齿缺失修复的咬合情况。

（3）仅仅通过采用聚合树脂来作为咬合面材料，以期使得种植体处的负荷最小化实际上并无道理，而选用瓷或金合金时表现出的性能更好，但在使用上可能存在美学或技术上的限制，特别是在较大范围的重建时，还是应该首选树脂为基础的美学修复材料。

（4）通过简单的颌位关系记录方法和选用不同的𬌗

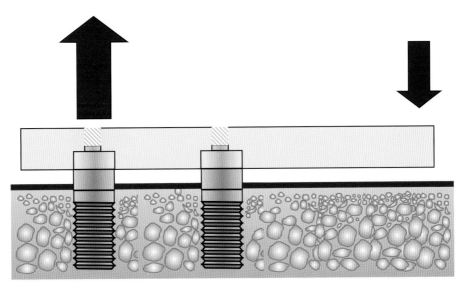

图11-6 杠杆效应的作用可以放大远端悬臂上的负载。

原则，就可以成功地掌控种植体支持的修复体的咬合关系。

但是在上述的原则框架范围内，还是有如下几点建议：

（1）适当降低牙尖斜度。

（2）在进行大范围重建时，下颌侧方运动中应该保持双侧存在咬合接触。

（3）应为功能运动和副功能运动中的前伸与侧方运动提供前导。

（4）支持牙尖与中央窝相对，可以使得侧向力降到最低。

（5）应该避免在单枚种植修复体上承受侧方引导。

（6）要保证瓷修复体有足够的金属支撑。

（7）在对无牙颌患者进行种植修复时，𬌗原则可以参考传统全口义齿。

（8）提倡建立平衡𬌗以减少义齿基托的位移。

（9）舌侧集中𬌗可以有利于实现双侧平衡𬌗。

（10）当进行单颌义齿修复的对颌是天然牙列时，达到平衡𬌗会比较困难。在前伸和侧向运动时，可能的情况下，需要尝试至少达到三点平衡。

（11）无牙颌患者需要增加咬合垂直距离并改变咬合平面关系，以便为种植体的附件和金属支架创造空间。

总结

为种植体支持的修复体进行咬合设计是治疗中固有的一部分，而且应在决定上部修复结构和种植体植入位置之前就进行考量。对于种植修复而言，许多传统的口腔修复的咬合原则同样适用，但是由于这些不同的治疗方式在𬌗力控制方面本身就存在着差异，因此需要重点予以关注。

参考文献

[1] Brägger U, Aeschlimann S, Bürgin W, et al: Biological and technical complications and failures with fixed partial dentures (FPD) on implants and teeth after four to five years of function, *Clin Oral Implants Res* 12:26–34, 2001.

[2] Carlsson GE: Dental occlusion: modern concepts and their application in implant prosthodontics, *Odontology* 97:8–17, 2009.

[3] Duyck J, Van Oosterwyck H, Vander Sloten J, et al: Magnitude and distribution of occlusal forces on oral implants supporting fixed prostheses: an in vivo study, *Clin Oral Implants Res* 11(5):465–475, 2000.

[4] Frost HM: A 2003 update of bone physiology and Wolff's Law for clinicians, *Angle Orthod* 74(1):3–15, 2004.

[5] Gross MD: Occlusion in implant dentistry. A review of the literature of prosthetic determinants and current concepts, *Aus Dent J* 53(1 Suppl):S60–S68, 2008.

[6] Hobkirk JA, Wiskott HWA: Biomechanical aspects of oral implants. Consensus report of Working Group 1, *Clin Oral Implants Res* 17(Suppl 2):52–54, 2006.

[7] Hsu YT, Fu JH, Al-Hezaimi K, et al: Biomechanical implant treatment complications: a systematic review of clinical studies of implants with at least 1 year of functional loading, *Int J Oral Maxillofac Implants* 27(4):894–904, 2012.

[8] Kim Y, Oh T-J, Misch CE, et al: Occlusal considerations in implant therapy: clinical guidelines with biomechanical rationale, *Clin Oral Implants Res* 16:26–35, 2005.

[9] Klineberg IJ, Trulsson M, Murray GM: Occlusion on implants—is there a problem?, *J Oral Rehabil* 39:522–537, 2012.

[10] Lang NP, Pjetursson BE, Tan K, et al: A systematic review of the survival and complication rates of fixed partial dentures (FPDs) after an observation period of at least 5 years. II. Combined tooth–implant-supported FPDs, *Clin Oral Implants Res* 15:643–653, 2004.

[11] Lindquist LW, Carlsson GE, Jemt T: A prospective fifteen-year follow-up study of mandibular fixed prostheses supported by osseointegrated implants. Clinical results and marginal bone loss, *Clin Oral Implants Res* 7:329–336, 1996.

[12] Lindquist LW, Carlsson GE, Jemt T: Association between marginal bone loss around osseointegrated mandibular implants and smoking habits: a 10-year follow-up study, *J Dent Res* 76:1667–1674, 1997.

推荐阅读

[1] De Pauw GA, Dermaut L, De Bruyn H, et al: Stability of implants as anchorage for orthopedic traction, *Angle Orthod* 69(5):401–407, 1999.

[2] Denissen HW, Kalk W, van Wass MAJ, et al: Occlusion for maxillary dentures opposing osseointegrated mandibular prostheses, *Int J Prosthodont* 6:446–450, 1993.

[3] Duyck J, Ronold HJ, Van Oosterwyck H, et al: The influence of static and dynamic loading on marginal bone reactions around osseointegrated implants: an animal experimental study, *Clin Oral Implants Res* 12(3):207–218, 2001.

[4] Kaukinen JA, Edge MJ, Lang BR: The influence of occlusal design on simulated masticatory forces transferred to implant-retained prostheses and supporting bone, *J Prosthet Dent* 76:50–55, 1966.

[5] Klineberg I, Murray G: Osseoperception: sensory function and proprioception, *Adv Dent Res* 130:120–129, 1999.

[6] Richter E-J: In vivo horizontal bending moments on implants, *Int J Oral Maxillofac Implants* 13:232–244, 1998.

[7] Stanford CM, Brand RA: Towards an understanding of implant occlusion and strain adaptive bone modelling and remodelling, *J Prosthet Dent* 81(5):553–561, 1999.

[8] van Steenberghe D, Naert I, Jacobs R, et al: Influence of inflammatory reactions vs. occlusal loading on peri-implant marginal bone level, *Adv Dent Res* 13:130–135, 1999.

[9] Weinberg LA: Therapeutic biomechanics concepts and clinical procedures to reduce implant loading. Part I, *J Oral Implantol* 27(6):293–301, 2001.

口腔种植修复和临床治疗

Implant Rehabilitation and Clinical Management

Steven E. Eckert

概述

当考虑到种植体支持和固位修复体的咬合关系时，需要意识到的重要一点是，种植体支持的修复体最大的风险来源于机械性因素而不是生物学因素。在这方面，还没有发现特定的技术能够或多或少地有利于牙种植体的持续性能表现。相反，机械因素及其对生物材料持续性能的作用是影响种植体支持的修复最关键的因素。

由于种植体没有被牙周膜悬挂在牙槽窝内，因此与天然牙列支持修复相比，可以使用少量的种植体来修复牙列，如仅需4枚种植体即可修复整个牙弓。但是在这种情况时，临床医生需要了解种植体之间的距离会使得支架有弯曲形变的可能，而且这样的支架形变将会对刚性和脆性的饰面材料产生有害的影响。因此，当使用最少量的种植体时，建议使用丙烯酸饰面材料。当使用种植体数目较多时，临床医生可以选择使用更坚硬的陶瓷饰面材料。

咬合形式应该是在下颌骨位于正中咬合关系位时，在后牙区对应牙齿同时发生垂直向咬合接触（图12-1）。在非正中运动时，合理的咬合设计方案是提供相互保护的前牙引导或组牙功能殆（图12-2）。考虑到咬合关系和生物材料的因素，当使用最少数目的种植体和/或丙烯酸饰面材料来替换天然牙齿时，提供组牙功能殆是可行的。当使用较多种植体时，可以选择组牙功能殆或相互保护殆，但无论采用哪种咬合方案，其牙尖斜度均要低于天然牙列。

章节要点

- 总而言之种植体与周围骨组织直接连接
- 与天然牙列相比，种植体实际上是不可移动的
- 牙种植体通常不会观察到因轻微咬合过载导致的不良生物学后果
- 与生物学因素相比，机械因素对种植牙支持修复体的长期存活至关重要
- 必须考虑用于支持修复体的种植体数量预期可能引起的修复体支架形变
- 使用最少数目的种植体时，应该考虑选用易形变的饰面材料
- 当种植体数目较多时（6~8枚），临床医生可能会使用更坚硬或易碎的材料，如陶瓷材料，因为这样可以最大限度地减小支架的形变
- 位于正中关系时，双侧后牙应同时发生相对垂直向的咬合接触
- 在非正中运动时，可以通过设计相互保护殆或前后牙都参与的组牙功能殆形式，来实现后牙的分殆，进而在侧方运动时工作侧同时出现咬合接触，而非工作侧没有咬合接触
- 后牙多采用较低平牙尖斜度的殆面形态特征

文献回顾

殆以及咬合相关的主题常常与牙齿静态时的生物学或生物力学因素相关，并且与咀嚼功能活动中牙齿或修复体相对运动的方式有关（图12-1）。

在了解功能殆的复杂性时，首先要考量的是咬合力应该在力值大小和分布都可以接受的范围内。与此相反，太过于集中的咬合力很可能会导致组织或修复体破裂，但这种情况不是本章的讨论重点。

当考虑天然牙齿的咬合接触时，无论是静态还是动态关系，都应首先考虑其生物学影响。当然，那些导致组织受损的生物学因素是必须要避免的。尽管殆并不是牙周组织受损的主要病因，但它常被描述为是加重现有牙周疾病的辅助因素。当牙周支持良好时，牙齿动度通常是对过度应力的功能性适应。然而，当牙周支持减弱时，动度可能会逐渐增加。生物力学因素可能导致天然牙齿承受超负荷，从而导致磨耗/磨损、慢性或急性牙髓炎甚至天然牙齿断裂。

牙种植体支持的修复体可能会因为生物因素发生破坏，但这种情况似乎仅仅会发生在殆力严重过大时。超负荷强度的咬合力（通常比天然牙列所经受的殆力大很多）会导致骨结合过程的失败，但更有可能导致的是修复体的断裂，而不是骨结合的丧失。轻度至中度的殆力似乎对骨组织与种植体结合的负面影响很小，但对修复体材料的破坏确实起着主导作用（图12-2），而且在这种对于承力方向不利的一次性冲击或累积载荷作用下，可能会发生灾难性响应，从而导致修复材料裂缝的加剧和扩展。假设这些解释是正确的，那么种植体支持的修复体更有可能遭受生物力学方面的失败而不是生物学意义的失败。

机械性并发症似乎是影响种植体支持的修复体长期功能表现中的高风险因素，既然如此，在设计修复体时，我们更应该谨慎仔细地考虑相应的生物力学因素，因此在进行种植体的上部修复体设计时，其特征需要考虑到预期可能承受殆力的影响。

种植修复所需要承受的殆力会受到许多不同因

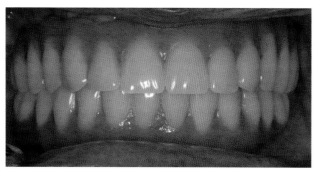

图12-1 不论种植体数目多少以及修复材料如何选定，当下颌位于正中关系时，牙齿的排列应该达到最广泛的牙尖交错关系。

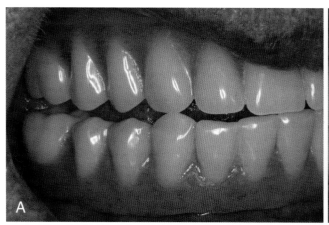
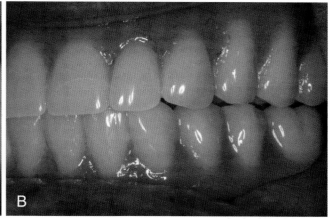

图12-2 **A**，当下颌侧向移动时，临床医生可以选择相互保护的咬合方案，切牙和尖牙共同分担侧向引导力，而后牙在侧向运动中不接触。对于陶瓷材料修复，这些咬合接触会保持稳定，但对于丙烯酸树脂材料修复，则义齿可能会出现磨损。**B**，另一种选择是在侧向运动期间提供前牙和后牙共同参与的组牙功能殆，在这种情况时，在侧向引导中前后牙齿承担相同的作用。修复体牙齿应首先调整到确保形成组牙功能殆，或是形成相互保护殆，随着时间可以逐渐"磨耗"成为组牙功能殆。

素的影响，这些变量包括种植体的数量、缺牙区域的跨度、修复体的高度、被修复牙齿的数量、患者施于修复体的预期殆力以及殆力作用的持续时间，所有这些因素中的每一个都需要审慎考虑。

种植修复支持所需的种植体数量似乎不如传统固定义齿对基牙的要求那么重要。安特定律（Ante's Law）的经典描述是，被修复牙齿的牙周膜面积必须小于或等于修复体基牙的牙周膜面积。但是由于种植体缺乏生理性动度，所以反而会为修复体的固位创造出更为有利的条件，与此相类似，骨组织中种植修复体的刚性特征可以降低有害应力，而这种有害应力可能导致前述与进行性牙齿动度增加有关的情况。

最终达成的共识是：相对少量的种植体可以实现固定义齿修复的永久固位。早在1995年发表的研究就已经证实，针对单颌牙列全部牙齿缺失进行修复时，设计植入4枚种植体就可以实现固定义齿的固位。然而，必须认识到的是，随着种植体数量的减少，种植体之间跨度的增加也会导致修复体弯曲这

一潜在风险的进一步增加。

在许多情况下，可以通过加强修复体的方式来减少修复体支架的弯曲，如通过增加修复体的高度和宽度来实现。修复体支架通常情况下选用的材料是金属（图12-3），无论金属支架所支持的天然牙齿替代物是瓷饰面材料或是丙烯酸树脂，在设计修复体时都必须考虑金属的体积及与之成反比的弯曲潜力。

如何减少殆力向下方种植体的传递，其中一种方法是简单地减少要修复天然牙齿的数量，另一个可能要考虑的因素是最终修复体与颞下颌关节复合体的相对位置关系，距关节的距离越远，预期对修复体的作用力就越小。从殆力在牙位分布的特征来看，在磨牙区产生的殆力较大，相应在前磨牙和前牙区的殆力较小。

施加殆力的大小和持续时间这两个因素，将对固定种植修复体远期的功能耐久性产生明显的影响。低值力和短时间施加力是与修复体耐久性相关的两个有利因素，相反地，施加高值作用力或延长

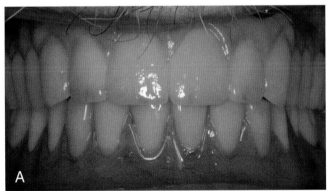

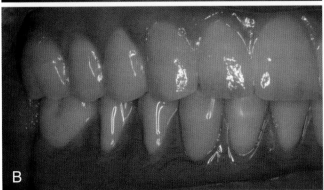
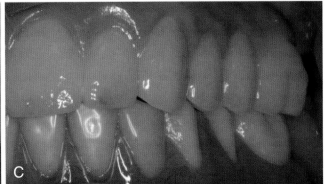

图12-3　**A ~ C**，当在上颌采用金属烤瓷或全瓷修复体时，如果该修复体相对的下颌是丙烯酸树脂人工牙时，临床医生需要能够预见到下颌牙齿的磨损。在这种情况下，首选设计为组牙功能殆，因为在丙烯酸树脂牙齿上会发生磨损，所以设计成尖牙保护殆或交互保护殆是不现实的。

施力时间都会增加材料失败的可能性。但是，想要去识别哪些患者将会在长时间内承受高强度粭力是很难的。临床医生将咬肌肥大的患者归为高风险，这样的临床印象常常是正确的。识别患者是否受到这些异常粭力的长时间作用（如磨牙症），这种预测能力在临床工作中是很难的。

因此，成功的治疗取决于针对患者的特殊需求来选择使用适合的修复材料，对所有患者采用同一种治疗方法，很可能会导致一些患者出现修复失败。

当使用最少数量的种植体来支持全牙列固定修复体时，临床医生必须预见修复体出现弯曲的可能性。即使金属支架的尺寸可以做到最大化扩展，但是因为只有4枚种植体支持整个牙列的修复，所以弯曲是不可避免的。因此，临床医生应选择与支持金属支架相匹配的饰面材料。

当前通常认为，使用计算机辅助设计和计算机辅助制造（CAD/CAM）技术可以实现修复体最高的精确度。当使用最少数量的种植体时，可以使用这种技术来制造钛合金支架，然后该支架将用于支持固定在它上面的丙烯酸树脂义齿，这样钛合金的形变能够通过丙烯酸树脂的弹性得到补偿。

当使用更多数量的种植体来支持全牙列修复体（6~8枚种植体）时，随着任何2枚种植体之间距离的减小，金属支架的强度将得到提高。因而在这种情况下，可以用陶瓷材料来修饰金属支架，这样就不会因为修复体中的弯曲形变，继发引起修复材料断裂的风险（图12-4）。

由于种植体缺乏与牙周膜相关的保护性生理机制，因此临床医生需要认识到，在侧向运动中绝对不能存在粭干扰。许多体外生物力学研究一致证明，种植体–修复体系统在冠方存在应力累积，所以在恢复天然牙列时，可以通过恢复成牙尖斜度更小和咬合宽度更窄的牙冠外形（见第7章），来达到降低种植体上侧向力的作用，进而使得非正中运动更为平滑。咬合面不应该设计成平面，而应设计为允许自由侧向运动的外形。

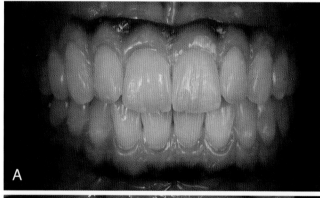

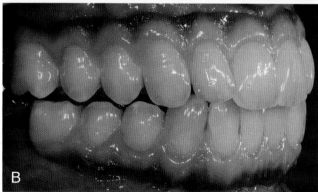
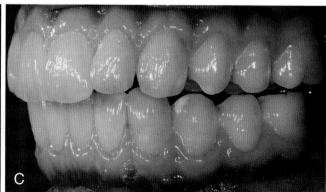

图12-4 当在上颌和下颌采用种植体固位的金属烤瓷或全瓷修复体时，最好选用相互保护粭。A代表正中咬合，当下颌位于正中关系时可以实现最广泛的牙尖交错粭。下颌向患者右侧（右侧为工作侧）运动时，只有右侧尖牙和切牙相互接触（B）。当下颌向右侧运动时，患者下颌左侧称为非工作侧，其运动路径（C）中牙齿没有咬合接触。

致谢

在此要感谢由Mo Taheri博士和Thomas Sing完成
𬌗重建的制备（图12-3）。

参考文献

[1] Akca K, Iplikcioglu H: Finite element stress analysis of the influence of staggered versus straight placement of dental implants, *Int J Oral Maxillofac Implants* 16(5):722–730, 2001.

[2] Branemark PI, Svensson B, van Steenberghe D: Ten-year survival rates of fixed prostheses on four or six implants ad modum Branemark in full edentulism, *Clin Oral Implants Res* 6(4):227–231, 1995.

[3] Duyck J, Van Oosterwyck H, Vander Sloten J, et al: Magnitude and distribution of occlusal forces on oral implants supporting fixed prostheses: an in vivo study, *Clin Oral Implants Res* 11(5):465–475, 2000.

[4] Gross MD: Occlusion in implant dentistry. A review of the literature of prosthetic determinants and current concepts, *Aust Dent J* 53(Suppl 1):S60–S68, 2008.

[5] Hjalmarsson L, Ortorp A, Smedberg JI, et al: Precision of fit to implants: a comparison of Cresco and Procera(R) implant bridge frameworks, *Clin Implant Dent Relat Res* 12(4):271–280, 2010.

[6] Hsu YT, Fu JH, Al-Hezaimi K, et al: Biomechanical implant treatment complications: a systematic review of clinical studies of implants with at least 1 year of functional loading, *Int J Oral Maxillofac Implants* 27(4):894–904, 2012.

[7] Ishigaki S, Nakano T, Yamada S, et al: Biomechanical stress in bone surrounding an implant under simulated chewing, *Clin Oral Implants Res* 14(1):97–102, 2003.

[8] Kapos T, Ashy LM, Gallucci GO, et al: Computer-aided design and computer-assisted manufacturing in prosthetic implant dentistry, *Int J Oral Maxillofac Implants* 24(Suppl):110–117, 2009.

[9] Kim Y, Oh TJ, Misch CE, et al: Occlusal considerations in implant therapy: clinical guidelines with biomechanical rationale, *Clin Oral Implants Res* 16(1):26–35, 2005.

[10] Klineberg IJ, Trulsson M, Murray GM: Occlusion on implants—is there a problem?, *J Oral Rehabil* 39(7):522–537, 2012.

[11] Lechner S, Duckmanton N, Klineberg I: Prosthodontic procedures for implant reconstruction. 2. Post-surgical procedures, *Aust Dent J* 37(6):427–432, 1992.

[12] Lewis MB, Klineberg I: Prosthodontic considerations designed to optimize outcomes for single-tooth implants. A review of the literature, *Aust Dent J* 56(2):181–192, 2011.

[13] Mericske-Stern RD, Taylor TD, Belser U: Management of the edentulous patient, *Clin Oral Implants Res* 11(Suppl 1):108–125, 2000.

[14] Misch CE, Bidez MW: Implant-protected occlusion: a biomechanical rationale, *Compendium* 15(11):1330, 1332, 1334, passim; quiz 1344, 1994.

[15] Phillips K, Mitrani R: Implant management for comprehensive occlusal reconstruction, *Compend Contin Educ Dent* 22(3):235–238, 240, 242–236; quiz 248, 2001.

[16] Rungruanganunt P, Taylor T, Eckert SE, et al: The effect of static load on dental implant survival: a systematic review, *Int J Oral Maxillofac Implants* 28(5):1218–1225, 2013.

[17] Rungsiyakull C, Rungsiyakull P, Li Q, et al: Effects of occlusal inclination and loading on mandibular bone remodeling: a finite element study, *Int J Oral Maxillofac Implants* 26(3):527–537, 2011.

[18] Sarinnaphakorn L, Murray GM, Johnson CW, et al: The effect of posterior tooth guidance on non-working side arbitrary condylar point movement, *J Oral Rehabil* 24(9):678–690, 1997.

[19] Sutpideler M, Eckert SE, Zobitz M, et al: Finite element analysis of effect of prosthesis height, angle of force application, and implant offset on supporting bone, *Int J Oral Maxillofac Implants* 19(6):819–825, 2004.

[20] Weinberg LA: Therapeutic biomechanics concepts and clinical procedures to reduce implant loading, Part I. *J Oral Implantol* 27(6):293–301, 2001.

第4部分 | 4 |

临床实践与咬合治疗

第13章 | 13 |

颞下颌关节紊乱

Temporomandibular Joint Disorders

Gunnar E. Carlsson

概述

本章简要概述最常见的颞下颌关节紊乱病，着重强调疾病与咬合之间的相互关系。颞下颌关节紊乱病的殆因素证据仍然不足，但得到公认的是，有些颞下颌关节紊乱病可以引起咬合干扰。颞下颌关节紊乱的表现包括关节盘紊乱、创伤性紊乱、骨关节病和骨关节炎，类风湿关节炎以及其他另外一些少见的紊乱症状。对于大多数病例，初步诊断需要仔细询问病史和临床检查，包含拍摄颞下颌关节影像。全科牙医可以诊断和处理许多良性的颞下颌关节紊乱患者，而其他的患者则需要专科医生或者多

学科联合治疗。

章节要点

- 许多疾病可能会侵及颞下颌关节。最常见和研究最多的是骨关节病、骨关节炎，类风湿关节炎以及关节盘紊乱

- 有报道称咬合干扰可以导致颞下颌关节紊乱，但是尚缺乏足够的证据，能够明确的是有几种颞下颌关节紊乱可以导致咬合干扰。（如类风湿关节炎患者出现殆关系不稳定和/或前牙开殆）

- 关节盘移位被认为是最常见的颞下颌关节紊乱表现，涉及盘-突关系紊乱。但是关节盘的位置与临床症状无关或者相关性不大，因此经常被这个定义误导

- 关节盘内紊乱可通过保守方式治疗，不主张使用更为"侵袭性"的治疗，而且其效果欠佳

- 几种创伤性紊乱与殆改变有关，需要在诊断和治疗中仔细考量

- 颞下颌关节骨关节病是一种退行性病变，一般来讲属于良性紊乱，无症状或者症状轻微且预后较好。在骨关节病期，炎性成分会加速关节退化。急性炎性期疼痛症状明显并伴有功能异常，通常经过简单治疗后这些症状是可逆的

- 相当一部分类风湿关节炎患者可能会累及颞下颌关节，关节受累情况与全身疾病的严重程度和持续时间有关。随着全身系统性疾病治疗改善之后，类风湿关节炎患者中伴有严重咬合紊乱和咀嚼系统功能障碍的比例似乎也随之降低

- 颞下颌关节影像学检查结果与颞下颌关节疾病的临床症状和体征之间并无明显相关性
- 对可能患有颞下颌关节疾病患者的检查应该包括病史和各种临床、实验室和影像学检查；但是在大多数情况下，详尽的病史和包括颞下颌关节动度、关节音，触诊有无触痛为重点的咀嚼系统临床检查结果，就可以作为初步诊断和初步治疗的有效依据

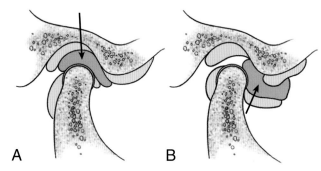

图13-1 颞下颌关节造影成像示意图 **A**，关节盘正常位置。**B**，关节盘前移位（箭头）（转载自Carlsson & Magnusson 1999，获得芝加哥精萃出版公司许可）。

颞下颌（TM）关节紊乱机制在颞下颌关节紊乱病（TMDs）的症状和体征中所起的作用已经被广泛讨论。在TMD概念的早期发展中，颞下颌关节问题是研究的重点，随后研究人员将注意力转向肌肉组织，认为肌肉组织是咀嚼系统疼痛和功能障碍发生的最常见来源。在20世纪80年代，许多临床医生认为颞下颌关节内紊乱是颞下颌关节紊乱病的主要致病因素，但是今天人们普遍认为，颞下颌关节紊乱包括多种不同的疾病，可分别或同时涉及颞下颌关节、咀嚼肌和相关解剖结构（Carlsson & Magnusson 1999；de Leeuw & Klasser 2013）。很难将TMDs鉴别区分出是关节源性还是肌源性，因为原发性关节病患者通常有继发性肌肉功能障碍，而原发性肌肉痛患者也可能出现关节症状（Stegenga 2001）。

能够影响肌肉骨骼系统的疾病有超过100种不同的类型，而且其中许多疾病还可能会累及颞下颌关节。其中一些属于罕见疾病，对普通牙医来说不需要过于关注，但也有一些是相对常见的，如骨关节病和骨关节炎（OA）和类风湿关节炎（RA）；牙医应该熟悉它们的相关情况。

本章将着重讨论以各种不同方式与咬合改变相关的颞下颌关节疾病。

关节盘紊乱

在各种颞下颌关节杂音中，弹响是最常见的，也是关节盘紊乱的指征（表现）。与教科书中定义的颞下颌关节盘结构表现不同就被称为关节盘移位，移位可以发生在不同的方向上；其中前移位最为常见（图13-1）。在多年来提出的几个分类

中，以下是最常被引用的分类（de Leeuw & Klasser 2013）：

- 可复性关节盘移位（在开口时移位的关节盘发生复位，通常会出现杂音也就是弹响；当在开闭口运动中都听到杂音时，称为往复弹响）
- 不可复性关节盘移位，张口受限表现可有可无（"关节绞锁"）；由于关节绞锁，弹响消失；随着时间的推移，如果急性变为慢性，疼痛通常会减轻，开口度也会恢复正常

最近几项研究报告称，关节盘与髁突复合体的结构变化与临床症状之间往往缺乏相关性；一些经证实的"关节盘移位"患者可能并没有临床症状，而其他有症状的关节盘移位患者可以在不改变关节结构的情况下，颞下颌关节功能就可以得到改善。有学者提出，"关节盘移位"是一种误导，因为它表示有治疗的需要，而其实应该用"关节盘紊乱"来进行替代（Stegenga & de Bont；2006）。

与关节盘紊乱相关的症状涉及方面众多，通常包括关节杂音、疼痛、关节和/或肌肉触痛，以及下颌运动障碍。尚无文献报道关节盘紊乱和咬合之间有明确的相关性。

关节盘紊乱的病因尚不清楚，但在关节盘紊乱疾病的患者中经常有外伤、磨牙症和关节运动过度的病史报道。从各项流行病学研究结果来看，关节盘紊乱的患病率差异很大，最近一项系统性综述报道人群中弹响发生率是18%～35%（Naeije et al. 2013）。

治疗

在20世纪80年代，研究者对于关节盘紊乱的兴趣不断增加，因此有利于诊断和治疗方法的快速提高，但也可能会导致过度诊断和过度治疗；例如，过度应用磁共振成像（MRI）、基于咬合治疗的前定位咬合板的使用以及各种手术方法，这些方法都会导致更高的治疗成本，甚至有时还会增加患者的医疗风险。很多研究结果反复证明，保守治疗方法对于许多颞下颌关节盘紊乱患者来说效果很好（Carlsson & Magnusson 1999）。而且也有充分的证据表明，关节盘内紊乱患者很可能没有任何下颌功能异常（Stegenga 2001）。因此建议大多数被诊断为关节盘紊乱的患者，首先尝试简单的保守治疗方法（即咨询或安慰、药物治疗和物理治疗，有时还可用咬合板治疗）。经过长期临床随访调查，证明这类保守治疗方式是有效的（de Leeuw & Klasser 2013）。对于40例永久性关节盘移位的病例，没有进行任何治疗，随访两年半后发现，约75%的患者症状自行改善（Kurita et al. 1998）。

使用前伸再定位咬合板来实现"捕捉关节盘"的做法是不推荐的，因为它可能导致更为严重的咬合变化，进而需要更广泛的咬合治疗，一些学者甚至认为这种治疗比"疾病"本身更为糟糕。如果"关节绞锁"是急性发作的（即持续时间短），将不可复性关节盘移位患者的关节盘拉回到正常位置的手法操作是可行的。

当关节盘紊乱伴有严重的疼痛和功能障碍时，采用多种外科手术治疗方法，可以取得良好的治疗效果。但是，这项结果缺乏长期研究和随机化前瞻性研究支持，所以手术治疗显然不是治疗关节盘紊乱的首选方法。

对于治疗颞下颌关节弹响（即可复性关节盘移位）的重要性和必要性，目前尚未达成共识。然而，最近的一项系统性综述总结认为，弹响很可能是一个稳定的、无痛的颞下颌关节终身伴有的情况，通常不需要治疗。关节盘紊乱所具有的良好自然转归特性，使得只需对不可复性关节盘移位引起的疼痛进行积极干预就可以，大多数可通过采用保守的、非手术方法来缓解患者疼痛和改善张口受限。"对大多数患者来说，关节盘移位只是一种无疼痛、终生持续的来自颞下颌关节的'噪音烦恼'"（Naeije et al. 2013）。

因此可以得出这样的结论：对于大多数关节盘紊乱患者来说，通过仔细询问病史和临床检查，不需要采用复杂的影像学检查，进行保守治疗就已足够。如果保守治疗后仍有严重的疼痛和功能障碍症状，最好将患者转诊至关节专科医生处。

创伤性颞下颌关节紊乱

颞下颌关节的损伤可能是由于施加在关节区或下颌骨上的内力（如来源于下颌肌肉）或外力（如有身体接触的运动或受到门的撞击）导致。这种创伤可能对软组织、髁突或两者都造成损害，其后果可能是关节脱位、关节血肿和髁突骨折；所有这些因素都会导致咬合改变。

急性脱位

所有牙医对于颞下颌关节的急性脱位诊断和治疗都比较熟悉：患者呈开口状，不能闭口，并且伴有前牙开𬌗（"开口绞锁"）；单侧或双侧外耳道前方触诊有凹陷，可以触摸到髁突位于关节结节前方（图13-2）；当急性脱位时，通常无须麻醉，通过双手操作从其开口绞锁位置对下颌骨进行手法复位，经典的描述（类似于希波克拉底时期的文献）步骤如下：操作人员站在患者前面，用拇指放在磨牙区向下施力；同时其他手指抬起颏部向上，然后将下颌用力向后推动。如果脱位发生于1天或几天前，可能会伴有明显疼痛和肌肉紧张，在这种情况时，手法复位前宜进行颞下颌关节区域局部麻醉，以提高患者舒适度并减少肌张力。在极少数情况下，尤其是在长期关节脱位之后，有必要先行静脉镇静甚至全身麻醉再行关节复位。下颌骨复位成功后，建议患者在后续几天内避免过度开口运动和用力咀嚼。

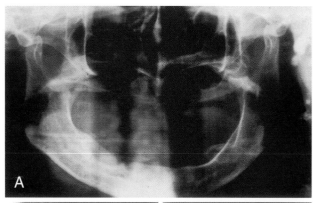

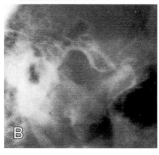 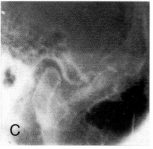

图13-2 无牙颌患者颞下颌关节急性脱位 **A**，双侧脱位的全景片，双侧髁突都位于关节结节前方。**B**，经颅侧位X线片显示患者右侧颞下颌关节脱位。**C**，复位后的右侧颞下颌关节。

关节积液

下颌骨遭受撞击或关节软组织过度拉伸都可能会导致关节间隙水肿或出血。当创伤并未导致下颌骨骨折时，患者通常会出现颞下颌关节区轻度肿胀和压痛、运动时疼痛以及关节活动度降低。患者通常主诉受伤侧咬合不适，临床表现为一侧开𬌗，这是关节间隙内水肿渗出所致。从影像学上可看到髁突和关节窝之间的间隙增宽，这种情况被称为创伤性关节炎。

如果组织损伤不严重，急性症状通常在1周或几周内消失。在伤后第1天，可以间歇性地用冰块敷关节区域，之后逐渐进行按摩和开口训练直至关节活动正常。如果疼痛和肿胀严重，可以开具消炎镇痛药。在急性期一定要避免进行咬合治疗，这一点十分重要，因为当关节积液吸收后，咬合会恢复正常。

髁突骨折

髁突和髁突下骨折是下颌骨所有骨折中常见的发生类型。患者通常表现为开𬌗，下颌向患侧轻

度移位，双侧髁突骨折则表现为前牙开𬌗。此类骨折患者通常需要专家评估和治疗。但是髁突骨折对咬合的后续影响需要得到普遍关注。儿童期发生髁突骨折，借助颞下颌关节强大的改建能力，咬合可以受到轻微影响或无长期影响。而成人发生髁突骨折时，咬合稳定性改变包括牙尖交错位与后退接触位间增加的距离，都会是髁突骨折继发的常见后果（图13-3），这一点在咬合修复重建时需要特殊考虑。

退行性颞下颌关节病

退行性关节病是影响人体类风湿性疾病中最常见的形式。此病有几个命名，其中骨关节病和骨关节炎（OA）最为常见。有人提出，OA可用于有临床症状表现的疾病（炎症进行期），骨关节病是指没有炎症表现或者炎症不明显，而且患者缺乏主观症状。但是在命名上尚未达成完全共识。一些人坚持认为这种疾病应该包括退行性变和炎症，所以OA才是准确的术语（Milam 2005；Stegenga & de Bont 2006），实际操作来看两种情况都可以使用缩写形式。退行性关节病的病理生理学将在第6章进行描述。

OA本质上来看主要是非炎性的改变，最初累及关节软骨层和软骨下层。常常被定义为关节的退行性病变，其特征是关节组织的纤维化和退化，并伴有关节组成成分形式的改变。骨关节炎中关节组织的最初改变很少可以由影像检查发现，只有在相当长时间后，才会出现影像学上的形态改变，这就可以解释为什么OA的临床表现和影像学结果之间相关性很弱。OA通常呈现为一个渐进性无症状进展过程，但若合并继发性炎症（滑膜炎）则可能会引起一过性的临床症状。一般来说，颞下颌关节骨性关节炎的远期预后较好。

流行病学

流行病学研究表明，OA是一种极为常见的关节疾病，与年龄增长密切相关，但不同关节的发病率不同。在一些研究中，颞下颌关节炎的发病率差异

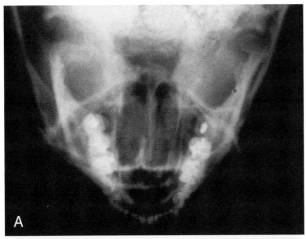

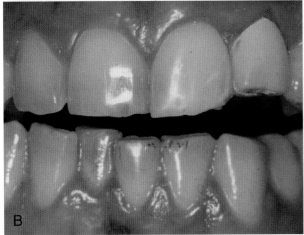

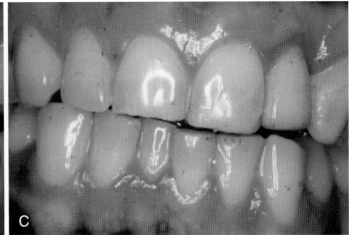

图13-3　29岁女性面部外伤后髁突骨折伴髁突内侧移位　**A**，冠状位X线片。**B**，最大牙尖交错位和外伤后部分牙缺损。**C**，经过恢复性治疗和调𬌗后1年的咬合状态。

较大，主要是由于研究方法有差异所导致的。可以肯定的是，颞下颌关节OA发生率随着年龄的增长而增加（超过50岁），女性比男性的发病率更高，身体其他部位关节的情况也是如此（Zarb & Carlsson；1999）。一项系统性回顾研究表明，颞下颌关节紊乱病在人群中的平均患病率为3%，占颞下颌关节疾病的30%（Manfredini et al. 2011）。临床医生预计老年人的患病率会高得多。

病因学

　　尽管关节负荷过重已被认为是一个主要的致病因素，但必须清楚地认识到，对于OA的病因尚未完全认识清楚。文献中也没有足够的证据表明咬合对颞下颌关节紊乱病有致病影响，对于颞下颌关节OA也是如此（Zarb & Carlsson 1999；Pullinger &

Seligman 2000）。有人认为OA是由于正常组织在合成和分解之间失去平衡而导致的器官损害，分解或退化活动的相对活跃导致了降解产物的聚集，从而引起炎性反应。但是由于缺乏有力的证据，前述常常被提及的关节盘紊乱与OA之间的关系依然受到质疑。目前的研究主要集中在关节组织的分子水平和导致关节面破坏的润滑系统破坏方面（Stegenga 2001；Milam 2005）。

诊断

　　其症状及体征与神经肌肉型颞下颌关节紊乱病非常相似。然而，以下这些特征可能有助于鉴别诊断：

- 通常是单侧发生
- 白天症状更严重

- 疼痛只局限于关节本身
- 关节捻发音与关节弹响（通常为疾病的晚期症状）更为常见
- 在OA早期，颞下颌关节很少表现出影像学上的改变，但随着时间的推移，影像改变发生率增加（如髁突变平、骨赘、硬化、关节间隙缩小）

需要重要强调的一点是，必须充分认识到临床表现和影像学变化之间往往缺乏相关性；许多经放射学诊断为OA的患者可能并没有症状，或仅表现为关节捻发音（图13-4）。实验研究发现在关节滑液中疾病活动性标志物可以很好地反映疾病活动情况，这些方法为研究领域提供了方向的可能性，但是还不能够用于一般牙科诊疗中的OA诊断。

OA患者的咬合特征是在后退接触位（RCP）和牙尖交错位（ICP）之间存在较长的滑动距离，覆盖较大（水平向覆盖关系）以及覆𬌗减小（垂直向覆盖关系）。这些咬合特征并非病因，而是OA导致关节改建引起的结果（Pullinger & Seligman 2000）。

OA按照发病进程可以分为急性期和慢性期。据估计，急性疼痛期的平均持续时间为9～12个月，然后疾病发展过程趋向"内部损耗"，颞下颌关节常会表现出广泛的骨质改变，但令人惊讶的是，关节功能正常良好（图13-4）。所以在对OA进行诊断时必须承认，这种良性疾病通常具有良好的长期预后。

治疗

由于目前认为OA预后良好，所以治疗的第一步是告知患者这是一种良性疾病，消除患者顾虑。对于那些只有关节捻发音或轻微症状的患者，消除患者疑虑是唯一必要的治疗方法。对于有更严重症状（包括疼痛和功能障碍）的患者，可采取以下一种或多种治疗方式：

- 药物治疗——最常用的是非甾体抗炎药（NSAIDs），但是如果疼痛症状严重，可以采用关节内注射糖皮质激素、透明质酸或葡萄糖胺（Kopp 2006；de Souza et al. 2012）
- 物理治疗——急性发病期需要保证下颌休息和进食软食，当疼痛减轻时逐渐开始做下颌训练，以促进恢复正常的下颌功能
- 咬合板治疗——稳定型咬合板（降低关节负荷的目的）

而很少使用外科手术的方式来治疗颞下颌关节OA。

类风湿关节炎

类风湿关节炎（RA）是一种全身系统性炎症疾病，累及外周关节并呈对称分布。目前其病因仍不清楚，但似乎免疫机制在其中发挥了重要作用。据报道，在成年人群中RA的患病率为1%～2%，发病率为每年0.03%～0.1%，女性与男性的RA患病率比例约为3∶1。类风湿关节炎患者的颞下颌关节受累程度取决于全身疾病的持续时间和严重程度，但可以预期到的是，约一半RA患者疾病会累及颞下颌关节。在这些患者中，有10%～15%的患者会出现明显的功能障碍，包括严重的咬合干扰。有证据表明，通过提高对系统性疾病的治疗，可有效降低颞下颌关节的RA发病率（Kallenberg；2013）。

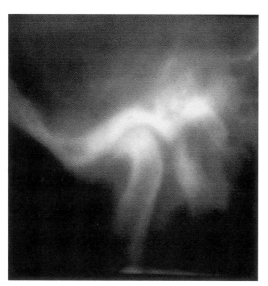

图13-4 诊断为OA的伴有广泛骨质改变的左侧颞下颌关节断层片 患者一段时间前有短暂的疼痛和功能障碍，但在此之前和之后的很多年功能均良好。

诊断

通常在累及颞下颌关节之前，全身风湿性疾病先累及其他关节，所以多在关节受到影响前已经明确诊断，因此颞下颌关节的类风湿关节炎非常易于诊断。症状包括静息和咀嚼时关节疼痛，晨起关节僵硬，以及张口受限。随着病情的发展，常常咬合的稳定性会遭到破坏，表现为牙尖交错位不稳定，以及RCP到ICP滑动距离的增加。由于髁突骨质的破坏，所以前牙呈现为开𬌗（图13-5和图13-6）。影像学改变包括关节组成部分皮质骨轮廓的侵蚀、关节间隙缩小、软骨下囊肿，持续性地骨质严重破坏，最终导致髁突骨质的完全丧失。颞下颌关节液分析、实验室检查、热学分析技术和关节镜检查技术这些现代诊断方法的应用，提高了我们对颞下颌关节疾病的认识，但遗憾的是只有在专科诊所才具备这样的条件。有充分证据表明神经肽参与颞下颌关节炎和疼痛的调节过程（Kopp 2001；Milam 2005）。

治疗

因为类风湿关节炎是一种全身性疾病，所以应该先由内科医生进行基础治疗，然后才是牙医来治疗局部的颞下颌关节症状和体征。控制炎症是治疗类风湿关节炎的总体目标，通常采用支持性治疗手段来减少疼痛、控制炎症以及降低关节负荷。

急性期疼痛大多可能与炎症有关，所以应该服具有抗炎作用的止痛药，例如阿司匹林，或非甾体抗炎药如萘普生或布洛芬。如果疼痛严重，向关节腔内注射糖皮质激素可以迅速得到缓解。

当急性疼痛消退或只有轻微症状时，建议通过运动来改善关节肌肉功能和力量。一项对照研究已经证实，运动训练对颞下颌关节类风湿关节炎患者具有积极作用（Tegelberg & Kopp 1988）。在对类风湿关节炎患者的15年随访研究中发现，在观察期间尽管颞下颌关节的放射影像改变十分显著，但是咀嚼系统的主观症状和功能却非常稳定（Kallenberg 2013）。

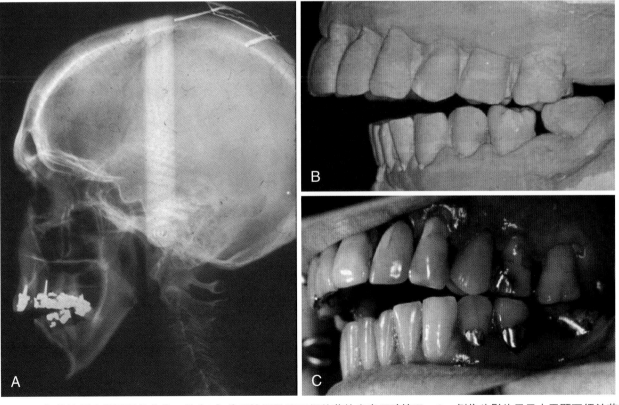

图13-5 6年前诊断为类风湿关节炎，并在2年前开始累及颞下颌关节的患者开𬌗情况 **A**，侧位头影片显示由于颞下颌关节严重骨质破坏导致的开𬌗。**B**，患者的咬合模型显示只有第二磨牙存在咬合接触。**C**，通过调𬌗来改善咬合关系和提高咀嚼功能，达到患者能够满足日常需求的临床照片。

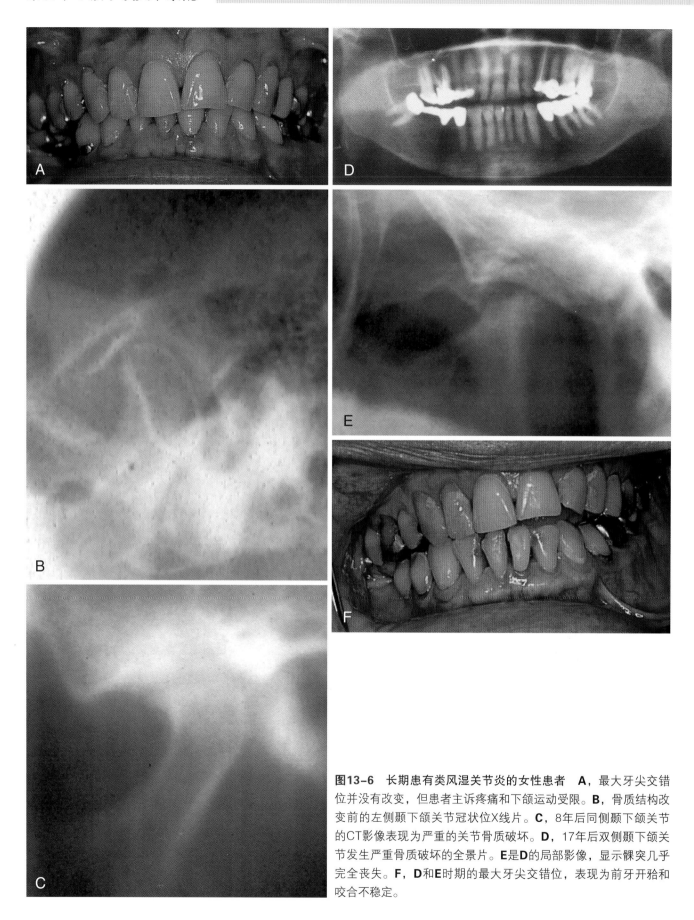

图13-6 长期患有类风湿关节炎的女性患者 **A**，最大牙尖交错位并没有改变，但患者主诉疼痛和下颌运动受限。**B**，骨质结构改变前的左侧颞下颌关节冠状位X线片。**C**，8年后同侧颞下颌关节的CT影像表现为严重的关节骨质破坏。**D**，17年后双侧颞下颌关节发生严重骨质破坏的全景片。**E**是**D**的局部影像，显示髁突几乎完全丧失。**F**，**D**和**E**时期的最大牙尖交错位，表现为前牙开殆和咬合不稳定。

咬合因素在颞下颌关节RA发病中的作用尚不明确。但是从临床需求的角度来看，为所有患有类风湿关节炎的患者提供尽可能稳定的咬合是非常必要的，如消除明显的咬合干扰、（临时）修复体修复缺失的牙齿或暂时戴用粭垫。通过简单的调粭可以用来减少由类风湿关节炎引起的前牙开粭（图13-5）。如果疾病导致非常严重的错粭，那就需要采用正颌外科手术才能解决。

关节的持续破坏是RA患者进行修复重建面临的一个主要问题，其可能会干扰任何修复手段的咬合稳定性。可以通过风湿病学专家对疾病活动的检查来提供相关的信息，如果能够判断处于急性期，则需要长期戴用临时修复体。另一个问题是习惯性咬合位置与后退接触位之间距离的显著增加。由于疾病发展导致关节结构的破坏，所以在进行颌位关系记录转移时，后退接触位就不能作为参考，需要重新选择一个更为前伸的位置，在此患者感到舒适而且肌肉也可以适应。

其他颞下颌关节疾病

其他许多系统性疾病也可能会累及颞下颌关节，如银屑病性关节炎、强直性脊柱炎、痛风和肢端肥大症。对于这类颞下颌关节疾病的患病率尚不清楚，但其中一些疾病常常会导致咬合改变。例如肢端肥大症，它是一种成人慢性疾病，由于生长激素分泌过多导致骨骼很多部分（包括下颌骨和颞下颌关节）出现膨大（图13-7）。因此询问患者系统性疾病的病史显然是十分重要的。

颞下颌关节也会罹患肿瘤，但是恶性肿瘤极为罕见，如果发生往往是转移性的。报道称，颞下颌关节肿瘤可能出现类似TMDs的症状，如果患者有癌症病史以及颞下颌关节功能障碍，则必须进行颞下颌关节的放射影像检查。良性肿瘤更为常见，但仍然非常罕见，它可能会造成关节结构紊乱，引起功能障碍和咬合干扰。单侧髁突增生虽然不是肿瘤而是属于发育异常，但是由于髁突体积增大，也会导致面部不对称和错粭表现（Carlsson & Magnusson 1999）。

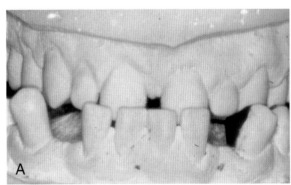
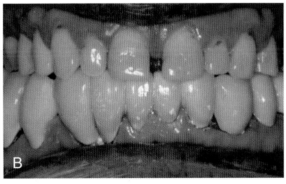

图13-7 肢端肥大症患者，下颌骨的过度生长导致几乎丧失了所有的咬合接触 **A**，在下颌后牙上进行蜡型恢复，以观察修复治疗是否能改善情况。**B**，通过颌面外科手术和义齿修复的复杂治疗，14年后患者复诊可见实现了较广泛的咬合接触。

参考文献

[1] Carlsson GE, Magnusson T: *Management of Temporomandibular Disorders in the General Dental Practice*, Chicago, 1999, Quintessence.

[2] de Leeuw R, Klasser GD, editors: *Orofacial Pain. Guidelines for Assessment, Diagnosis, and Management*, ed 5, Chicago, 2013, Quintessence.

[3] de Souza RF, da Lovato Silva CH, Nasser M, et al: Interventions for the management of temporomandibular joint osteoarthritis, *Cochrane Database Syst Rev* (4):CD007261, 2012. doi: 10.1002/14651858.CD007261.pub2.

[4] Kallenberg A: Long-term development of temporomandibular disorders in rheumatoid arthritis. Thesis. University of Gothenburg, Göteborg, Sweden, 2013.

[5] Kopp S: Neuroendocrine, immune, and local responses related to temporomandibular disorders, *J Orofac Pain* 15:9–28, 2001.

[6] Kopp S: Medical treatment of TMJ arthritis. In Laskin DM, Greene CS, Hylander WL, editors: *TMDs: An Evidence-Based Approach to Diagnosis and Treatment*, Chicago, 2006, Quintessence, pp 441–453.

[7] Kurita K, Westesson PL, Yuasa H, et al: Natural course of

untreated symptomatic temporomandibular disc displacement without reduction, *J Dent Res* 77: 361–365, 1998.

[8] Manfredini D, Guarda-Nardini L, Winocur E, et al: Research diagnostic criteria for temporomandibular disorders: a systematic review of axis I epidemiologic findings, *Oral Surg Oral Med Oral Pathol Oral Radiol Endod* 112:453–462, 2011.

[9] Milam SB: Pathogenesis of degenerative temporomandibular joint arthritides, *Odontology* 93:7–15, 2005.

[10] Naeije M, Te Veldhuis AH, Te Veldhuis EC, et al: Disc displacement within the human temporomandibular joint: a systematic review of a "noisy annoyance," *J Oral Rehabil* 40:139–158, 2013.

[11] Pullinger AG, Seligman DA: Quantification and validation of predictive values of occlusal variables in temporomandibular disorders using a multifactorial analysis, *J Prosthet Dent* 83:66–75, 2000.

[12] Stegenga B: Osteoarthritis of the temporomandibular joint organ and its relationship to disc displacement, *J Orofac Pain* 15:193–205, 2001.

[13] Stegenga B, de Bont LGM: TMJ disc derangements. In Laskin DM, Greene CS, Hylander WL, editors: *TMDs: An Evidence-Based Approach to Diagnosis and Treatment*, Chicago, 2006, Quintessence, pp 125–136.

[14] Tegelberg A, Kopp S: Short-term effect of physical training on temporomandibular joint disorder in individuals with rheumatoid arthritis and ankylosing spondylitis, *Acta Odontol Scand* 46:49–56, 1988.

[15] Zarb GA, Carlsson GE: Temporomandibular disorders: osteoarthritis, *J Orofac Pain* 13:295–306, 1999.

推荐阅读

[1] De Boever JA, Carlsson GE, Klineberg IJ: Need for occlusal therapy and prosthodontic treatment in the management of temporomandibular disorders. Part II: tooth loss and prosthodontic treatment, *J Oral Rehabil* 27:647–659, 2000.

[2] Elfving L, Helkimo M, Magnusson T: Prevalence of different temporomandibular joint sounds, with emphasis on disc-displacement, in patients with temporomandibular disorders and controls, *Swed Dent J* 26:9–19, 2002.

[3] Holmlund AB, Axelsson S, Gynther GW: A comparison of discectomy and arthroscopic lysis and lavage for the treatment of chronic closed lock of the temporomandibular joint: a randomized outcome study, *J Oral Maxillo Surg* 59:972–977, 2001.

[4] Kjellberg H: Juvenile chronic arthritis, *Swed Dent J Suppl* 109:1–56, 1995.

[5] Könönen M, Wenneberg B: Systemic conditions affecting the TMJ. In Laskin DM, Greene CS, Hylander WL, editors: *TMDs an Evidence-Based Approach to Diagnosis and Treatmen*, Chicago, 2006, Quintessence, pp 137–146.

[6] Minakuchi H, Kuboki T, Matsuka Y, et al: Randomized controlled evaluation of non-surgical treatments for temporomandibular joint anterior disc displacement without reduction, *J Dent Res* 80:924–928, 2001.

[7] Okesson JP: *Orofacial Pain. Guidelines for Assessment, Diagnosis and Management*, ed 4, Chicago, 1998, Quintessence.

[8] Tanaka E, Detamore MS, Mercuri LG: Degenerative disorders of the temporomandibular joint: etiology, diagnosis, and treatment, *J Dent Res* 87:296–307, 2008.

[9] Wenham CY, Conaghan PG: New horizons in osteoarthritis, *Age Ageing* 42:272–278, 2013.

[10] Zarb GA, Carlsson GE, Sessle BJ, et al, editors: *Temporomandibular Joint and Masticatory Muscle Disorders*, Copenhagen, 1994, Munksgaard.

咀嚼肌紊乱

Jaw Muscle Disorders

Merete Bakke

概述

本章回顾了目前对咀嚼肌紊乱的病因和生理学的认识，并提出了临床评估和治疗的方法。

咀嚼肌紊乱的特点是疼痛，通常在行使功能时加重。颞下颌关节紊乱病（TMDs）患者中45%会出现肌痛，女性较男性更易受影响。咀嚼肌紊乱的发展必须具备一些影响因素，但是尚无充分研究证据能够解释这些潜在危险因素的相对重要性。

咬肌和翼内肌是咬合力的主要来源，而颞肌和翼外肌则对下颌运动以及维持颌骨稳定性十分重要。肌肉过度使用，指的是持续而高强度地收缩且没有间歇期，与肌肉内压力升高有关，并且可以导致局部缺血、细胞膜通透性增加以及出现水肿，最终导致细胞损伤。

肌痛通常被描述为持续性的深度钝痛、紧张感或压力感，疼痛通常呈渐进性发展，表现程度可以由疲劳感到更为严重的剧烈疼痛不等。疼痛可能由创伤、持续或强烈的肌肉收缩、肌肉拉伸或缺血等引起，但也可能由其他结构［如颞下颌关节（TMJs）］引起。局部状态如炎症，可以增加痛觉感受器的感受性，以及疼痛阈值降低，从而感觉到疼痛。

对咀嚼肌的综合评价包含全身系统性病史和临床检查。临床检查有两个主要目的：第一是评估下颌功能；第二是在可能的条件下，能够实现可控且标准化地诱发患者出现所述疼痛。咀嚼肌紊乱治疗的直接目的是减轻疼痛和改善功能；治疗通常应该是可逆的，具有循证医学依据的，或者至少应该是基于成熟的临床实践。

章节要点

· 咀嚼肌紊乱影响肌肉产生一系列疾病，主要特征是疼痛和下颌运动受限；是颞下颌关节紊乱病（TMD）的一部分

- 咀嚼肌主要是指颞肌、咬肌、翼内肌和翼外肌。三叉神经支配下颌肌肉，其肌纤维与长时间收缩相关，并且以抗疲劳能力为主。下颌肌肉和咬合力与常规功能活动水平相适应，过度使用可能导致肌肉纤维化

- 肌肉疼痛感受多表现出定位弥散的特点，但是手法触诊可以诱发疼痛，并能准确识别疼痛部位。疼痛强度可通过视觉模拟量表（VAS）和触诊反应评分来评估

- 通过测量上下切牙之间的距离来评估下颌开口受限程度（＜40mm）

- 慢性局限性肌痛（肌筋膜疼痛）是最常见的咀嚼肌紊乱。咀嚼肌疼痛也可能被诊断为头痛，可能继发于颞下颌关节盘移位、骨关节炎和类风湿关节炎

- 健康教育、殆垫、止痛药和非甾体抗炎药（NSAIDs）以及物理疗法是针对咀嚼肌紊乱的主要治疗方法

咀嚼肌紊乱的流行病学和病因学

咀嚼肌紊乱是颞下颌关节紊乱病的一部分，主要影响颞下颌关节和颌骨肌肉。其疾病表现特点是疼痛，通常随功能活动而加重，有时还会伴有下颌运动受限。颞下颌关节紊乱病女性发病率是男性的2倍，青年到中年最为常见。根据Dworkin & LeResche（1992）对颞下颌关节紊乱病的研究诊断标准（RDC/TMD），在颞下颌关节紊乱病（TMD）患者中，约45%的患者会出现肌功能紊乱，也就是肌筋膜疼痛，张口受限可有可无，但是在患者中存在关节盘移位的约40%，其中约30%的患者存在关节痛、骨关节炎和骨关节病（Manfredini et al. 2011）。流行病学研究结果显示，肌筋膜疼痛在颞下颌关节紊乱病患者中约有10%，同时可以伴有或不伴有张口受限表现。

咀嚼肌疼痛，是口颌面部最常见的慢性疼痛，通常表现为面部疼痛和头痛。流行病学研究表明，在人群中约5%的人患有需要治疗的严重咀嚼肌疼痛（肌痛）（Kuttila et al. 1998），但是疼痛的表现和强度有着很大差异。与其他肌肉骨骼系统的情况

一样，咀嚼肌紊乱也会经常反复发作或呈现慢性疾病过程，而且心理因素可能会导致或者影响疼痛感受。结果显示有些TMD患者伴有抑郁症，同时存在身体多发性疼痛，并且会增加咀嚼肌疼痛持续性进展的风险。但是其症状可能是暂时的，而且自发性疼痛也可能会自行减轻。

咀嚼肌紊乱的病因被认为是多因素的，其中有些影响因素是咀嚼肌紊乱发生的必备条件。目前还没有研究能够充分解释潜在危险因素的相对重要性，尽管已证实咬合参数能够影响咀嚼肌的活动和强度，但是现在尚无单纯的因果关系的共识（如咬合特征和颌骨肌肉疼痛之间）。一些咬合特征（如前牙开殆）与咀嚼肌疼痛和其他类型颞下颌关节紊乱病具有相关性，但它们可能是颞下颌关节紊乱的结果，而非病因。根据目前研究的结果，只有后牙支持丧失和单侧后牙反殆似乎才是真正的咬合危险因素（Türp & Schindler 2012）。颞下颌关节紊乱病患者的咀嚼肌力量（咬合力）降低或许是一种危险因素，但这种降低很有可能是由于局部疼痛或咬合支持减少所致。夜磨牙常被引用为肌痛发生的一个重要因素，然而在现实情况中，很多无症状的成年人也存在不定时或一定程度的夜磨牙症。磨牙症在儿童和青少年中的发生率最高，而且似乎随着年龄的增长而下降。重度磨牙症患者与偶尔磨牙者相比，似乎伴发疼痛的概率较小。在这些情况下，夜磨牙症被认为是一种真正的睡眠障碍（Loubbezoo & Naeije 2001）。

由于咀嚼肌紊乱的病因不明，因此没有客观的诊断方法可以轻易做出鉴别；也没有"金标准"（如组织活检）来验证诊断的准确性和可靠性，而最好的方法则是掌握系统且全面的医疗和牙科病史以及进行彻底的临床检查。

咀嚼肌的功能解剖和生理

掌握咀嚼肌的功能解剖和相关生理运动知识，有助于对咀嚼肌疾病进行诊断和鉴别诊断。咀嚼肌的解剖学要点可以在解剖教科书中查找，有关咀嚼肌功能和生理学方面的内容将做以简要阐述，本节

补充了第5章中关于咀嚼肌的控制和下颌运动的全面回顾。

在完成咬合、咀嚼、吞咽和言语功能的过程中，下颌运动是由咀嚼肌、颞下颌关节以及牙齿在神经系统的控制下，通过复杂的相互作用而协同完成的。咀嚼肌主要是指颞肌、咬肌、翼内肌和翼外肌，咀嚼肌受下颌神经的支配，由颈外动脉和颈内静脉的分支提供营养。咀嚼肌与舌骨上下肌群协同作用，并在舌、唇和颊肌的辅助下完成相应功能。在下颌运动时，颈部肌肉对稳定和改变头部姿势也起到间接作用（Eriksson et al. 2000）。

功能解剖

咀嚼肌由一束束肌纤维（肌肉细胞）并行排列。它们可以如翼外肌般通过相对简单的方式排列，或者像颞肌和咬肌那样排列结构复杂，形成羽状肌。在羽状肌中，肌束斜行附着于中央腱和肌腱膜层的分支，这样就可以产生更多的力。并且，对不同功能分区可以起到选择性激活的作用。每一条肌肉纤维由较粗的肌球蛋白和较细的肌动蛋白丝组成，大量的肌丝排列在肌节中（是构成肌肉功能基本单位的收缩元素），粗细肌丝平行排列且部分重叠，当肌肉收缩时，细肌丝被拉向肌节中心，重叠区域增大，进而产生肌力和/或形成运动。

咀嚼肌是人体最强壮的肌肉群中的一组，由于其丰富的血运供给、肌肉受体的不同功能和特有的反射机制，所以功能任务和活动与四肢肌肉都不相同。在升颌肌中存在肌梭，但是缺乏高尔基腱器官，在升颌肌群中这些肌梭针对肌肉活动起到的抑制功能，似乎被牙周韧带中的机械感受器所取代（Türker 2002）。另外，肌纤维构筑特征与四肢肌肉相比也是不同的。通过组织化学肌纤维ATP酶染色，可根据肌球蛋白的不同亚型以及不同的染色密度来对肌纤维进行分型。在咀嚼肌构成中，主要是呈淡染的Ⅰ型纤维，其特点为收缩时间长（慢收缩）、有氧氧化能力高和抗疲劳，而在四肢肌肉中则主要是深染的Ⅱ型纤维，与无氧氧化的快收缩活动有关（图14-1）。而且人类升颌肌群的肌纤维形态比较特殊，除了肌肉功能增强和肥厚的情况外，Ⅱ型纤维与Ⅰ型纤维相比，纤维直径较小（Sciote & Morris 2000）。咬肌和颞肌中不仅含有大量Ⅰ型纤维，而且还有小直径快速收缩生物Ⅱ型纤维，以及有氧氧化能力低、抗疲劳能力弱和ATP酶中等染色被称为IM型肌纤维。在正常下颌升颌肌中IM型属于特征性组成，但在躯干和四肢肌肉中，除了肌肉发育过程中或出现病理性改变的情况以外，IM型是极为少见的。随着咬合类型的不同以及年龄和性别的差异，咀嚼肌肌纤维类型分布也显示出明显的不

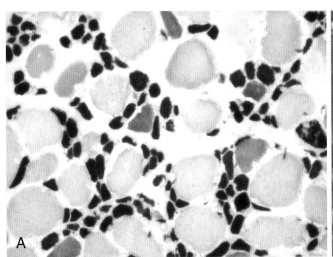
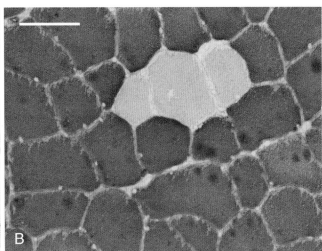

图14-1 年轻人体肌肉切片的肌球蛋白ATP酶染色图（相同放大倍数；比例尺=162μm） **A**，咬肌；**B**，肱二头肌。浅染Ⅰ型纤维，深染Ⅱ型纤维，中间染色IM纤维。咬肌中可见典型的小直径Ⅱ型纤维和IM型纤维，肱二头肌中可见同等直径大小的Ⅰ型纤维和Ⅱ型纤维（获得哥本哈根大学健康与医学院副教授Svend Kirkeby许可）。

同，这种现象可能反映着肌肉各种活动的特征以及功能的需求。

肌肉体积是通过身体运动以及自然分泌的类固醇和生长激素来维持的。缺乏运动会导致肌肉萎缩，而训练则使得肌肉增厚（图14-2），这些改变体现在肌纤维直径的变化上。在肌肉的有氧和无氧运动中，负责释放能量的肌酶和毛细血管的数量能够与当前的肌肉活动水平相适应。如果肌肉持续活动，而且收缩处于高水平并且没有间歇期，那么这种肌肉过度使用的状况会引起肌肉内压力升高，并可导致肌肉血流障碍、局部缺血与缺氧、细胞膜通透性增加、水肿以及最终的细胞损伤。因此，人们提出较低的咀嚼肌肌力会更倾向于出现肌肉过度使用的状况。即使是健康的咀嚼肌，当进行持续咀嚼口香糖或使用大于最大自主收缩的15%～20%的收缩力适度收缩时，都能见到轻微的运动后水肿和充血。随着肌肉组织的破坏，可能会发生肌肉坏死和纤维化，但是也可能会出现卫星细胞（"静止"成肌细胞）再生肌肉纤维，进而促进肌肉生长。然而，如果损伤严重或反复出现，就可能导致肌肉组织的永久性改变。

下颌闭口运动和咬合力

下颌闭口运动是由咬肌、颞肌和翼内肌的双侧对称性活动而产生的。在咀嚼过程中，咬肌的活动是不对称的，咬肌活动以咀嚼侧为主。颞肌后束对抗下颌骨承受的重力，同时在维持下颌骨姿势中发挥重要作用。下颌的升颌肌群，特别是颞肌和咬肌，是体积较大的咀嚼肌。对于下颌运动以及维持下颌的稳定性来讲，颞肌和翼外肌最为重要。咬肌和翼内肌是下颌闭口运动的主要动力来源，咬肌是最强有力的升颌肌。翼内肌和咬肌呈平行方向，分别附着于下颌升支的后下部及下颌角内外侧。在下颌角下缘，两块肌肉以肌腱延续形成"下颌吊索"，通过这一结构，两块平行的肌肉在下颌运动中起到协调作用。当下颌闭口至咬合接触时，低阈值牙周膜机械感受器会促进闭口肌群运动（图14-2），而高阈值机械感受器则抑制肌肉活动。在咀嚼肌行使功能过程中，这两种感受器是精细控制下颌运动的关键，而且可以在咬合力作用于天然牙齿上

紧咬时牙齿接触和升颌肌群的肌电活动

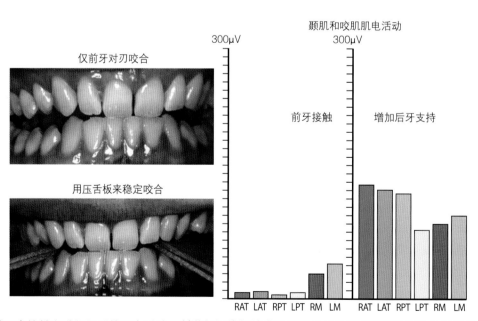

图14-2 紧咬时牙齿接触和升颌肌群的肌电活动 刺激低阈值机械感受器对下颌升颌肌群肌电活动的促进作用：前牙对刃咬合接触，后牙区没有咬合接触或借助牙列间放置压舌板提供咬合支持，通过表面电极来记录这两种情况下升颌肌群的肌电活动值。RAT和LAT，左右侧颞肌前束；RPT和LPT，左右侧颞肌后束；RM和LM，左右侧咬肌浅层。

时产生意识感知。

升颌肌收缩强度对咬合力的大小和分布有着重要影响，其强度与肌肉厚度、肌纤维直径以及肌纤维分布都有关。一般男性的咬合力大于女性，但是同时也取决于年龄（图14-3）。咬合力与面部外形是有关联的，面部垂直距离关系和下颌角都会随着咬合力量的增加而减小；因此长面型一般咀嚼肌力量较薄弱，而方面型则咀嚼肌较强壮。咀嚼肌的

过度使用如经常持续的夜磨牙症，会导致咬肌肥大（图14-4A）。相反，如果由于咀嚼需求减少、牙齿脱落或持续疼痛以及咬合力下降，则会导致升颌肌活动减弱，甚至可能表现出营养不良，颞部和颊部会失去支撑而明显地凹陷（图14-4B）。

下颌开口运动和水平向运动

下颌的下降由舌骨上肌群（二腹肌前腹、颏舌骨肌和下颌舌骨肌）在双侧翼外肌的协助下完成。通过舌骨上肌群将下颌骨与舌骨相连接。当舌骨在舌骨下肌群的作用下固定不动时，舌骨上肌群参与下降下颌骨。

双侧翼外肌同时收缩，下颌实现对称性前伸。颞肌后束和舌骨上肌群在咬肌的协助下完成下颌后退运动。下颌骨向一侧移动（下颌侧方运动）时，在同一侧（同侧）颞肌的辅助参与下，另外一侧（对侧）翼外肌收缩就会形成侧向位移。然而下颌侧方运动通常会与对侧的下颌前伸运动相结合，因此形成下颌的前外侧向运动。

咀嚼肌疼痛

咀嚼肌紊乱的典型症状

肌肉疼痛是咀嚼肌紊乱患者最常见的主诉症

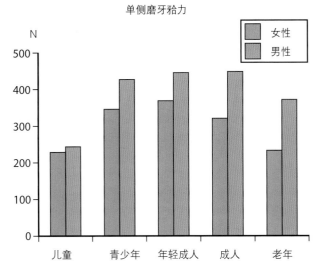

图14-3　与年龄和性别相关的单侧磨牙区域𬌗力测定　基于Bakke等（1990）和Palinkas等（2010）的研究数据。注意从童年到成年，随着年龄增长𬌗力不断增加，在老年阶段随着年龄增长𬌗力逐渐减弱，女性的𬌗力低于男性。

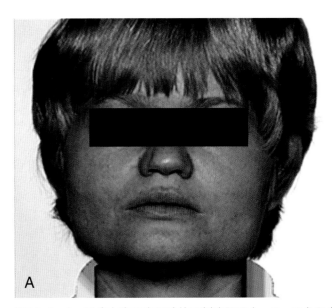

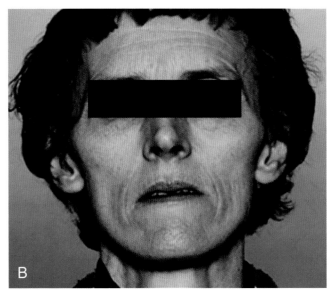

图14-4　**A**，重度夜磨牙症导致的双侧咬肌肥大。**B**，不良义齿引起的双侧咬肌营养不良。

状，也是口颌面部慢性疼痛最常见的原因。肌肉疼痛往往是弥漫性的；它可以位于疼痛原发处，也可能放射或者牵涉到其他部位。颞肌疼痛通常表现为颞部和前额区域的面部疼痛或头痛，咬肌疼痛则表现为下颌和后牙疼痛，翼内肌疼痛表现为面颊深部和耳前区疼痛，翼外肌疼痛会感觉颧骨区域不适。此外，颈部、枕下肌和胸锁乳突肌的慢性疼痛也可能会扩散到面部。咀嚼肌的疼痛强度一般是轻度到中度。这种疼痛被描述为一种持续的"深度钝痛"或"紧绷感"或"压力感"，体验不愉快且经常使人筋疲力尽，而且很少与一般的疾病感觉或其他伴随症状相关。疼痛通常是渐进性的，可能从最初的疲劳感逐渐发展到剧烈疼痛。疼痛还可以持续存在，可在下颌静止时自发产生，也可以是在咀嚼、肌肉收缩、舒张或触诊时诱发所产生。除了疼痛症状外，无力、僵硬、强直或肿胀以及下颌张口受限也常是咀嚼肌紊乱的特征。

病理生理学和肌痛

肌痛是一种深部躯体疼痛，能引起中枢兴奋性效应和自主神经反应。深部疼痛的输入也会引起反射性疼痛、痛觉过敏、自主神经效应、继发性肌肉共收缩以及情绪反应。导致咀嚼肌疼痛的信息可通过位于肌肉、筋膜和肌腱复合体中的游离神经末梢，也就是伤害感受器（充当痛觉感受器）来进行传递。伤害感受器通过小直径、缓慢传导的初级三叉神经传入纤维传递到三叉神经尾侧亚核和运动核，同时局部反射也能够引起运动反应。传导到感觉运动皮层的上行通路是定位、辨别和评估疼痛的基础，而输入到下丘脑和边缘系统的则是用于提供自主和情感反应，所有这些信息会形成痛觉体验。持续的外周刺激诱发产生的疼痛介质，是引起咀嚼肌疼痛长期存在的因素。然而由于外周神经和中枢神经的敏化，咀嚼肌疼痛的慢性感觉还可能与"神经性转换"有关。这种二分法病因对于肌痛的评估和治疗非常重要（Clark 2012）。

痛觉感受器对机械力以及内源性致痛物质产生的机械刺激和化学刺激做出反应。在自然条件和患病条件下，肌肉疼痛都可以由创伤、肌肉持续或强力收缩导致的过度使用、拉伸、缺血、充血或感染等原因引起。然而大多数关于疼痛的研究都是采用针对健康受试者设计实验性疼痛的方法，常用肌肉注射以及实验性咀嚼和咬合任务来产生疼痛。局部情况，如炎症，会增加疼痛的感受性，因为即使是正常的非伤害性刺激，也可能通过激活低阈值感受器，导致疼痛感受器的自发活动增加而出现酸胀和疼痛，这种致敏过程很可能就是肌肉压痛和痛觉过敏的外周机制（Graven Nielsen & Messe 2001）。肌肉受到压迫和损伤会直接激活疼痛感受器，其作用通路为：损伤的细胞膜释放前列腺素，血管释放炎症介质和神经肽，如缓激肽和5-羟色胺，以及从神经末梢释放P物质和降钙素基因相关肽，这些都会导致痛觉感受器的敏化。在缺血肌肉中，由于肌肉收缩力的作用，氧含量和pH开始降低，就会引起缓激肽和前列腺素的释放，导致肌肉疼痛感受器的敏化。不同的瞬时刺激可以相互促进：如肌肉长时间负荷会导致细胞外钾浓度增加，从而出现对缺氧造成的化学刺激和机械刺激敏感性的增强，又会引起肌肉内压力的增加和肌肉收缩等其他效应。肌肉、关节、皮肤和内脏传入信息在神经元处的汇聚，是肌肉疼痛定位差和辨别力差的解剖学基础，也是其他组织出现牵涉疼痛的原因。TMDs和紧张型头痛之间症状的明显重叠表明了二者具有共同的疼痛信号通路（Caspersen et al. 2013）。

如果传入神经元发生长期持续性活动后，在尾侧亚核的二级神经元中，可能会出现反应性或致敏性特征的改变，因为一系列上行和下行的神经递质突触调控机制影响着信号在中枢通路的传递。对于骨骼肌紊乱来说，疼痛体验与伤害性刺激的强度和持续时间之间的相关性很弱，其主要原因是中枢致敏和调控的机制；这一点对于慢性紧张型头痛也是如此。已证明心理压力会增加咀嚼肌的压力-疼痛敏感性（Michelotti et al. 2000）。肌痛和更多其他广义疼痛情况的扩散都可能与中枢敏化有关，因为这个现象不仅包括三叉神经尾侧亚核神经元兴奋性的增加，而且还包括对应接受区域面积的扩大。

咀嚼肌紊乱的病史采集和检查

作为全面评估咀嚼肌的一部分，应该包含系统的病史记录和颞下颌关节检查（触诊和听诊）以及牙齿咬合关系检查（表14.1）。因为临床医生常常没有将肌肉检查作为常规牙科评估的一部分，所以咀嚼肌紊乱问题经常会被忽略。临床上可以参考第8章所述的诱发试验来进行评估，作为补充测试，如诊断性注射和咀嚼任务，也都有助于咀嚼肌的临床诊断。正确诊断的基础是对症状和体征的彻底识别（见第13章）。需要明确患者的主诉，并根据其

表14.1 咀嚼肌评估

病史
• 主诉（如面部疼痛和头痛、下颌强直或开口受限，以及咀嚼障碍）
• 一般特征：
• 医疗问题，包括药物和社会以及社会心理因素
• 局部特征：
• 下颌功能——活动度、咀嚼和副功能运动（磨牙症）
• 肌肉疼痛——定位、发病、病程、特征（质量、强度，变化、激发和缓解）和伴随症状、既往检查和治疗

临床检查
• 口颌面部检查：面部外观；咀嚼肌（下颌活动度、压痛和扳机点）；牵涉痛有无、与原发疼痛的一致性以及强度

影响的严重程度予以逐项罗列。需要谨记的是，咀嚼肌紊乱常与颞下颌关节紊乱病共存，或是全身系统性疾病的一部分。如果怀疑系统性疾病是引起症状的主要原因或重要的促成因素，应将患者进行转诊。

咀嚼肌紊乱的既往史

咀嚼肌紊乱病史通常包括书面调查问卷和问诊病史。问卷可在初次预约前邮寄给患者来完成。问卷涵盖常规的医学问题、牙齿问题、有无头部和面部疼痛，可以在示意图上标注疼痛的相应部位（图14-5A），以及下颌运动受限和咀嚼疼痛等相关信息。调查问卷除了提供病史信息外，还会为良好的医患沟通提供依据。在询问病史时，医生还应注意面部外形可能的变化、患者对于疼痛的表达、不自主的下颌运动以及患者对疾病的态度这些信息。在框14.1中给出了面诊的主题，但患者情况的更多细节取决于问诊与临床医生对咀嚼肌紊乱症状和体征的熟悉程度。

可以采用10cm视觉模拟评分（VAS）水平线（左端点为"无疼痛"；右端点为"无法忍受的疼痛"）作为评估咀嚼肌疼痛强度的辅助手段，不仅用于初诊评估，而且还能监测治疗的效果反应（图14-6）。疼痛的强度和治疗效果也可以从以下几个

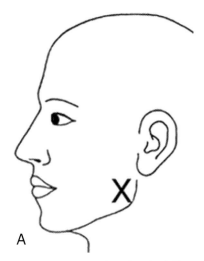
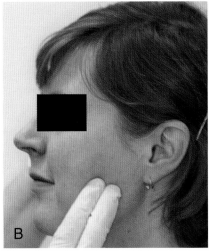

图14-5 **A**，患者自行完成的书面问卷调查图表上标注的咀嚼肌疼痛位置。**B**，检查者双指触压咬肌，根据患者的口述和面部表情评定压痛程度。

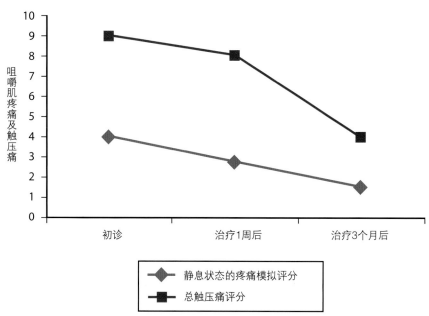

42岁女性咀嚼肌疼痛患者采用健康教育、对乙酰氨基酚和殆垫治疗

图14-6 42岁女性，采用健康教育、口服对乙酰氨基酚、戴用殆垫来治疗咀嚼肌疼痛 通过视觉模拟评分（VAS）记录肌肉疼痛、双侧颞肌和咬肌总触压痛评分，用于说明治疗肌筋膜疼痛的效果概述。

方面进行评估：

· 使用的药物
· 患者社交习惯的变化
· 记录疼痛每日变化的疼痛日记

临床检查

临床检查有两个主要目的：

· 评估下颌功能
· 再现患者的疼痛

框14.1 咀嚼肌紊乱
1. 肌肉疼痛
a. 肌痛
b. 肌腱炎
c. 肌炎
d. 肌痉挛
2. 肌挛缩
3. 肌肥大
4. 肌肿瘤
5. 运动障碍（口颌面部运动障碍和颌面部肌张力异常）
6. 全身和中枢疼痛障碍引起的咀嚼肌疼痛（纤维肌痛或广泛疼痛）

评估下颌功能主要通过记录如下信息来实现：

· 下颌动度
· 通过下颌最大开口、咀嚼和肌肉触诊所诱发的疼痛

常规评估下颌功能可以通过测量上下切牙间的最大开口度来体现，其数值需要增加覆殆量或减去开殆的垂直距离量。垂直向运动范围测量的可靠性非常好，对于下颌运动范围的测量，应包括无痛状态下的最大开口度和无关疼痛的最大自主开口度。一般认为，小于40mm的最大自主开口是轻度张口受限，小于30mm则为重度张口受限。在下颌大张口时，由于升颌肌被拉伸，因此诱发或加重咀嚼肌疼痛；患者还可能由于主动开口动作本身，或当临床医生在上下切牙区轻柔地施加开口方向的力，以期增大开口度的被动开口动作，引起或加重肌肉疼痛。出于诊断的目的，还可以采用咀嚼试验来激发或加重咀嚼肌疼痛（Farella et al. 2001），咀嚼实验常用口香糖或棉卷，同时这个方法也可用于评估咀嚼功能（图14-7）。

对于患者而言，定位疼痛部位可能并不容易，

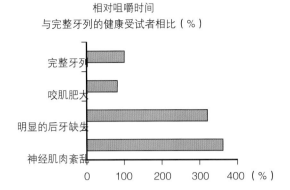

相对咀嚼时间
与完整牙列的健康受试者相比（%）

图14-7 与完整牙列的健康受试者比较，不同患病情况下咀嚼标准大小苹果片的相对咀嚼时间。

但是根据手法触诊诱发疼痛和最终牵涉疼痛部位可以更准确地确定疼痛来源。女性患者与男性患者相比，存在更多咀嚼肌的压痛和更强烈的疼痛程度（Schmid-Schwap et al. 2013）。压痛的触诊评估通常可以采取单侧或双侧来进行，由一个或两个手指施加特定的1~2kg压力（图14-5B）。表浅的颞肌和咬肌最便于触诊，对颞肌和咬肌而言，手法触诊的可靠性是被普遍接受的，但其有效性一直受到质疑。

对触诊的反应可以用言语评估和反射反应来评定，例如：
· 0（无痛——无反射性反应）
· 1（轻度——无反射性反应）
· 2（中度——畏缩或痛苦面容）
· 3（严重——逃避反应）

总的触痛得分可以由各肌肉评分累加而得，通常包括双侧颞肌和咬肌的触诊结果（图14-6）。口外手法触诊可辅以压力痛觉计数仪，以增加可靠性和有效性。触诊可以揭示肌肉组织一致性的变化，如沿肌纤维平行方向呈紧绷状态并存在扳机点则可视为过度应激表现，同时也可以出现其他部位牵涉痛，或者肌肉体积上的改变也就是肌肉萎缩或肥大。但是这些结论的可靠性和有效性不能完全令人信服。

用于辅助诊断的其他评估方法包括：
· 颈部肌肉触诊，为口颌面部疼痛常见的牵涉痛
· 激发试验，在第8章中有具体描述
· 肌肉注射局部麻醉剂以确定疼痛的位置

咀嚼肌紊乱的分类

针对咀嚼肌紊乱的分类有多种，但是都存在着缺陷或受质疑的内容。本章中有关咀嚼肌紊乱的分类和疼痛为基础相关的体征与症状的内容，均源自Peck等（2014）所提供的颞下颌关节紊乱病（DC/TMD）的诊断标准，这是当前通用的国际分类。这种分类系统是基于以症状和体征为特征的诊断，而不是根据潜在的机制或病因。此外，首次发病的信息和疾病的持续时间在诊断过程中也很重要。

肌痛是迄今为止最常见的咀嚼肌紊乱诊断类型，其治疗相对简单。但更为重要的是，需要谨记还存在其他几种诊断，如有些症状较严重的情况，需要跨学科治疗或转诊到专科医生和医院去治疗。在所有与疼痛有关的诊断中，这种疼痛或者头痛与其他疼痛或者头痛的表现并不能很好地鉴别。根据症状持续时间，肌痛可以分为急性或慢性肌痛，通常认为疼痛持续超过正常痊愈时间即为慢性肌痛。国际疼痛研究协会（IASP）认为3个月可以作为鉴别急慢性疼痛的时限。

肌肉疼痛诊断

肌肉疼痛诊断的定义为受到下颌运动、功能或副功能运动影响的肌源性疼痛，并可通过刺激咀嚼肌试验诱发疼痛，继发于疼痛还可以出现下颌运动受限。进行肌痛诊断时，除了基于针对咬肌和颞肌的检查外，在检查其他咀嚼肌时，特定诱发试验的阳性结果也可协助确定诊断。

肌痛

病史：下颌、颞部、耳前或耳内疼痛，疼痛受到下颌运动、功能或副功能运动的影响。

检查：通过如下至少一种诱发试验诱导出颞肌或咬肌区相似的疼痛症状：颞肌或咬肌的触诊、最大主动或最大被动开口。

局部肌痛

病史：同肌痛。

检查：确认颞肌或咬肌的疼痛部位；触诊出现主诉肌肉疼痛；肌肉触诊疼痛局限于指尖触诊的直接接触部位。

肌筋膜疼痛

病史：同肌痛。

检查：确认颞肌或咬肌的疼痛部位；触诊出现主诉肌肉疼痛；触诊后引发疼痛超出触诊部位但仍在肌肉范围内。

牵涉性肌筋膜疼痛

病史：同肌痛。

检查：确认颞肌或咬肌的疼痛部位；触诊出现主诉肌肉疼痛；触诊后引发超出触诊肌肉范围的其他肌肉疼痛。

腱炎（肌腱炎）

肌腱炎被定义为受到下颌运动、功能或副功能运动影响的腱源性疼痛，可以通过刺激咀嚼肌腱来诱发疼痛。可以出现继发于疼痛的下颌运动受限。颞肌肌腱是肌腱炎的常见好发部位，同时可以出现牙齿和其他邻近部位的牵涉性疼痛。

病史：同肌痛。

检查：在包括颞肌的所有咀嚼肌肌腱中确定疼痛部位，并可通过以下诱发试验中的至少一项诱发出相似的主诉疼痛：肌腱触诊、最大自主开口或最大被动开口。

肌炎

肌炎的诊断是指源自炎症或感染的临床特征表现（水肿、红斑和/或温度升高）所导致的肌肉疼痛。通常在肌肉受到直接损伤或感染后急性发作，以及患有慢性自身免疫性疾病情况时。继发于疼痛常表现出下颌自主运动受限。

病史：同肌痛。

检查：与局部肌痛的确诊相同，肌肉表面表现有水肿、红斑和/或温度升高。

实验室检查：血清学检测可能显示酶水平升高（如肌酸激酶）、有炎性标志物和存在自身免疫性疾病。

肌痉挛

痉挛是指肌肉突发性、不自主、可逆性的强直性收缩表现。痉挛可以影响任何咀嚼肌。可能会表现出急性错𬌗。

病史：如局部肌痛的定义那样迅速出现肌痛，以及立即发作的下颌运动受限。

检查：与局部肌痛的确诊相同，包括咀嚼肌疼痛，在累及肌肉被动伸长的方向表现为下颌运动受限。

实验室检查：肌电图（EMG）活动幅值高于健侧肌肉。

肌挛缩

挛缩是指由于肌腱、韧带或肌纤维的纤维化所导致的肌肉长度缩短表现。常常不表现疼痛症状，只有当肌肉过度伸展时才会出现疼痛。患者多有放射治疗、创伤或感染等既往病史。临床最常见的发作部位是咬肌或翼内肌。

病史：下颌运动范围逐渐减小。

检查：下颌自主运动和被动运动受限，与被动运动时所受到牢固而无法弯曲的抵抗有关。

咀嚼肌肥大

肥大是指一块或多块咀嚼肌的增大，表现为肌肉的力量和体积增加，通常不伴有疼痛。可继发于过度咀嚼，磨牙症和/或肌肉的慢性紧张。基于临床医生对肌肉大小的评估即可诊断，但需要考虑颅面形态和种族之间的差异。

病史：一块或多块咀嚼肌增大，由照片或以前的检查记录提供依据。

检查：一块或多块咀嚼肌体积增大（可辅以超声检查）。

肿瘤

咀嚼肌肿瘤是由组织增生这一组织学特征来

判定的。较为罕见，可以是良性或者恶性（如转移性）。可以表现出肿胀、痉挛、功能性疼痛、张口受限，伴有或不伴有感觉运动改变（如感觉异常和乏力）等症状。当疑似肿瘤时，借助特殊的影像诊断方法，如CT/CBCT和/或MRI成像以及组织活检手段，都是必不可少的。

运动障碍

口颌面部运动障碍和口下颌肌张力障碍都是罕见的神经系统疾病，主要表现为不自主运动如舞蹈样运动，或过度的、不自主的并且呈持续性或反复性的肌肉收缩现象，可能会累及面部、口唇、舌和/或下颌。口下颌肌张力障碍通常分为下颌开口障碍、下颌闭口障碍、下颌偏斜障碍及舌肌张力障碍，或者为上述类型的合并。这些情况普遍会存在咀嚼、吞咽异常和牙齿磨损（Bakke et al. 2013）。

咀嚼肌疼痛导致全身和中枢性疼痛障碍

如果存在广泛的肌肉疼痛（肌纤维痛），在18个特定肌肉位点中至少出现11个对称性压痛点，并同时诊断有咀嚼肌疼痛，通常认为患者处于全身疼痛状态。

颞下颌关节紊乱源性头痛

颞部疼痛可能是一种常见的紧张型头痛（框14.2），但也可能继发于疼痛相关的TMD。TMD引起的头痛会因下颌功能或副功能运动而加重，并且可以通过咀嚼系统刺激试验来诱发出现。

病史：任何类型的颞部头痛，而且头痛程度受到下颌运动、功能运动或副功能运动的影响。

框14.2　紧张型头痛

至少包括以下疼痛特征中的两种：
- 压迫或紧束（非搏动）性疼痛；轻中度疼痛（活动受到抑制，但并未限制）；双侧发生；楼梯行走或类似日常体力活动不会加重头痛

以下两项兼备：
- 无呕吐
- 下列症状中不超过一种——恶心、畏光和声音恐惧症

检查：确诊头痛区域位于颞肌部位，触诊颞肌区，最大自主开口、被动开口做下颌左右侧向运动或前伸运动时可引起相似的头痛症状。

咀嚼肌疼痛与紊乱的治疗

咀嚼肌紊乱的治疗宗旨是减轻疼痛和改善下颌功能。理想情况下，对咀嚼肌紊乱进行治疗需要基于循证医学和成本效益。如果缺乏循证医学证据，治疗应以公认的临床实践为基础（Kuttila et al. 1998）。目前尚无证据表明咀嚼肌肌痛本质上具有渐进性发展的特点，因此治疗应首先选择可逆和微创疗法，这些治疗方法旨在促进肌肉骨骼系统的自然愈合能力，并促使患者积极配合参与疾病治疗。如果有局部和全身性疾病，以及怀疑患有肿瘤、内科疾病和神经问题，则需要转诊或与内科医生和其他医疗专家合作。

根据咀嚼肌紊乱的类型和严重程度，可以采用以下几种治疗方法的组合：

- 首先采取咨询和教育方式，通常与服用药物（根据需要）同时进行以减轻疼痛
- 止痛药（如扑热息痛和对乙酰氨基酚）和非甾体抗炎药通常用于治疗骨骼肌疼痛。已经证实非甾体抗炎药（布洛芬）对肌肉疼痛的缓解有积极作用。此外，局部应用非甾体抗炎药凝胶可能也有一定的效果
- 还可以使用肌松剂，采用地西泮治疗1个月可以缓解咀嚼肌的持续疼痛。三环类抗抑郁药也在治疗咀嚼肌慢性肌筋膜疼痛中发挥重要作用。此外阿米替林对慢性紧张型头痛也有积极的治疗作用，但常见口干、镇静和便秘等副作用
- 口内戴用粭垫，如稳定性粭垫（采用硬质丙烯酸树脂材质）通常是颞下颌关节紊乱病的主要治疗方法。关于它们的治疗作用方式存在争议，有研究者认为部分源于其安慰剂效应（Forssell et al. 1999）。然而，对随机对照试验的Meta分析表明，硬质稳定性粭垫经过合理调整后，与没有咬合面的粭垫和不做治疗相比，在减轻颞下颌关节紊乱病导致的肌肉和关节疼痛方面，还是具有适

度的治疗效果（Fricton et al. 2010）。有证据表明，其他类型的𬌗垫，包括软质稳定𬌗垫、前伸定位𬌗垫以及前牙接触式𬌗垫，在减轻TMD疼痛方面也都是有效的。然而，戴用这些𬌗垫出现副作用的风险很高，而且在使用过程中进行密切监测非常必要，因此一般不予推荐

- 常常采用物理治疗方法与颞下颌关节紊乱病相关的咀嚼肌疼痛。通过大多数物理疗法，TMDs和其他慢性骨骼肌疼痛的症状都会得到改善（Feine & Lund 1997）。然而，并没有证实大多数疗法比安慰剂更有效。这些信息提示我们对患者的关心和照顾本身可能才是起作用的因素。被动运动和拉伸可能会增加下颌运动的范围，但对肌肉疼痛的作用很弱，从其他骨骼肌紊乱的治疗来看，针对特定疼痛区域的主动运动可以增强肌肉力量、改善功能和减轻疼痛（Feine & Lund 1997）

- 针灸在治疗咀嚼肌疼痛方面可能具有作用。利用热敷、电刺激（TENS）、超声波和低强度激光来治疗慢性肌肉疼痛和疾病尚缺乏足够证据

- 咬合因素可能会导致颞下颌关节紊乱，但影响程度很小。不建议仅用调𬌗或修复重建来治疗咀嚼肌紊乱

参考文献

[1] Bakke M, Holm B, Jensen BL, et al: Unilateral, isometric bite force in 8-68-year-old women and men related to occlusal factors, *Scand J Dent Res* 98:149–158, 1990.

[2] Bakke M, Larsen BM, Dalager T, et al: Oromandibular dystonia-functional and clinical characteristics: a report on 21 cases, *Oral Surg Oral Med Oral Pathol Oral Radiol* 115:e21–e26, 2013.

[3] Caspersen N, Hirsvang JR, Kroell L, et al: Is there a relation between tension-type headache, temporomandibular disorders and sleep? *Pain Reas Treat* 2013:845684, 2013.

[4] Clark GT: The 30 most prevalent chronic painful diseases, disorders, and dysfunctions that occur in the orofacial region. In Clark GT, Dionne RA, editors: *Orofacial Pain. A Guide to Medications and Management*, Chichester, 2012, Wiley-Blackwell, pp 3–29.

[5] Dworkin SF, LeResche L: Research diagnostic criteria for temporomandibular disorders, *J Craniomandib Disord* 6: 301–355, 1992.

[6] Eriksson PO, Haggman-Henrikson B, Nordh E, et al: Co-ordinated mandibular and head-neck movements during rhythmic jaw activities in man, *J Dent Res* 79:1378–1384, 2000.

[7] Farella M, Bakke M, Michelotti A, et al: Effects of prolonged gum chewing on pain and fatigue in human jaw muscles, *Eur J Oral Sci* 109:81–85, 2001.

[8] Feine JS, Lund JP: An assessment of the efficacy of physical therapy and physical modalities for the control of chronic musculoskeletal pain (review), *Pain* 71:5–23, 1997.

[9] Forssell H, Kalso E, Koskela P, et al: Occlusal treatments in temporomandibular disorders: a qualitative systematic review of randomized controlled trials (review), *Pain* 83:549–560, 1999.

[10] Fricton J, Look JO, Wright E, et al: Systematic review and meta-analysis of randomized controlled trials evaluating intraoral orthopedic appliances for temporomandibular disorders, *J Orofac Pain* 24: 237–254, 2010.

[11] Graven-Nielsen T, Mense S: The peripheral apparatus of muscle pain: evidence from animal and human studies (review), *Clin J Pain* 17:2–10, 2001.

[12] Kuttila M, Niemi PM, Kuttila S, et al: TMD treatment need in relation to age, gender, stress, and diagnostic subgroup, *J Orofac Pain* 12:67–74, 1998.

[13] Lobbezoo F, Naeije M: Bruxism is mainly regulated centrally, not peripherally, *J Oral Rehabil* 28: 1085–1091, 2001.

[14] Manfredini D, Guarda-Nardini L, Wincour E, et al: Research diagnostic criteria for temporomandibular disorders: a systematic review of axis I epidemiologic findings, *Oral Surg Oral Med Oral Pathol Oral Radiol* 112:453–462, 2011.

[15] Michelotti A, Farella M, Tedesco A, et al: Changes in pressure-pain thresholds of jaw muscles during a natural stressfull condition in a group of symptom-free subjects, *J Orofac Pain* 14:279–285, 2000.

[16] Palinkas M, Nassar MS, Cecílio FA, et al: Age and gender influence on maximal bite force and masticatory muscles thickness, *Arch Oral Biol* 55: 797–802, 2010.

[17] Peck CC, Goulet JP, Lobbezoo F, et al: Expanding the taxonomy of the diagnostic criteria for temporomandibular disorders, *J Oral Rehabil* 41:2–23, 2014.

[18] Schmid-Schwap M, Bristela M, Kundi M, et al: Sex-specific differences in patients with temporomandibular disorders, *J Orofac Pain* 27:42–50, 2013.

[19] Sciote JJ, Morris TJ: Skeletal muscle function and fiber types: the relation between occlusal function and the phenotype of jaw-closing muscles in human, *J Orthod* 27:15–30, 2000.

[20] Türker KS: Reflex control of human jaw muscles, *Crit Rev Oral Biol Med* 13:85–104, 2002.

[21] Türp JC, Schindler H: The dental occlusion as a suspected cause of TMDs: epidemiological and etiological considerations, *J Oral Rehabil* 39:502–512, 2012.

推荐阅读

[1] Bakke M: Mandibular elevator muscles: physiology, action, and effect of dental occlusion (review), *Scand J Dent Res* 101:314–331, 1993.

[2] Bakke M, Thomsen CE, Vilmann A, et al: Ultrasonographic assessment of the swelling of the human masseter muscle after static and dynamic activity, *Arch Oral Biol* 41:133–140, 1996.

[3] Bendtsen L, Jensen R: Amitriptyline reduces myofascial tenderness in patients with chronic tension type headache, *Cephalalgia* 20:603–610, 2000.

[4] Dao TT, Lund JP, Lavigne GJ: Pain responses to experimental chewing in myofascial pain patients, *J Dent Res* 73:1163–1167, 1994.

[5] Drangsholt M, LeResche L: Temporomandibular disorder

pain. In Crombie IK, Croft PR, Linton SJ, et al, editors: *Epidemiology of Pain. Task Force on Epidemiology of the International Association for the Study of Pain*, Seattle, 1994, IASP Press, pp 203–233.

[6] Dworkin SF, Huggins KH, LeResche L, et al: Epidemiology of signs and symptoms in temporomandibular disorders: clinical signs in cases and controls, *J Am Dent Assoc* 120:273–281, 1990.

[7] Dworkin SF, LeResche L, DeRouen T, et al: Assessing clinical signs of temporomandibular disorders: reliability of clinical examiners, *J Prosthet Dent* 63:574–579, 1990.

[8] Kreiner M, Betancor E, Clark GT: Occlusal stabilization appliances. Evidence of their efficacy (review), *J Am Dent Assoc* 132:770–777, 2001.

[9] Layzer RB: Muscle pain, cramps and fatigue. In Engel AG, Franzini-Amstrong C, editors: *Myology*, New York, 1994, McGraw-Hill, pp 1754–1768.

[10] Levine JD: Arthritis and myositis. In Campbell JN, editor: *Pain 1996—an Updated Review*, Seattle, 1996, IASP Press, pp 327–337.

[11] Lund JP: Pain and movement. In Lund JP, Lavigne GJ, Dubner R, et al, editors: *Orofacial Pain. From Basic Science to Clinical Management. The Transfer of Knowledge in Pain Research to Education*, Chicago, 2001, Quintessence, pp 151–163.

[12] Mense S: Nociception from skeletal muscle in relation to clinical muscle pain (review), *Pain* 54:241–289, 1993.

[13] Merskey H, Bogduk N, editors: *Classification of Chronic Pain, Description of Chronic Pain Syndromes and Definition of Pain Terms*, ed 2, Second Task Force on Taxonomy of the International Association for the Study of Pain, Seattle, 1994, IASP Press, pp xi–xiii.

[14] Møller E: The chewing apparatus. An electromyographic study of the action of the muscles of mastication and its correlation to facial morphology, *Acta Physiol Scand* 69(Suppl 280):1–229, 1966.

[15] National Institutes of Health: Management of temporoman-dibular disorders. National Institutes of Health Technology Assessment Conference statement, *J Am Dent Assoc* 127:1595–1606, 1996.

[16] Sacchetti G, Lampugnani R, Battistini C, et al: Response to pathological ischaemic muscle pain to analgesics, *Br J Clin Pharmacol* 9:165–190, 1980.

[17] Salmon S: Muscle. In Williams PL, Bannister LH, Berry MM, et al, editors: *Gray's Anatomy. The Anatomical Basis of Medicine and Surgery*, ed 38, Edinburgh, 1995, Churchill Livingstone, pp 737–900.

[18] Scott J, Huskisson EC: Graphic representation of pain, *Pain* 2:175–184, 1976.

[19] Sessle BJ: Masticatory muscle disorders: basic science perspectives. In Sessle BJ, Bryant PS, Dionne RA, editors: *Temporomandibular Disorders and Related Pain*, Seattle, 1995, IASP Press, pp 47–61.

[20] Singer E, Dionne R: A controlled evaluation of ibuprofen and diazepam for chronic orofacial muscle pain, *J Orofac Pain* 11:139–146, 1997.

[21] Stal P, Eriksson PO, Thornell LE: Differences in capillary supply between human oro-facial, masticatory and limb muscles, *J Muscle Res Cell Motil* 17:183–197, 1996.

[22] Stockstill J, Gross A, McCall WD: Interrater reliability in masticatory muscle palpation, *J Craniomandib Disord* 3:143–146, 1989.

[23] Svensson P, Houe L, Arendt-Nielsen L: Effect of systemic versus topical nonsteroidal antiinflammatory drugs on postexercise jaw-muscle soreness: a placebo-controlled study, *J Orofac Pain* 11:353–362, 1997.

[24] Tuxen A, Bakke M, Pinholt EM: Comparative data from young men and women on masseter muscle fibres, function and facial morphology, *Arch Oral Biol* 44:509–518, 1999.

[25] Wolfe F, Smythe HA, Yunus MB, et al: The American College of Rheumatology criteria for the classification of fibromyalgia. Report of a multicenter criteria committee, *Arthritis Rheum* 33:160–172, 1990.

殆与牙周健康

Occlusion and Periodontal Health

Jan A. De Boever, AnneMarie De Boever

概述

对于咀嚼系统的神经肌肉生理学机制而言，牙周结构的稳定，需要通过借助功能性咬合力激活牙周机械力感受器这一过程来实现。咬合力会刺激牙周膜上的感受器，最终达到调节颌骨运动和咬合力的作用。如果没有对颌牙，牙周膜会出现无功能性萎缩。牙的动度体现的是牙周膜黏弹性质和功能反应的临床表现。

由于常规的代谢影响、创伤殆和炎症的原因，牙的动度可能会发生变化。牙列间存在的早接触会导致牙周结构受损。

健康牙周组织受到殆创伤，会加重牙的动度，但不会导致牙周附着丧失。而对于存在炎症的牙周组织，创伤殆会使炎症向根尖方向迅速扩散，并会导致更多相应骨组织的丧失。在牙周治疗前进行调

殆，可能会获得更多的附着水平。

创伤殆（如深覆殆）可能会导致龈缘剥离。牙龈退缩和牙颈部非龋性颈部病损的病因多种多样，其中包括早接触和过于深的咬合引导。

健康的牙周结构和咬合力

健康的牙周结构，包括根周牙骨质、牙周韧带和牙槽骨，构成功能单元或器官。牙周韧带是位于牙齿和牙槽骨之间高度特殊的连接结构，它在支持咀嚼、吞咽和说话等正常口腔功能活动中，起到结构、感觉和营养单元的作用。它具有非常密集而且互相连接的纤维网络，这些网络与骨相附着。其中嵴上纤维组特别重要，因为它们维持着牙齿在牙弓中的相对位置。牙周膜中的胶原纤维非常致密，在总体积中占比多达75%。特定的Sharpey纤维是沿着

根尖方向排列的，其两端嵌入牙槽骨和牙根牙骨质中。由于这些嵴上纤维相互连接的存在形式，天然牙列如同被穿在绳上的珠子一样。牙齿共同承担功能作用，但又在牙槽骨中有各自的活动度。牙周韧带整体具有黏弹性特质，韧带可以起到固定牙齿和缓冲咬合力的作用，牙周膜的厚度与施加在其上的力直接相关。

牙周膜具有丰富而密集的血管和神经网络，牙周膜中包含用于运动和定位的本体感受器以及用于触觉、疼痛和压力的机械感受器。它们用于调节肌肉功能和咬合力，以避免牙齿和牙槽骨过载与损伤。牙周膜可以分散、缓冲和吸收咬合力。在生理条件下，咬合力传递到牙槽骨，再传递到下颌骨、上颌骨以及整个颅骨。牙槽突在功能性负荷下具有明显的塑形和改建能力。牙槽突的改建速率约为每年20%，而牙槽骨的基骨部分没有这种能力。牙周膜和牙槽骨需要咬合力的功能性刺激，以维持其生理和健康状况。

牙动度

牙的生理动度是牙周膜所具备组织学特征导致的结果。单根和多根牙在水平和垂直方向上的生理动度均不同，并且与牙周膜的宽度、高度和特性有关（图15-1）。

牙齿在受到垂直方向上1N的轻力时，其位移幅度为0.02mm。在较大的垂直向力作用下，由于牙周膜内的静脉液体和血液被挤入静脉腔和松质骨，所以牙齿会向根尖方向移动。去除施加的咬合力后，牙齿需要1~2分钟才能恢复到正常位置。这就可以解释了为什么在咀嚼之后牙齿的活动性会降低，并且牙齿处于更偏向根尖的位置。

在健康条件下，牙齿在500g水平方向力的作用下，所移动的幅度如下所示（Mühlemann1960）：

· 切牙：0.1~0.12mm

· 尖牙：0.05~0.09mm

· 前磨牙：0.08~0.1mm

· 磨牙：0.04~0.08mm

牙动度也可以应用牙动度仪Periotest（Siemens

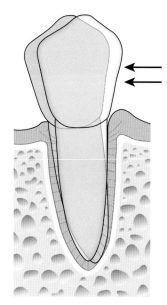

图15-1 健康牙周组织中牙齿的生理性松动度，是由牙槽骨高度、牙根形状和受力大小决定的，而且其动度范围是有限的。

AG，Benscheim，德国）进行估算，这种电子设备可以测量牙周膜对毫秒级别、短时、动态轻力的反应。这种动态作用力在速度和持续时间方面与咀嚼力很相似。

在较大的咬合力作用下，力传递到牙槽骨，因此牙槽突会有轻微形变，该力也会通过牙之间的邻接点传递到相邻的牙齿。

牙动度的评估

出于研究的目的，精确测量个体牙动度（牙周测量）是很必要的。在临床上，常用器械两头夹持于牙齿上，沿前外侧方向摇动，来评估牙动度。

牙松动度通常分为4度：

· 0度：生理性动度

· 1度：动度增加，但松动幅度在1mm以内

· 2度：动度明显增加，松动幅度超过1mm

· 3度：松动幅度超过1mm，并且可有垂直向位移（牙齿可被压低）

影像检查也可以观察到牙动度增加：牙周膜间隙变宽，但没有垂直向或角形骨吸收，牙周袋的探诊深度也没有增加（图15-2和图15-3）。

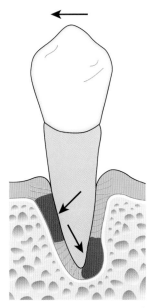

图15-2 沿一个方向施加在牙齿上的力，会引起施力对侧的牙槽骨边缘和同侧的根尖区域的牙周膜变宽。

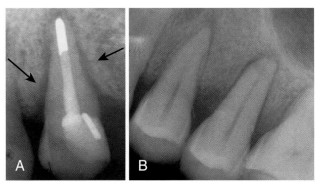

图15-3 A和B，上颌尖牙和第二前磨牙的X线片显示牙周膜间隙增宽。

动度过大和动度过小的原因分析

牙齿受到过大咬合力或存在早接触是动度过大的主要原因。在孕期由于黄体酮水平升高，牙周血管增多，毛细血管增生进入牙周组织，导致牙周结构中的液体含量增加，因此牙的动度也出现增大，这种生理现象在青春期和口服避孕药时也可以观察到。非霍奇金淋巴瘤、硬皮病、库欣综合征等系统性疾病也会出现牙的动度增大现象。老年人的牙齿和无对颌牙的牙齿，其正常的生理动度也出现降低。而对于严重的磨牙症和紧咬牙情况，牙的动度保持不变或可能降低（"强直效应"）。即使在明显的咬合磨损情况时，也很少发现有松动度过大的

情况。当没有对颌牙的时候，因没有功能性刺激，牙齿要么会过度伸长，要么会出现骨固连，这时牙周膜变薄且无功能。

存在严重的牙周炎症（牙周炎）时，牙齿的牙周健康但支持组织有丧失时（即牙周治疗成功后的患牙）或在牙周手术后的第1周时，都可能会观察到牙的动度增大。此外异于正常的咀嚼运动也会增加牙的动度。

评估牙齿动度的变化有助于咬合紊乱与副功能运动的诊断，以及便于评估咬合治疗操作。

咬合力的类型

牙槽骨和牙周膜的反应取决于咬合力的大小、持续时间和方向。临床上的咬合力可分为以下不同类型：

· 咀嚼和吞咽时正常的生理性咬合力：力值很小，很少超过5N。它们为维持牙周膜与牙槽骨处于健康和功能状态提供了积极的刺激

· 冲击力：主要是指强度高但持续时间短的力。牙周膜可以在短时间内承受较大的力，但是，如果力值超过牙周膜黏弹性缓冲能力，就会导致牙折和牙槽骨折裂

· 持续力：在一个方向上连续施加的极小力值的力（如正畸力），可以通过有效地改建牙槽骨而使牙齿移位

· 往复力：在两个不同方向上施加的间歇性力（如冠、充填物的早接触），会导致牙槽窝变宽并使牙的动度增大

Frost（1992）建立了一个生理学模型来解释骨对负荷的不同反应：

· 轻微的负荷：对骨的刺激不足，导致骨丧失

· 生理性负荷：骨形成与骨吸收之间平衡

· 轻度超负荷：现有骨的保存，新骨形成，从而使骨量增加

· 严重超负荷：微损伤导致骨修复形成

在牙周组织结构的保存中，骨对负荷的这些不同的反应类型起着重要的作用，临床上常会表现为牙槽骨高度和牙齿动度的变化。

殆创伤

殆创伤的定义为：过大的殆力导致牙周组织的结构和功能变化。其中一些是适应性变化，而其他则应视为病理性变化。急性的咬合创伤来自外部冲击力，而由内部咬合因素（早接触，磨牙症）引起的创伤，则为慢性。殆创伤是由创伤性殆（即能够产生创伤力的殆关系）引起相应附着结构损伤的全过程。

正中殆位和非正中殆位都会存在早接触，早接触会对保持稳定的咬合状态不利。流行病学研究显示，西方人群中80%~90%的人存在这种早接触或/和高殆表现。然而，只有少数人出现功能和/或形态的并发症。慢性殆创伤可分为原发性殆创伤和继发性殆创伤。

原发性殆创伤

在牙周组织正常、健康且无炎症的牙齿上，施加过大的、非生理性的外力称为原发性殆创伤（图15-4）。最终施加在牙周组织上的力可以是单向力（正畸力）或往复力。

单向力（正畸力）

单向力导致牙齿向相反的方向倾斜，或者向与力平行的方向移动，从而导致牙齿的"整体移动"。

在牙周膜中，可以发现受压区和牵张区，从而导致骨吸收增加，临床观察结果为（暂时的）牙的松动度增大。但是，并没有出现牙槽嵴上纤维的改变、牙周附着丧失以及牙周探诊深度的增加。牙动度的增大是牙齿对受力所产生的功能性适应表现。如果牙周膜受力过大，超过耐受程度，牙周膜张力区就会出现无菌性坏死，表现为透明变性。在受压区，压力刺激邻近牙槽骨中的破骨细胞，使牙槽骨壁出现吸收，直到与透明化的骨形成新的连接（"破坏性吸收"）。在张力区，会发生骨沉积和胶原纤维断裂。在去除外力后，牙周膜会重组，并在一段时间后恢复为正常的组织学表现。如果施加的力过大，在玻璃样变组织的中部会出现牙根吸收，这种吸收持续的时间不等，会导致牙根变短，这在正畸治疗后比较常见。

往复力

来自不同方向甚至相反方向的往复力会导致牙周韧带的组织学变化更为复杂。从理论上来讲，其结果与单向力相似（如牙周膜透明性变，牙槽骨壁吸收）；但是，这些现象又不能明确分开。

牙齿受到往复力作用时，没有明显的受压和张力区域。组织学上来看，牙周膜两侧均有骨沉积和吸收表现，进而导致牙周膜间隙增宽（图15-3和图

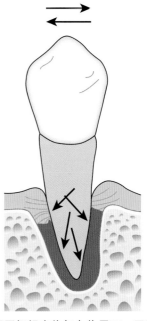

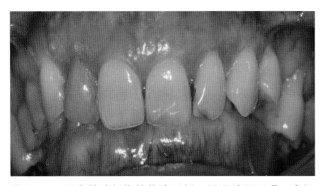

图15-4 原发性殆创伤的临床示例 深覆殆正面观。在闭口时，下颌前牙和尖牙对上颌前牙的腭侧牙龈造成损伤并剥脱，上颌前牙的动度增大。

图15-5 正常牙周组织在往复力作用下，牙周膜间隙变宽，导致牙齿动度加重，但不会引起牙槽骨边缘骨吸收或附着丧失。

15-5），这可以在X线片上观察到。这种现象解释了在没有牙周袋形成、牙移位和牙倾斜的情况下，为什么牙的动度会增加。

这种临床表现不仅取决于力的大小，还与冠根比、牙在牙列中的位置、牙长轴方向以及舌颊肌的压力有关。上下颌关系（如深覆殆）也可以影响到往复力引起殆创伤的范围和程度。只要将往复力施加在牙齿上，就会出现牙的动度过大：这个过程没有适应性可能。因此，牙的动度过大不是代表正在进行过程的迹象，而可能是之前往复力作用于牙上的结果。

动度增加的牙齿，其远期预后是较差的，如果将其用作修复的基牙，那么将使情况变得更为复杂。

成功的牙周治疗虽然会恢复牙周组织的健康，但无法阻止牙周组织丧失。在这种情况下，作用在牙齿上的往复力会导致牙的动度明显增加，因为与正常情况相比转动点（支点）更靠近根尖。因而很可能会给患者带来不适感，这也是牙周夹板固定的一个适应证（图15-6）。

继发性殆创伤

继发性殆创伤的定义为：过大的咬合力或者早接触作用于存在牙周炎的牙齿上而导致的咬合创伤。许多动物实验和临床流行病学研究都针对咬合在牙周炎发病机制中的作用进行了研究。Glickman & Smulow（1967）在他们20世纪60年代的最初研究中提出了这样的假设，即早接触和过大的咬合力可能会通过改变炎症的传播途径和扩散方式，进而成为牙周病进展的辅助因素。Glickman推测，牙龈区域是菌斑的"刺激区域"。而当存在错殆的情况时，牙槽嵴上纤维则被认为是菌斑与殆创伤的"协同破坏区"（图15-7）。

临床上，垂直性骨吸收和骨下缺损的形成应该是殆创伤的指征。

动物实验

在1970—1980年，针对错殆对牙周病进展的影响，瑞典的研究人员使用比格犬模型，美国的研究人员则使用了松鼠猴模型，进行了相关动物实验研究。尽管仍然存在许多问题和争议，但自那以后很少再有相关的动物实验研究发表。

从这些研究中可以得出以下结论：

- 在没有边缘性牙龈炎症的情况下，往复力不会引起更多的牙槽骨吸收或上皮附着向根尖方向移动
- 如果有边缘性牙龈炎症（牙龈炎），咬合力过大

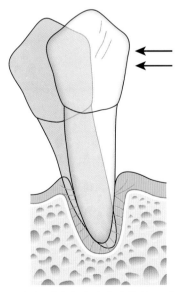

图15-6 当牙周组织健康但存在丧失的情况时，与没有牙周组织丧失的牙齿相比，由于支点向根尖向位移，所以在相同力的作用下，牙的动度（在牙冠水平进行测量）增大。

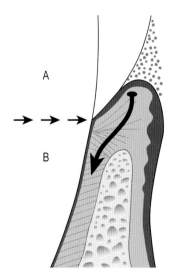

图15-7 根据Glickman & Smulow（1967）有关创伤殆在牙周炎发展中的作用研究结果，当存在微生物菌斑和炎症的情况时，其中早接触是通过改变炎症扩散途径而发挥协同破坏作用的。**A**为"刺激区域"，**B**为"协同破坏区"。

也不会产生不良影响

- 当存在牙周病时，作用于牙上的往复力会导致更多的牙槽骨骨质丧失及结缔组织附着丧失（Ericsson & Lindhe 1982）
- 往复力会导致微生物菌斑在牙周袋内向根尖方向更快地移动（图15-8）
- 单独一个殆创伤不会影响牙周的发病机制；必须是长期存在的异常咬合力才会起作用
- 即使不去消除早接触，牙周炎经过治疗后，牙的动度会改善，骨密度也会增加，但骨水平没有变化
- 进行刮治及根面平整这样的牙周治疗后，是否存在早接触，对牙周袋内微生物的数量没有影响。但是，在较长的牙周维护期间，松动的牙齿与不松动的牙齿相比，其附着丧失更明显（Wang et al. 1994）

必须指出的是，由于实验设计和动物模型的不同，一些动物实验研究并没有得出相同的确定性结论。因此，由实验动物研究（通常是短期研究）的结果不能直接推断用于人类身上。例如在动物实验中观察到，通过结扎模型引起的牙周炎，其发展

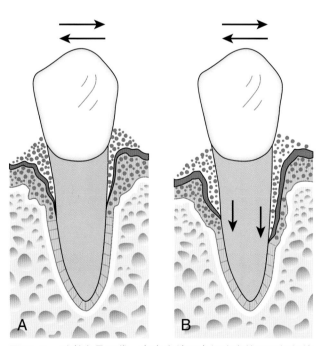

图15-8 对存在骨下袋、有炎症并且未经治疗的牙周组织施加往复力（**A**），牙槽骨骨质破坏加速，细菌向根尖移动速度更快（**B**）。

是相当迅速的，而在人类引起的牙周病则往往发展缓慢。

临床流行病学研究

鉴于咬合和牙周相互作用的复杂性，以及病理学的多因素方面原因，很少见到有人类学相关研究发表。此外出于伦理学考虑，也对在这个领域进行人体实验研究进行了限制。而且对于所谓的理想的或生理性的咬合，尚不存在一个明确定义和普遍接受的标准。大多数研究受试者数量有限，并且对结果的分析都是基于受试者而不是牙齿。通过以患者为基础而不是以牙齿为基础的研究报告，结果倾向于把咬合早接触对牙周组织结构的影响平均分摊到整个口腔结构中去。在动物实验中已经证实咬合早接触不会导致组织学牙周附着丧失，但会导致更深的牙周探诊深度。因此，临床上牙周炎和牙动度都可能导致探诊深度的增加。

Hallmon & Harrel（2004）回顾了一些人类的横断面流行病学研究发现，咬合早接触与牙周探诊深度或骨丧失的增加之间没有关系；而另一些研究报告显示，牙的动度以及影像学显示的牙周膜增宽与牙周袋深度增加、附着丧失以及骨丧失有关（Jin & Cao 1992）。通过比较牙周健康者和牙周炎发展不同程度的患者，发现殆创伤与疾病严重程度之间存在相关关系。随着牙周附着丧失的增加，咬合异常的程度也随之增加（Branschofsky et al. 2011）。在纵向研究（Harrel & Nunn 2001）中发现，对于初诊检查存在早接触的牙齿，具有牙周探诊深度更深，牙齿动度更大和预后更差的特点。在为期1年的随访调查中，对于原本没有早接触或早接触经过消除的牙齿，牙周状况恶化的概率降低了66%。而与经过调殆的牙齿相比，存在早接触的牙齿几个月后的牙周探诊深度明显增加。因此该研究得出结论，早接触是牙周病发展的"催化剂"。在后来的一项研究中，相同作者（Harrel & Nunn；2009）基于牙齿进行分析，明确了与较深牙周袋相关的咬合异常类型：正中殆和正中关系存在的早接触；非工作侧接触（侧方殆干扰）；前伸运动中磨牙存在接触（前伸

殆干扰）。采用一种四等级系统来描述牙齿的预后（从预后良好到预后无望）发现：存在早接触的牙齿都没有"良好"的预后。这样较差的预后，可以用松动度较大的牙齿中出现更大的牙周探诊深度，以及发现结缔组织附着丧失较多这一事实来进行解释。在德国学者进行的一项横断面流行病学研究中发现，非工作侧接触与牙周病状况之间存在微弱的相关性（Bernhardt et al. 2006）。因此，为了获得更多的牙周附着，在针对菌斑采取的相关牙周治疗之前，提倡进行调殆（Sanz 2005）。

研究还表明，对于同一患者，即使是牙周探诊深度相似的牙，松动度较大的牙齿与松动度正常的牙齿相比，牙周袋中发现的牙周致病菌（直肠弯曲杆菌，牙龈卟啉单胞菌，微小链球菌微球菌）更多。据此提出假设：牙的动度增大改变了牙周袋中的菌斑微生态系统，有利于这些牙周致病菌的生长（Grant et al. 1995）。

牙齿移位

在后牙区出现牙齿移位，然后前牙呈扇形展开（崩塌式咬合综合征），通常是严重牙周病理改变表现的一部分（图15-9）。牙齿病理性移位是牙周病患者拔牙后咬合稳定性下降或牙周组织结构丧失的常见症状。在至少30%的重度牙周炎患者中，前牙区牙齿病理性移位（唇向扇形展开）是患者寻求牙周治疗的主要原因。牙齿病理性移位的原因是多因素的：牙周炎引起的牙槽骨丧失、正中殆和非正中殆的早接触、伴有深覆殆的Ⅱ类关系、短牙弓，

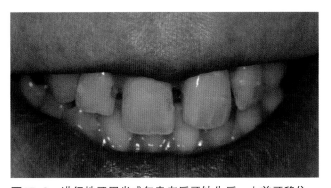

图15-9 进行性牙周炎成年患者后牙缺失后，上前牙移位，牙间隙增大。

以及后牙崩塌式咬合（Brunsvold；2005）。口腔习惯如推挤舌体和咬嘴唇，也会参与导致牙齿病理性移位。在解决了与菌斑相关炎症以及深牙周袋（骨下袋）的问题之后，通常需要制订一个多学科联合的方法，结合正畸和修复治疗来纠正牙齿病理性移位。通过正畸治疗可以调整前牙的位置，重建稳定的咬合。对牙周组织健康但存在丧失的牙齿进行压低会在牙周形成新的结缔组织附着（Greenstein et al. 2008）。然而具体的治疗工作往往是大量和烦琐的。因此建议尽可能早期诊断牙齿病理性移位，并在牙周维护治疗阶段进行调殆（将咬合作为重要的病因）。由于其复发率较高，常应考虑半固定或全固定的夹板治疗（图15-10）。

牙齿病理性移位还包括邻牙拔除后的牙齿倾斜，以及对颌牙拔除后（图15-11）的牙齿过度萌出伸长，这些变化都会导致咬合干扰的出现，以及对颌牙列进行修复治疗时的设计困难。高达83%的成年人中存在上颌磨牙和前磨牙的过度萌出伸长，但程度上存在很大的差异（Sarita et al. 2003；Craddock & Youngson，2004）。磨牙倾斜主要发生在下颌，而旋转则更多发生在上颌。控制过程不仅应包括龋齿检测和探查时牙龈出血所体现的炎症表现，而且还应当包括殆以及咬合的变化。

牙龈和非龋性牙颈部病变

牙齿和牙龈的直接接触可能会引起牙龈退缩，如在严重深覆殆情况时，上颌切牙会损伤下颌切牙的唇侧牙龈。同样，严重的深覆殆还可能会损伤上颌切牙的腭侧牙龈。这是咬合稳定性丧失的常见症状，并不容易解决，可能需要通过正畸治疗、正颌外科手术或广泛的修复治疗才能获得正常的垂直高度。

非龋性牙颈部病变定义为在釉-牙骨质交界处牙齿结构的丧失，常常伴有牙龈退缩、酸蚀和牙周结构的丧失。已经确定存在3种不同的类型：酸蚀、磨损和楔状缺损。酸蚀多是由于饮用酸性饮料引起的；而磨损主要是由于错误地频繁用力过猛刷牙造成的；楔状缺损是指牙颈部牙釉质和牙本质层的剥

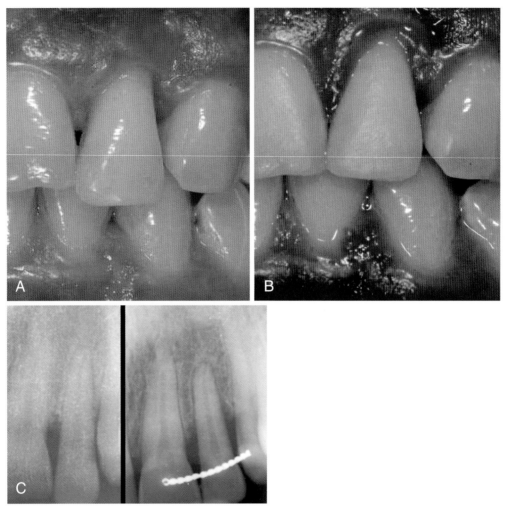

图15-10 上颌侧切牙伸长，伴有牙槽骨吸收及正中殆和非正中殆的咬合过高 **A**，正畸压低前。**B**，正畸压低后。**C**，牙周-正畸治疗前后的X线片。

离，是由于在该区域中，这些层所在的弯曲部分处于压力的作用下，并且主要是非正中咬合力（如磨

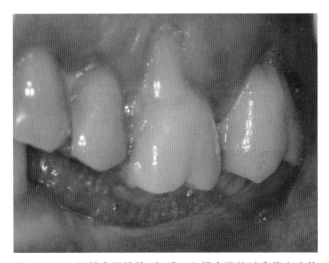

图15-11 下颌磨牙拔除6年后，上颌磨牙的过度萌出（伸长）。

动）导致的。流行病学研究表明，年龄在20～59岁的人群中多达39%患有这种病变，而且患病率随年龄增长而增加，其中尖牙和上颌前磨牙最为常见（Bernhardt et al. 2006）。

在很多患者中，已经发现存在上述3种病理机制的结合，但是还不可能为这些缺损表现找到一种特定的致病因素（Senna et al. 2012）。然而临床和体外实验表明，在许多患者中，咬合因素是有影响的，或者至少是辅助因素，如陡峭的尖牙侧向引导、磨损牙面、紧咬牙和过大的咀嚼力。因此，至少在某些患者中，为避免进一步地损害，对咬合和侧导进行适度的调整应成为多因素治疗的一部分。所以治疗不仅应包括饮食习惯和刷牙技巧的指导，还应调整与咬合有关的习惯。

实用临床结论和指南

- 对于健康无炎症的牙列，创伤性殆会导致某些牙齿动度过大；如果发现牙齿动度过大、放射影像学检查发现牙周膜间隙增宽或存在明显的牙颈部缺损，则应分析并纠正其咬合关系。在大多数情况下，简单的治疗就足以恢复咬合的生理状况并改善牙齿的动度

- 对于牙周组织健康但存在丧失的情况，也能通过调殆来改善牙齿的持续松动状况；但是应当认识到在这种情况下，由于机械力学环境的影响，虽然经过调殆处理，牙齿的动度仍可能增大。这时可能需要通过夹板固定牙齿以改善功能舒适度，并能够避免出现牙折的情况。因而对于动度很大的牙齿，如果牙周组织健康但存在丧失时，临床治疗程序将变得复杂

- 对于继发性殆创伤的情况，炎症的控制至关重要，这应该是治疗计划的第一步。从文献中可以得出结论，早接触可能在牙周炎的进展中起作用

- 如有必要，应在牙周治疗的初期即进行调殆。这样可以在牙周治疗中获得更多的附着水平，并能有助于牙周组织更好的预后

- 有很多迹象表明，去除牙齿早接触可以改善牙周组织的预后

- 如果常规牙周治疗后某些牙齿的预后没有达到预期，则进一步的临床检测不仅应包括牙周复查和微生物检测，还应包括更广泛深入的殆分析

- 在本科生和研究生教学中，应包含殆创伤与牙周疾病（进展、治疗结局、预后）之间的内容

参考文献

[1] Bernhardt O, Gesh D, Look JO, et al: The influence of dynamic occlusal interferences on probing depth and attachment level: results of the Study of Health in Pomeriana, *J Periodontol* 77:506–516, 2006.

[2] Bernhardt O, Gesh D, Schwahn C, et al: Epidemiological evaluation of the multifactorial aetiology of abfractions, *J Oral Rehabil* 33:17–25, 2006.

[3] Branschofsky M, Beikle T, Schäfer R, et al: Secondary trauma from occlusion and periodontitis, *Quintessence Int* 42:515–522, 2011.

[4] Brunsvold MA: Pathologic tooth migration, *J Periodontol* 76:859–866, 2005.

[5] Craddock HL, Youngson CC: A study of the incidence of overeruption and occlusal interferences in unopposed posterior teeth, *Brit Dent J* 196:314–318, 2004.

[6] Ericsson I, Lindhe J: The effect of long standing jiggling on the experimental marginal periodontitis in the beagle dog, *J Clin Periodontol* 9:495, 1982.

[7] Frost HM: Perspectives: bone's mechanical usage windows, *Bone Miner* 19:257–271, 1992.

[8] Glickman I, Smulow IB: Further observation on the effects of trauma from occlusion, *J Periodontol* 38:280, 1967.

[9] Grant D, Flynn M, Slots J: Periodontal microbiota of mobile and non-mobile teeth, *J Periodontol* 66:386–390, 1995.

[10] Greenstein G, Cavalarro J, Scharf D, et al: Differential diagnosis and management of flared maxillary anterior teeth, *J Am Dent Assoc* 139:715–723, 2008.

[11] Hallmon WW, Harrel SK: Occlusal analysis, diagnosis and management in the practice of periodontics, *Periodontol 2000* 34:151–164, 2004.

[12] Harrel SK, Nunn ME: The association of occlusal contacts with the presence of increased periodontal probing, *J Clin Periodontol* 36:1035–1042, 2009.

[13] Harrel SK, Nunn ME: The effect of occlusal discrepancies on periodontitis (II): Relationships of occlusal treatment to the progression of periodontal disease, *J Periodontol* 72:495–505, 2001.

[14] Jin L, Cao C: Clinical diagnosis of trauma from occlusion and its relation with severity of periodontitis, *J Clin Periodontol* 19:92–97, 1992.

[15] Mühlemann HR: Ten years of tooth mobility measurements, *J Periodontol* 31:110–122, 1960.

[16] Sanz M: Occlusion in the periodontal context, *Int J Prosthodont* 18:7–8, 2005.

[17] Sarita PT, Kreulen CM, Witter DJ, et al: A study on occlusal stability in dental arches, *Int J Prosthodont* 16:375–380, 2003.

[18] Senna P, Del BelCury A, Rösing C: Non-carious cervical lesions and occlusion: a systematic review of clinical studies, *J Oral Rehabil* 39:450–462, 2012.

推荐阅读

[1] Beertsen W, McCulloch CAG, Sodek J: The periodontal ligament: a unique, multifunctional connective tissue, *Periodontol 2000* 13:20–40, 1997.

[2] Burgett FG, Ramfjord SP, Nissle RR, et al: A randomized trial of occlusal adjustment in the treatment of periodontitis, *J Clin Periodontol* 19:381–387, 1992.

[3] Foz AM, Artese P, Horliana AR, et al: Occlusal adjustment associated with periodontal therapy—a systematic review, *J Dent* 40:1025–1035, 2012.

[4] Gher ME: Changing concepts. The effects of on periodontitis, *Dent Clin North Am* 42:285–299, 1998.

[5] Giargia M, Lindhe J: Tooth mobility and periodontal disease, *J Clin Periodontol* 24:785–791, 1997.

[6] Grant DA, Flynn MJ, Slots J: Periodontal microbiota of mobile and non-mobile teeth, *J Periodontol* 66:386–390, 1995.

[7] Kaufman H, Carranza FA, Enders B, et al: Influence of trauma from occlusion on the bacterial re-population of periodontal pockets in dogs, *J Periodontol* 55:86–92, 1984.

[8] McCulloch CAG, Lekic P, McKee MD: Role of physical forces in regulating the form and function of the periodontal ligament, *Periodontol 2000* 24:56–72, 2000.

[9] Polson AM II: Co-destructive factors of periodontitis and

mechanically produced injury, *J Periodontal Res* 9:108–113, 1974.

[10] Schulte W, Hoedt B, Lukas D, et al: Periotest for measuring periodontal characteristics. Correlation with periodontal bone loss, *J Periodontal Res* 27:181–190, 1992.

[11] Svanberg GK, King GJ, Gibbs CH: Occlusal considerations in periodontology, *Periodontol 2000* 9:106–117, 1995.

[12] Wang H, Burgett FG, Shyt Y, et al: The influence of molar furcation involvement and mobility on future clinical periodontal attachment loss, *J Periodontol* 65:25–29, 1994.

殆与正畸

Occlusion and Orthodontics

Om P. Kharbanda, M. Ali Darendeliler

第一部分：儿童与青年

章节大纲

概述

    从正畸学的角度出发，简要叙述正常殆及错殆畸形的概念。正畸医生认为殆是以颌骨和面部软组织为基础的牙齿和牙弓排齐关系。现代正畸治疗已经把殆的功能和动态特征也纳入其目标之中。介绍错殆畸形的分类及各分类的特征。阐述固定矫治后理想殆的特征。

章节要点

- 正畸的目的是提供良好的功能及解剖学意义上的理想殆，该咬合需与颌骨协调，具有美观性且功能随着年龄的增长保持稳定
- 错殆畸形不是器质性疾病，而是与正常咬合有所差异，且存在多种变化
- 错殆畸形具有美学、功能以及累积心理效应的影响
- 正常殆和错殆畸形的形成，是颌骨生长、颅面部生长、牙列发育、牙齿萌出时间和顺序，以及软组织功能和发育成熟之间复杂相互作用的结果。这些特征受到遗传结构的控制，但更多的是受到环境因素的影响，包括营养、呼吸模式、习惯、乳牙列的完整和维护
- 早期发现错殆畸形并及时阻断其发展，可以最大限度地减少甚至消除某种类型的错殆畸形
- 对发育中的 II 类错殆畸形进行生长干预已经成为公认的治疗方法
- 对发育中的 III 类错殆畸形的生长干预相对较难预测结果，但可以参考某些上颌骨发育不全类型进行处理
- 全牙列的固定矫治是治疗牙源性错殆畸形和某些骨性错殆畸形最有效的方法

理想殆：正畸的证据理念

    正畸中"正常"殆的概念和原理是针对在牙弓中（颌内）具有"特定排列"的牙齿及相对的牙弓（颌间）而言的。排列良好的牙弓具有"正常"的唇颊侧覆盖、一定的覆殆，以及上下牙弓间"正常"前后向关系，进而构成的正常咬合关系。

    从历史上看，上下牙齿的尖窝关系被认为有特殊的意义。19世纪末20世纪初时，Angle（1899）强调了上颌第一磨牙近中颊尖与下颌第一磨牙颊沟间的对应位置关系，是建立磨牙"正常" I 类关系的"关键因素"。他认为上颌第一磨牙是稳定的牙齿，在上颌骨中占有独特的位置。而且每颗牙齿在牙弓中的位置，也都是通过其独特的"轴向倾斜"来表达的。

临床咬合观察不仅要在相应牙弓内进行评估，还需要考虑与对颌牙列之间的关系。在牙弓内需要考虑以下因素：紧密的邻面接触，唇颊舌向位置，旋转及唇舌向和近远中倾斜度。Angle还认为完整的牙列对于牙齿和面部的和谐平衡关系也是至关重要的。

按照Angle的观点，针对临床研究证据进行了研究分析。Illinois大学的研究报告显示，上颌第一磨牙并不总是与上颌骨有着稳定不变的关系。Begg（1954）对澳大利亚原住民的咬合研究表明，邻面及咬合面牙体组织的磨耗是生理性的。Tweed（1954）从下前牙的轴倾及下颌平面的成角关系来考虑面部和咬合，以此作为确定其他牙齿与其基骨之间正常或异常关系的指导。为了达到下切牙与基骨之间的平衡，可能需要通过拔除一些牙齿来实现，他所做的头影测量分析研究为这个现象提供了证据。

头影测量分析的出现和"面型发育变异"的研究，再次证实了许多早期经验性的临床观察结果，即只有在基骨和面部骨骼遵循正常生长发育规律的条件下，才能存在正常咬合与基骨和谐共存的情况。通过头影测量研究，可以了解牙列、咬合及颌骨结构随时间发生的增龄性变化，而且还能用于区分生长面型与咬合的正常和异常。

1972年，Andrews对正常受试者（非正畸正常咬合/无正畸治疗史）的牙齿模型进行了分析，生成了咬合特征数据库，统称为"咬合六要素"。

（1）磨牙关系：除了先前描述的上颌第一磨牙近中颊舌尖与下颌第一磨牙的特征外，Andrews又增加一项特征：上颌第一磨牙的远中颊尖的远中斜面与下颌第二磨牙的近中颊尖的近中斜面相接触。

（2）牙冠轴倾角（近远中向轴倾角）：Andrews再次确认了牙齿的轴向倾斜度，并称为"冠角"。冠角以角度表示，并且每颗牙齿的冠角都是不同的。

（3）牙冠倾斜度（唇舌或颊舌向）：牙弓中的每个牙冠都有明显的颊舌和唇舌倾斜度，称为"冠转矩"，每个牙冠的角度都不同。

（4）旋转：理想殆时应当没有牙齿旋转情况出现。旋转的磨牙在牙弓中会占据更多空间，因此无法达到理想殆的要求。

（5）牙弓中所有的牙齿都应保持近中紧密邻接。

（6）Spee曲线：平缓或轻度弯曲是正常咬合的先决条件，Spee曲线较深意味着存在错殆畸形。

"咬合六要素"对于正常咬合是有意义的（图16-1），并不是因为所有人都能完全具备这些要求，而是因为"一个要素都不具备"则意味着正畸治疗的未完成。正畸治疗的目标应该是达到Andrews的六要素。Andrews关于冠角和转矩数值的建议，已经被纳入固定矫治正畸托槽及颊面管的设计中。此类矫治器被称为"预成"矫治器，因为它们无须过多调整就可以使牙齿以最佳的倾斜度和角度来进行移动。

据推测，Andrews提出的冠角和转矩更适合于高加索人，而亚洲人、非裔美国人和其他种族与之都有差异，但是总体而言具有相似的特征。

Roth（1981）提出，对于正畸治疗的目标，还应包括牙尖交错位（ICP）或正中殆与后退接触位（RCP）或正中关系的协调一致。理想情况应是在前伸运动时8颗下前牙应与6颗上前牙接触，并具有平滑的侧方和前伸引导。

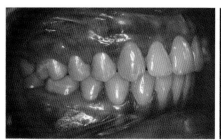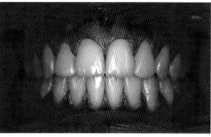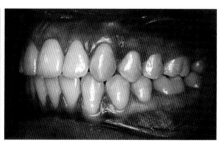

图16-1 正常殆：非拔牙正畸治疗后的咬合关系［资料来源：O.P. Kharbanda编著《口腔正畸学》（第2版），并获得Reed Elsevier India Pvt. Ltd. 许可］。

错殆畸形

与正常殆存在任何显著的差异都可称为"错殆畸形"。目前从正畸角度对殆的理解认为，牙齿不仅必须具备正常的牙弓内和牙弓间的相互关系，而且还要与基骨保持协调，最终才能呈现出和谐平衡的面部外观。此外，任何异常的功能关系也都属于错殆畸形范畴。

错殆畸形可能是牙源性也可能骨源性，或二者都有。异常可能会发生在所有的空间方向上（即前后向、垂直向或者横向），可能单独出现，也可能以不同程度组合出现。

异常表现可以从很轻微（如牙弓位置、牙尖或牙齿旋转的轻微变化）到更严重的形式，如牙列拥挤、牙列间隙、异常的覆殆和覆盖以及严重程度不同的各项组合。轻微的错殆畸形可能对功能没有影响，但是可能对儿童或成人产生社会心理影响。尽管对于存在严重的错殆畸形的其他个体，错殆畸形未必一定受到关注，但是它可能会影响到功能。

错殆畸形的分类

为了使描述和治疗计划标准化，将基于磨牙关系的错殆畸形分为3类（Angle 1899），使用罗马数字（Ⅰ，Ⅱ，Ⅲ）来表示类别，采用阿拉伯数字（1，2）来表示分类，单侧存在的错殆称为亚类。以上颌第一磨牙为参考，分为：上下颌第一磨牙正常近远中（前后向）关系（Ⅰ类关系）；下牙弓偏远中（Ⅱ类关系），或下牙弓偏近中（Ⅲ类关系）。图16-2A显示了Ⅰ类、Ⅱ类和Ⅲ类关系。

- Ⅰ类错殆畸形是指上下颌第一磨牙尖窝关系正常，但牙齿排列存在畸形，可以表现在牙弓内或者牙弓之间，或二者皆有。Ⅰ类错殆畸形的常见特征包括：
  - 上颌前突
  - 拥挤和间隙
  - 前牙或后牙反殆

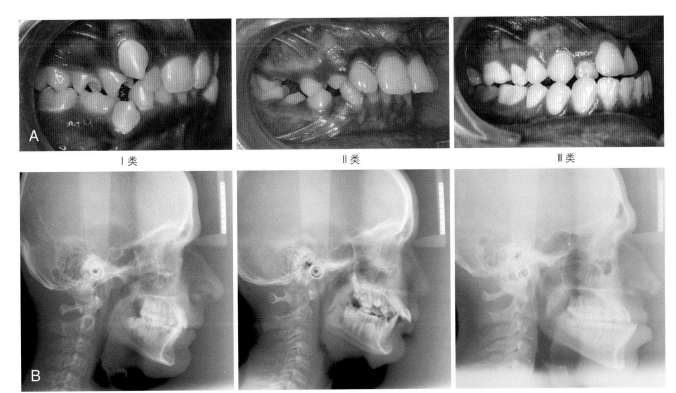

图16-2 **A**，3种牙性错殆畸形：从左至右分别为Ⅰ类、Ⅱ类和Ⅲ类。**B**，结合头颅侧位片显示的骨性错殆畸形：从左至右分别为Ⅰ类、Ⅱ类和Ⅲ类［Ⅲ类图片资料来源：O.P. Kharbanda编著《口腔正畸学》（第2版），并获得Reed Elsevier India Pvt. Ltd. 许可］。

- 深覆𬌗及开𬌗
- 中线偏斜
- 以上组合

- Ⅱ类错𬌗畸形（也称为远中𬌗）是指下颌第一磨牙位于其与上颌第一磨牙正常位置关系的远中，即上颌第一磨牙的近中颊尖落在下颌第一磨牙颊沟的近中侧。这种错𬌗畸形的特征通常为：
  - 下颌尖牙远中移位（Ⅱ类尖牙关系）
  - 上颌前突
  - 深覆𬌗
  - 牙弓之间和/或牙弓内牙齿异位
- Ⅱ类错𬌗中上前牙唇向倾斜时称为1分类，上前牙舌向倾斜则称为2分类
- Ⅲ类错𬌗畸形是指下牙弓（下颌第一磨牙）位于与其上颌第一磨牙正常关系的近中侧，即上颌第一磨牙近中颊尖落在下颌第一磨牙颊沟的远中

借助头影测量方法，可以对颅骨、面型和下颌骨的形态进行研究，从而更好地了解错𬌗畸形中颌骨和牙列结构的情况。这样就可以针对颌骨关系进行分类，图16-2B描绘出3种骨性错𬌗畸形类型。

- 骨性Ⅰ类：上下颌骨处于正常的前后向关系。骨性Ⅰ类不一定对应牙性Ⅰ类关系。牙性Ⅱ类或Ⅲ类关系也可能表现为骨性Ⅰ类
- 骨性Ⅱ类：上下颌基骨在前后向存在不一致，下颌骨位于上颌骨的远中。骨性Ⅱ类关系可能是因为下颌骨较小（或后置位）或者上颌骨前置（或较大），也可能二者均存在。骨性Ⅱ类可能表现出牙性Ⅰ类或Ⅱ类错𬌗，但是基于骨性Ⅱ类表现出牙性Ⅲ类错𬌗的情况非常罕见
- 骨性Ⅲ类：在前后向位置关系上，下颌骨基骨位于上颌骨的近中。当上颌骨正常而下颌过大时，或上颌骨较小而下颌骨大小正常时，都可能出现假性Ⅲ类关系。可能出现上颌骨发育缺陷和下颌前突的两种情况的不同组合表现。根据骨性Ⅲ类严重程度的不同，可能存在牙性Ⅰ类或Ⅲ类关系

正畸治疗后的咬合关系

非拔牙正畸时期

从20世纪初开始，科学研究主要致力于"矫治器"的改进，这种矫治器可以更有效地将牙齿移动到预想的"正常牙齿关系"。通过扩弓和排齐的方式进行治疗可以实现牙齿排列整齐和尖窝关系正常，但不能保证面部软组织和下方的基骨完全协调。

拔牙正畸时期：寻找证据

Tweed（1945）回顾其所治疗的病例发现3种结局：①面部美观性不佳；②复发；③面型协调并且咬合稳定。头影测量研究很好地支持了临床观察结果：对于（正畸治疗后）面型协调和咬合良好的患者，下颌切牙与下颌平面成角（IMPA）约为90°，而眶耳平面与下颌平面成角（FMA）约为25°，因此上颌牙弓需要与下颌切牙对齐形成正常的覆盖。为了将下颌切牙直立（接近90°），需要在牙弓中留出足够的间隙，该间隙可以通过拔除第一前磨牙来获得。Tweed的拔牙方法得到了Begg的进一步支持，Begg报道发现牙齿近中面磨耗是生理性咬合的重要组成部分（Begg 1954）。同样，在矫正深覆盖或拥挤时，仅依靠上颌扩弓是不够的，必须还要辅以拔牙。

上述治疗理念导致在选择拔牙时，并没有考虑儿童的生长潜力，以及这些潜力对成人面部形态的影响。因此正畸治疗计划中需要考虑长期生长变化研究的结果、特定种族及面部美观特征，这些特征都会在头影测量中显示出差异。自此之后临床医生开始意识到，必须在全面评估后才能选择谨慎拔牙的方法，而评估内容包括间隙需求量、生长趋势或预生长量、软组织侧貌特征及治疗机制。

非拔牙矫治后的咬合

非拔牙治疗后的咬合关系类似于完整牙列的咬合关系（图16-3）。

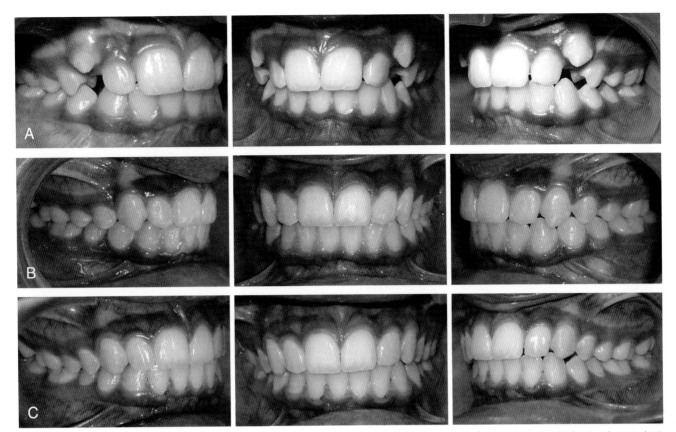

图16-3 **A**，正畸治疗前：双侧磨牙轻度Ⅱ类关系，尖牙颊侧异位，中线偏斜。**B**，治疗后的咬合：双侧磨牙和尖牙Ⅰ类关系，覆殆覆盖正常。**C**，保持3年后的咬合。

拔牙矫治后的咬合
拔除4颗第一前磨牙
Ⅰ类错殆畸形

上下颌牙弓均拔除第一前磨牙，所获得的间隙用于排齐牙列，建立良好的覆殆覆盖关系。通过预成矫治器的作用，可以实现牙齿正常的近远中倾斜度（冠角）和唇舌向倾斜度（转矩）。然而在某些情况下，由于第二前磨牙的近中面凸度较小，所以尖牙的远中面与第二磨牙近中面的接触关系并不理想。上颌第二前磨牙通常小于第一前磨牙。

Ⅱ类错殆畸形

上颌牙弓的拔牙间隙多用于纠正覆盖及拥挤。下颌牙弓的拔牙间隙多用于减小Spee曲线的深度、解决拥挤和近移下颌磨牙以达到磨牙Ⅰ类关系（图16-4）。

拔除上颌第一前磨牙和下颌第二前磨牙

拔除下颌第二前磨牙更利于下颌第一磨牙的近中移动，将磨牙Ⅱ类关系调整至Ⅰ类，适合于下前牙区间隙需求量较小的情况。这种处理方法常用于矫正Ⅱ类1分类错殆畸形。

仅拔除上颌第一前磨牙：治疗性Ⅱ类咬合

在某些类型的Ⅱ类错殆中，下颌牙列排齐良好，可通过仅拔除上牙弓中的第一前磨牙来纠正前突问题。矫正后的咬合具有正常的覆殆覆盖，上颌第二前磨牙和磨牙与下牙弓呈完全Ⅱ类关系。在这种情况时，上颌第一磨牙的近颊尖咬在下颌第一磨牙和第二前磨牙间的间隙中，上颌磨牙的远中颊尖咬在下颌第一磨牙的颊沟处（图16-5）。早期有人认为，正畸结束形成Ⅱ类关系会导致颞下颌关节紊乱，而且还会影响咬合的稳定性。然而研究发现，针对Ⅱ类错殆进行正畸治疗，无论最终形成的磨牙关系是Ⅱ类还是Ⅰ类，都具有相同的稳定性（Jason et al. 2010）。

拔除下颌第一前磨牙：治疗性Ⅲ类咬合

针对特定形式的Ⅲ类咬合，其治疗需要涉及上牙弓的排齐，上前牙的唇倾和下前牙的内收，而磨

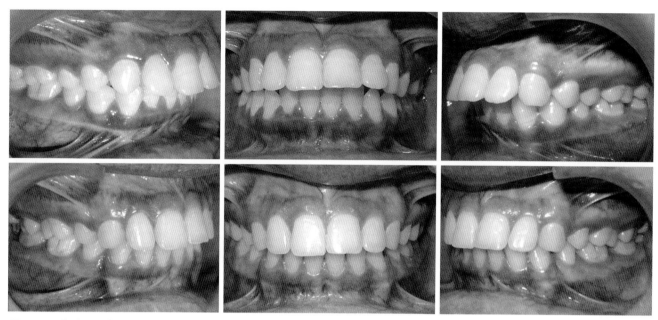

图16-4 拔除4颗前磨牙后的咬合：治疗前（上排）和治疗后（下排）［来源：O.P. Kharbanda编著《口腔正畸学》（第2版），并获得Reed Elsevier India Pvt. Ltd. 许可］。

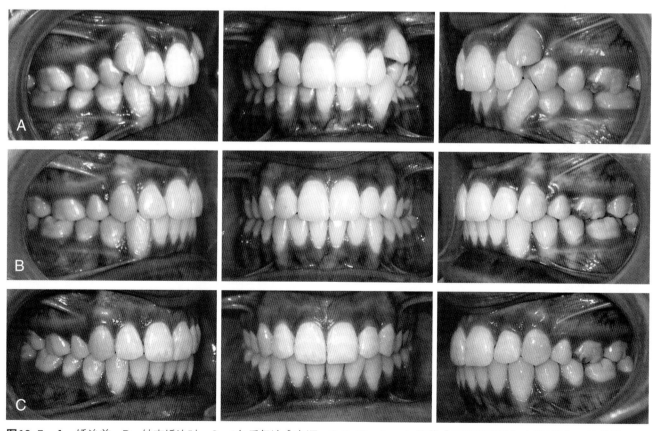

图16-5 **A**，矫治前。**B**，结束矫治时。**C**，2年后复诊［来源：O.P. Kharbanda编著《口腔正畸学》（第2版），并获得Reed Elsevier India Pvt. Ltd. 许可］。

牙则维持Ⅲ类关系不变。需要通过拔除下颌第一前磨牙或第二前磨牙，来获得下前牙内收和直立的空间。正畸后的咬合关系呈现为：Ⅲ类磨牙和前磨牙关系，Ⅰ类尖牙关系，正常的覆殆覆盖。Farret等（2009）观察到在正畸治疗结束13~14年之后，治疗性Ⅲ类咬合关系患者具有良好的咬合稳定性及软组织的健康。

拔除第一磨牙

第一恒磨牙在正常咬合中有着非常重要的作用。但是，对于某些错殆类型的病例，拔除第一恒磨牙比拔除其他牙齿更为合理。除了在系统性正畸治疗方案中需要拔除第一恒磨牙外，还有一些特定的客观适应证，主要包括大面积的龋坏缺损、充填物过大、牙髓或牙周疾病以及严重的牙齿发育不良等。

拔除第一磨牙，特别是那些长期愈后不良的磨牙，可以帮助保留更多的健康牙齿，获得满意的正畸结果，并改善治疗后的咬合关系（Stalpers et al. 2007；Tian et al. 2009）。但是只能在具有健康的第二磨牙和第三磨牙，而且可以排齐占据第一磨牙的位置，满足这些条件的情况下才能考虑拔除第一磨牙。

上颌侧切牙缺失的咬合

上颌侧切牙缺失的正畸治疗主要包括重新获得间隙和修复侧切牙。对于其他需要拔牙间隙来纠正错殆的情况，可以通过近移上颌尖牙来关闭侧切牙的间隙。这类病例常用第一前磨牙代替上颌尖牙，以及用尖牙代替侧切牙，最终实现正畸后（正常）的咬合关系。为了美观起见，需要对尖牙外形进行调整，重塑唇面、切端和近中面形态以更接近侧切

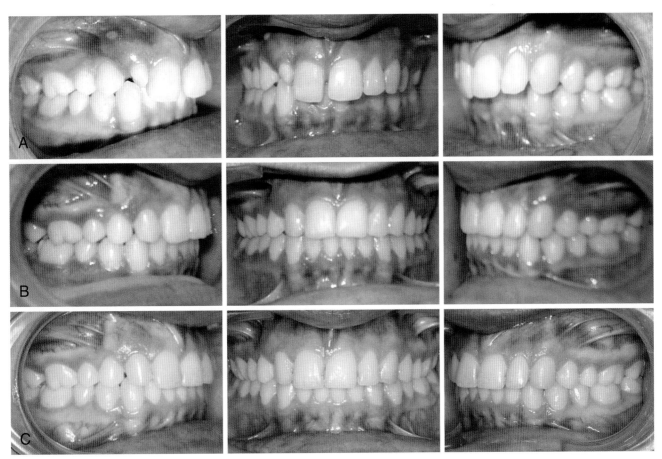

图16-6 一例上颌右侧切牙过小和尖牙腭侧阻生病例 拔除上颌过小的侧切牙并利用右侧上颌尖牙占据空间。尖牙远中存在的小间隙可通过牙色修复材料来弥补。最终的咬合为右侧磨牙完全Ⅱ类关系和左侧Ⅰ类磨牙关系。**A**，治疗前；**B**，治疗后；**C**，22个月回访。值得注意的是右侧完全Ⅱ类关系和左侧Ⅰ类关系都很稳定。

牙的外形，可以用复合树脂来修饰其近远中斜面。鉴于功能性前导的需要，舌面的形态修整也非常必要。采用上颌第一前磨牙代替上颌尖牙时，为了形成上下牙弓正常的"尖牙"咬合关系，上颌第一前磨牙颊尖的近中斜面应该与下颌尖牙远中端接触，因此上颌第一前磨牙需要重塑近颊斜面并缩减舌尖（图16-6）。

第二部分：成人

概述

在本章的内容中，对采取正畸正颌联合治疗来处理伴有骨性问题的严重错殆畸形的情况进行了概述；总结了成人正畸咬合处理的注意事项和目标；并对正畸后保持的相关概念，如原理、方法以及复发的预防进行了介绍。

章节要点

- 随着牙列、牙周组织和支持结构的增龄性变化，咬合处于一种生物适应的稳定状态
- 成人正畸治疗的目标，应该是根据不同患者各自有限的条件，最终达到功能和美学上都能满足要求的咬合关系。实现这一目标是由牙周组织健康、缺失牙齿的情况、剩余牙齿的健康状况以及个体的整体健康程度来共同决定的
- 更多严重的错殆畸形，如严重的下颌后缩、上颌发育不全、下颌前突、重度面部垂直向异常增殖（长脸综合征）、严重面部左右不对称以及下颌偏斜，只能通过正畸和外科手术（正颌手术）联

合治疗来解决。只有选择合适的患者，并制订详细的治疗计划，才能取得预期的结果

- 正畸治疗（包括正畸正颌治疗）会随着时间有些许复发
- 复发的严重程度取决于多种因素，包括最初的咬合状态、治疗类型、治疗效果、保持的方案、面部生长潜力、面型、第三磨牙的存在与否、软组织特性和牙周健康程度
- 保持器和特殊保持方案的选择取决于最初的错殆畸形类型与严重程度、患者的年龄以及任何个性化导致复发的易感因素
- 复发与增龄性过程有关，并可能因自然增龄性过程而越发明显

成人咬合

随着时间改变，在不断地适应内在和外在影响因素的过程中，成人的咬合关系也在不断改变。

生理变化

牙齿生理性移动是牙齿及其支持组织适应功能需求终生所具有的能力，因此才能实现牙齿在牙槽骨中移动的过程。在人的牙列中，后牙区牙齿具有向近中移动的趋势，用于补偿近中接触面的磨耗。相邻或对颌牙齿的缺失会导致咬合平衡性的变化，进而引起牙齿的进一步移动。牙齿除了近中向移动，还会持续性地萌出。研究表明，对于年龄在19～25岁的成人，上颌切牙仍以每年6.0mm的速度持续萌出（Iseri & Solow 1996）。颅颌面骨骼的生长和发育是一个持续而长久的过程，包含有活跃期和相对静止期，但是调节生长改变的生物学机制在整个生命过程中始终保持完好且活跃的状态。

成人正畸治疗

近年来，随着生活方式的改变，以及对牙齿和正畸认识的提高，导致成年人对正畸治疗需求的增加。对于成年患者，有关美学、功能及稳定性的理想治疗目标需要进行调整，并且许多情况下需要多学科联合治疗。为了固定或活动修复体的顺利戴

入，以及保证健康的牙周状况，需要联合多学科专家，采用综合治疗的方法，来实现基牙牙根的平行、牙弓内和牙弓之间的间隙分布、牙根位置、充足的邻接间隙以及咬合垂直向距离。

软硬组织的美观性通常是成年患者的主要关注点。微笑线、牙龈水平和牙齿排列的和谐程度，应该作为多学科治疗目标的一部分来进行考虑。成人往往会对口唇的功能和支撑感到担忧，因为许多成年人的上唇较薄，而且随着唇的长度增加会变得更为明显。当牙齿、颌骨和软组织的支撑不足时，上唇改变是导致衰老的外观表现。避免上颌切牙的过度内收可以增加上唇的支撑度，而且对于Ⅱ类1分类错殆畸形患者，导下颌牙弓向前是形成切牙引导的首选治疗目标。

对于牙槽骨丧失的患者，可以通过调整牙齿的冠根比和纠正牙龈黏膜和骨缺损来改善牙周健康；还可以通过调整突出的牙齿来改善牙龈形态。在降低临床牙冠高度的同时，结合正畸牵引可以很好地改善冠根比。牙龈边缘的位置是由牙齿轴倾度和排列方式来决定的。当牙齿位置排列正确时，临床上可以观察到牙周组织健康的提高，表现出自我维持的特性。牙齿排列合理的目的是恢复相邻牙齿釉牙骨质界的牙槽骨水平，因为这样才能构建出更符合生理的骨质结构，以及具备修复骨质缺损的潜力。

由于骨骼和牙槽骨具有增龄性变化，所以成年人对机械作用力刺激的反应会有延迟，但是并没有证据表明牙齿移动速度也会减慢。在健康的牙周组织中，牙槽骨会在牙齿周围重塑，而不会破坏支持组织。这一原理可以用于存在牙周缺损的患者，能够诱导牙槽骨出现有利的变化，如在直立磨牙之后，可以实现牙周袋深度的缩减以及牙槽骨形态的改善。

据报道，牙齿牵引结合降低临床牙冠的咬合高度，可以减少骨下袋的缺损以及减小袋的深度，建议采用这种方法来治疗孤立性的牙周骨缺损，能够消除边缘骨高度变平的问题。也有方法建议通过压低牙齿来改善牙周组织的支持，但是文献中的证据却是相互矛盾的。

固定正畸与正颌手术联合治疗后的咬合

一些严重的颌骨错殆畸形发育异常，如骨性Ⅱ类错殆、骨性Ⅲ类错殆、重度开殆和深覆殆、长面综合征以及下颌偏斜等，都只能通过正畸联合正颌外科手术来纠正。如果表现为严重的骨性Ⅲ类错殆畸形，仅进行正畸治疗是不够的，还需要进行减少下颌骨长度的治疗。在临床实践中，采用多种手术方式来延长或缩短下颌骨以及调整上颌骨的位置。针对下颌骨最常用的术式是双侧矢状劈开截骨术（BSSO），而上颌骨最常用的则是Le Fort Ⅰ和Le Fort Ⅱ截骨术（截断上颌骨之后在需要的位置再固定）。受到骨性和牙性错殆畸形类型及严重程度的影响，还有正畸治疗和手术选择方式的调控，最终确定的咬合关系会呈现出多样性或不同组合类型的表现。总的来说，不管咬合类型属于安氏Ⅰ类、Ⅱ类还是Ⅲ类磨牙关系，治疗的主要目标应该是提供平衡、和谐的面部结构（颌骨和软组织），以及可以接受的咬合功能。理想情况下，治疗结束时的咬合应与正常咬合的描述相一致；但是，考虑到由于骨性异常的严重程度，适当的牙齿代偿是允许的。牙齿咬合关系的代偿可以掩饰在矢状向、横向和垂直向上存在严重畸形导致的差异。

在矢状面中，针对Ⅱ类或Ⅲ类需要正颌手术的错殆患者，采用唇倾或舌倾上前牙和/或下前牙的方式，可以有助于在正颌手术中减少上颌骨和/或下颌骨的手术移动量。

在横截面中，针对后牙反殆和锁殆的患者，采用颊向和/或舌向倾斜上后牙和/或下后牙的方式，可以减少上颌骨和/或下颌骨的手术移动量。

在垂直面中，针对开殆和深覆殆患者，采用压低或牵引上下颌后牙，以及压低或牵引上颌和/或下颌切牙，可以减少上颌骨和/或下颌骨的手术移动量。

骨性Ⅲ类：这类病例需要缩短下颌基骨长度，有时还需要前导上颌骨。

骨性Ⅱ类：这类病例需要伸长下颌基骨长度，有时还需要后退上颌骨。

长期正畸过程中的咬合：复发和保持

复发指的是因正畸而发生位置改变的牙齿，具有移动到原有位置的趋势；而保持则是指"经过正畸移动的牙齿，能够在实现结果稳定性所必需的时间内，始终在矫治后的位置上维持稳定的状态"。

对保持后10~20年的病例进行长期研究的结果表明，导致正畸效果不稳定的原因主要有以下几点：

- 牙齿的近中向生理性移动（增龄性变化）
- 牙周和牙龈健康程度
- 生长潜力
- 神经肌肉影响
- 特定的正畸牙移动
- 发育中的第三磨牙

正畸治疗后保持期的要求：

- 为牙周和牙龈的重组留出时间
- 尽量最小化随后的生长发育对正畸结果的影响
- 允许按照矫正后牙齿的位置形成神经肌肉适应
- 维持不稳定的牙齿位置

对于未接受治疗的个体和已接受正畸治疗的个体，牙列都会发生正常的发育变化。颅面结构包括牙弓的变化，不仅是由于正畸和正颌外科的治疗结果，而且还是年龄增长的结局。在恒尖牙的萌出之前，尖牙间宽度会一直增长，之后尖牙间宽度会逐渐减小。然而磨牙间宽度在13~20岁是基本稳定的。下颌牙弓长度随时间逐渐变短，而下前牙相应变得拥挤，其中女性更为明显。这些变化在30岁之前便可观察到，50岁之后下前牙拥挤还会继续加剧。

牙周和牙龈组织

牙齿的稳定性取决于牙周韧带的主纤维和牙槽嵴上的牙龈纤维网。这些纤维有助于牙齿与其包绕的软组织间达到平衡状态。正畸过程牙齿的移动会引起牙周韧带和牙龈纤维网的破坏，在去除矫治器后需要一段时间来重组这些纤维。

- 重组牙周膜中的胶原纤维束需要3~4个月的时间，在此期间，牙齿的活动性是消失的
- 牙龈纤维网是由胶原性和弹性纤维组成。与牙周膜相比，该纤维网的修复时间更长，胶原纤维会在4~6个月内重塑，而弹性纤维可能需要长达6年的重塑时间
- 正畸后牙齿的复发是由于牙龈复合体中牙槽嵴上纤维的缓慢重塑所导致的，特别是最初存在扭转的牙齿

牙齿的复发会朝向牙齿的原始位置。因此，去除正畸矫治器后应全时段地保持3~4个月，以便牙周组织结构的重塑。间断性的保持时间应至少12个月，以便牙龈纤维的重塑。

为了最大限度地减少扭转复发，建议采取以下措施：

- 尽早纠正扭转，以便有更多的时间进行重塑
- 在咬合允许的情况下，对于扭转可以采取过矫正方法。在前磨牙区可能会出现过矫正，尤其是在治疗的早期阶段。但是当已经获得理想的前牙关系时，在为了最终达到正常殆的过程中，不建议在前牙区应用过矫正的方法
- 在拆除矫治器时或即将拆除矫治器时进行牙槽嵴上纤维环切术，其中横断牙槽嵴上纤维的过程，可以使得纤维在正确的位置上重新附着

神经肌肉的影响

正畸治疗后，静息状态下唇、颊和舌这些软组织保持平衡，这样的状态有助于牙齿位置的稳定。最初的尖牙间宽度和磨牙间宽度被认为是个体唇、颊、舌之间肌肉平衡的准确指标，因此对于个体而言，其下前牙的初始位置也被认为是最稳定的位置。永久保持3~4个月，有利于唇、颊、舌3种软组织去适应新的牙齿位置。如果可能，应该保持初始尖牙间宽度和下切牙的位置不变。如果下切牙的前导是治疗的目标之一，那么永久保持就是至关重要的。

生长潜力对正畸咬合的影响

如果正畸治疗结束之后生长仍在持续，则可

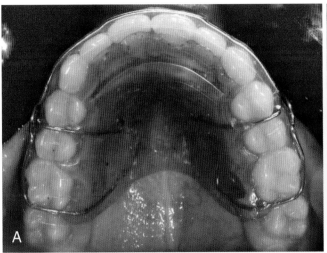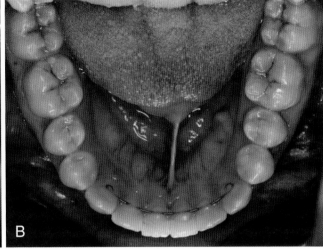

图16-7 保持器 A，Begg可摘式上颌保持器。**B**，下颌固定保持器［资料来源：O.P. Kharbanda编著《口腔正畸学》（第2版），并获得Reed Elsevier India Pvt. Ltd. 许可］。

能引起骨骼问题复发。在青春期晚期，甚至成年期，引起Ⅱ类、Ⅲ类、深覆殆或开殆问题的持续生长模式，是复发的主要原因，所以需要在保持期谨慎处理。由于下颌骨的生长潜力，被上切牙覆盖的下切牙无法适应下颌骨向前生长的趋势，所以会向舌倾斜，从而引起下切牙拥挤。临床观察表明，要么以浅覆盖结束治疗，要么采用下颌尖牙至对侧尖牙的固定保持。一些临床医生会将下颌尖牙近中略向舌侧旋转，用以防止保持期之后尖牙出现的近中移动。

在成年后期，下颌牙弓出现拥挤复发的主要原因之一是下颌骨的生长延迟。图16-7展示了可摘和固定保持器。

参考文献

[1] Andrews LF: The six keys to normal occlusion, *Am J Orthod* 62:296–309, 1972.

[2] Angle EH: Classification of malocclusion, *Dental Cosmos* 41:248–264, 1899.

[3] Begg PR: Stone age man's dentition, *Am J Orthod* 40:298–312, 373–383, 462–475, 517–531, 1954.

[4] Farret MM, Farret MM, Farret AM: Strategies to finish orthodontic treatment with a Class III molar relationship: three patient reports, *World J Orthod* 10:323–333, 2009.

[5] Iseri H, Solow B: Continued eruption of maxillary incisors and first molars in girls from 9–25 years, studied by implant method, *Eur J Orthod* 18:245–256, 1996.

[6] Janson G, Camardella LT, Araki JD, et al: Treatment stability in patients with Class II malocclusion treated with 2 maxillary premolar extractions or without extractions, *Am J Orthod Dentofacial Orthop* 138:16–22, 2010.

[7] Kharbanda OP: *Orthodontics: Diagnosis and Management of Malocclusion and Dentofacial Deformities*, ed 2, New Delhi, India, 2013, Elsevier.

[8] Roth RH: Functional occlusion for the orthodontist, *J Clin Orthodon* 15:32–51, 1981.

[9] Stalpers MJ, Booij JW, Bronkhorst EM, et al: Extraction of maxillary first permanent molars in patients with class II division 1 malocclusion, *A J Orthodon Dentofacial Orthop* 132:316–323, 2007.

[10] Tian YL, Qin K, Zhao Y, et al: First molar extraction in malocclusion: an analysis of 20 consecutive cases, *Shanghai Kou Qiang Yi Xue* 18:375–379, 2009.

[11] Tweed CH: The Frankfort-Mandibular Incisor Angle (FMIA) In Orthodontic Diagnosis, Treatment Planning and Prognosis, *Angle Orthod* 24:121–169, 1954.

[12] Tweed CH: A philosophy of orthodontic treatment, *Am J Orthodont Oral Surg* 31:74–103, 1945.

推荐阅读

[1] Behrents RG: *An Atlas of Growth in the Aging Craniofacial Skeleton*, vol 18, Ann Arbor, 1985, Center for Human Growth and Development, University of Michigan.

[2] Blake M, Bibby K: Retention and stability: a review of the literature, *Am J Orthodon Dentofacial Orthop* 114: 299–306, 1998.

[3] Clark JR, Evans RD: Functional occlusion: a review, *J Orthodon* 28:76–81, 2001.

[4] Farret MM, Farret MM, Farret AM: Strategies to finish orthodontic treatment with a Class III molar relationship: three patient reports, *World J Orthodon* 10:323–333, 2009.

[5] Graber TM, Vanarsdall RL Jr, editors: *Orthodontics: Current Principles and Techniques*, ed 3, St Louis, 2000, Mosby, pp 29–30.

[6] Horowitz SL, Hixon EH: Physiologic recovery following orthodontic treatment, *Am J Orthodon* 55:1–4, 1969.

[7] Kasrovi PM, Meyer M, Nelson GD: Occlusion: an orthodontic perspective, *J Calif Dent Assoc* 28:780–790, 2000.

[8] Kharbanda OP: *Orthodontics: Diagnosis and Management of Malocclusion and Dentofacial Deformities*, ed 2, New Delhi,

2013, Elsevier India.

[9] Little RM, Riedel RA, Artun J: An evaluation of changes in mandibular anterior alignment from 10 to 20 years post-retention, *Am J Orthodon* 93:423–428, 1988.

[10] Moyers RE: *Handbook of orthodontics*, ed 4, Chicago, 1988, Yearbook.

[11] Nangia A, Darendeliler MA: Finishing occlusion in class II or class III molar relation: therapeutic class II and III, *Aust Orthodon J* 17:89–94, 2001.

[12] Proffit WR, White RR Jr, editors: *Surgical Orthodontics*, St Louis, 1991, Mosby, pp 248–263, 264–282.

[13] Reitan K: Tissue behavior during orthodontic tooth movement, *Am J Orthodon* 46:881–900, 1960.

[14] Richardson ME: The role of the third molar in the cause of late lower arch crowding: a review, *Am J Orthodon Dentofacial Orthop* 95:79–83, 1989.

[15] Richardson ME: Prophylactic extraction of lower third molars: setting the record straight, *Am J Orthodon Dentofacial Orthop* 115(1):17A–18A, 1999.

[16] Richardson ME: A review of changes in lower arc alignment from seven to fifty years, *Sem Orthodon* 5:151–159, 1999.

[17] Richardson ME, Gormley JS: Lower arch crowding in the third decade, *Eur J Orthodon* 20:597–607, 1998.

[18] Roth RH: The straight wire appliance 17 years later, *J Clin Orthodon* 21:632–642, 1987.

[19] Staley RN: Bishara SE, editor: *Text Book of Orthodontics*, Philadelphia, 2001, Saunders, pp 98–104.

[20] Strang RHW: *A Textbook of Orthodontia*, ed 2, Philadelphia, 1950, Lea & Febiger, pp 24–51, 78–106.

[21] Thilander B: Orthodontic relapse versus natural development, *Am J Orthodon Dentofacial Orthop* 117:562–563, 2000.

[22] Vaden JL, Dale JG, Klontz HA: The Tweed–Merrifield appliance: philosophy, diagnosis and treatment. In Graber TM, Vanarsdall RL Jr, editors: *Orthodontics: Current Principles and Techniques*, ed 3, St Louis, 2000, Mosby, pp 647–707.

殆与固定修复

Occlusion and Fixed Prosthodontics

Terry Walton

概述

本章介绍了在固定修复过程中建立牙齿咬合接触的基本原理，即建立一种治疗性咬合形式。

各种"咬合准则"在缺乏科学依据的情况下发展起来，并且试图去描述在修复过程或天然牙列调整过程中牙齿的咬合接触关系。这些准则或概念不仅缺乏科学的证据，而且需要借助复杂而昂贵的工具，并采用狂热的方式而不是严谨科学性的方式进行推介。这些准则还被应用到种植体支持的修复体的咬合调整中，但却几乎没有科学数据来验证其有效性。

能够支持功能的咬合形式是本章概述的理论基础。对长达15年的金属烤瓷固定修复和长达25年的金属烤瓷单冠进行生物、生理和力学纵向评估研究发现，研究结果证明了前述咬合形式的有效性。

目前仍需深入且长期研究来评估固定修复的效果。由于具有足够对照组和明确标准的前瞻性、随机临床试验很难实施，而且少于5年的临床研究又几乎没有临床意义（Creugers et al. 1994），并可能导致错误结论的产生（Walton 2002）。因此，临床医生记录并公布临床实践所获得的信息是非常重要的，由此收集起来的数据将为固定修复的临床应用提供更多的循证依据。

章节要点

- 紧密的邻面接触影响牙弓内部稳定性
- 牙尖交错位（ICP）每颗相对应的牙齿上至少存在的一个咬合接触点就可以维持殆间稳定性
- ICP时双侧牙齿同时发生接触
- 前伸运动时后牙无接触
- 平坦的殆平面
- 尽可能保持牙齿固有的生理动度
- 最大牙尖交错位（MI）时，上下切牙之间保持微小间隙（10μm咬合膜厚度）
- 最小的牙尖高度和窝沟深度
- 侧方运动牙齿接触应仅限于尖牙或在牙弓内尽量靠前的位置

固定修复过程中建立牙齿咬合接触关系的基本原理

咬合是口颌系统各组成成分之间动态相互作

189

用的体现，这些组成包括有牙齿、牙周支持组织、颌骨肌、颞下颌关节（TMJ）、中枢模式发生器（CPG）以及其他相关的皮质交互区域，而这种相互作用与所施加的咬合力有关，力的变化因素包括不同的大小和持续时间。对整个系统完整性的损害都会降低这些组成部分对损伤改变或病理性改变的耐受能力（图17-1）。如同其他任何生理系统一样，"正常"状态的内容包括在一定程度上对各种形态的适应性，以及没有病理症状的表现。而这些变化的大小程度和持续时间，将会影响到机体随后发生适应性改变还是病理性改变（图17-2）。即使变化的程度大到会最终导致机体明显偏离理想的

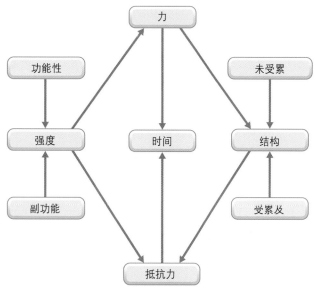

图17-1 咬合系统中各结构所受力和抵抗力之间的相互关系。力的强度和结构（牙齿、牙周组织、牙槽骨、咀嚼肌和颞下颌关节）的完整性将决定系统的生理或病理性反应。而时间则提供累积效应。

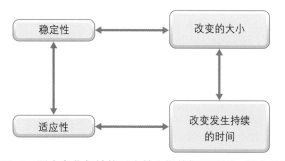

图17-2 形态变化与结构适应性之间的相互关系。适应是随着时间的推移而发生的，但是这种适应能力又是有限的，它取决于患者本身。与天然牙列中长时间的微小变化不同，治疗性咬合形态往往涉及短时间内的较大变化。

状态，只要这种变化足够缓慢，那么也会促使机体产生适应。虽然固定修复体可能涉及咬合面形态的变化相对短暂，但是也将会考验咬合系统的适应能力。当修复体的咬合形态变化对咬合系统的适应性要求很小时，则不太可能引发病理性变化，而且各咬合组成部分的健康状况很大程度取决于相对应牙齿的稳定性。

咬合接触关系

对于单颗牙齿而言，维持其稳定性所需咬合接触点的数量和位置如何，一直以来存有争议。天然牙上存在的咬合接触点，可以位于平面、边缘嵴、牙尖顶、牙尖斜面以及中央窝上，形式上有点接触或面接触两种。咬合的理念明确了每颗牙齿咬合接触点特定的位置和数量，但并非所有天然牙的咬合接触都如此精确，且尚无证据证明这样的精确度会提高牙列的长期稳定性。

牙齿之间的咬合接触会产生垂直向力和侧向力，牙周膜所具有的弹性可以允许牙齿通过生理性动度来消除其中的部分应力。这种生理性动度还可以将咬合力分散到更多的牙齿上，从而避免单颗牙齿上出现应力集中。需要注意的是，牙周受损的牙齿其生理动度明显增加，而对于种植体支持的修复体则动度缺失，因此在这两种临床情况时需要对咬合接触形式进行适当调整。如果牙齿位置不稳定，那么可能会发生显著的倾斜和旋转。保持邻面紧密接触有利于牙弓内部的稳定，而双侧后牙牙尖交错位（ICP）时的相对尖窝交错接触则可以促进上下颌牙齿的颌间稳定性。但是在功能活动过程中，对应牙齿发生咬合接触的时间是相对较短的，这表明来源于舌、颌面部肌肉组织、牙周膜和牙槽骨的骨感受纤维所产生的其他作用力，也可能会影响牙齿的长期稳定性。

支持功能的咬合形式

咬合系统组成成分的功能包括吮吸、咀嚼、吞咽、语音和副功能运动，而且还与自我形象（美学）和情感表达有关。

吮吸

吮吸是一种不涉及牙齿的先天反射。但是当吮吸手指或舌头等习惯所持续的时间延长时，这种成熟形式的吮吸则被认为是一种副功能运动。因为这种副功能运动和其他一些口腔习惯所涉及的力（如舌头的推力），可能会影响牙齿的位置和稳定性，对那些牙周支持组织减弱的牙齿尤为明显，并可能与特定的颌骨形态相关联。因此，尽管这些力对考量固定修复体牙体形状的影响并不大，但是在评估和实施长期随访时意识到这些情况的存在是十分重要的。例如，即使没有对颌牙接触的限制，在舌头推力的作用下，过度突起的上颌中切牙舌隆突形态也会导致牙齿的移位。

吞咽

吞咽也是一种不必涉及牙齿的先天反射，其过程主要是通过固定下颌骨、收缩舌骨上肌群完成。而对于婴儿来说，其吞咽模式是通过将舌头抵住上腭来实现的。虽然在儿童和成人的吞咽过程中，有时也都会用舌头支撑固定下颌骨，如在饮食过程中，但更为常见的则是通过ICP时牙齿的咬合接触来维持稳定下颌骨，这个过程所产生的力量相对较轻。因此，仅是这样少数牙齿之间的接触，不会在牙齿或牙周组织上出现过度负荷而导致症状出现。吞咽过程中的牙齿接触会随着头部姿势的不同而发生变化，但牙齿咬合面形态以及与对颌的咬合接触形式对吞咽的影响并不大。但是在正中咬合（CO）保持双侧后牙同时接触，能够促使吞咽过程中达到最佳的生理神经肌肉活动状态。

语音

前牙的排列对发音和美观都会有影响。例如，在下颌前伸运动中，上前牙和下前牙的紧密贴合程度决定着"c"、"s"和"t"的发音。上前牙和下唇的接触关系也会影响到"f"和"v"音。除了能促进人与人之间的交流外，特定形式的发音也受到社会期望认同的影响。因此，前牙缺失或其他类似的功能障碍（如下颌前伸发音时，后牙发生接触阻碍

了前牙的紧密贴合）都会影响到形象和发音功能。

在后牙出现过度的侧向偏斜或扭转时，需要下颌神经肌肉系统发生适应性的变化，才能形成不影响社交的发音模式。当这些改变超过一个或多个口颌系统组成成分的生理性"适应范围"时，则可能会导致颌面部疼痛或功能障碍。

前伸过程中前牙接触的紧密关系受到前牙长度、覆殆覆盖程度、髁道斜度以及殆平面曲度的影响。除髁道斜度外，其余因素都可以通过修复治疗来进行改变。故此，应该通过调整牙齿的排列和形态来确保在下颌前伸运动时不会出现后牙的咬合接触，这种情况通常可以借由平滑的殆平面来达到目的。因此，修复治疗过程在影响语音的同时也会影响患者的心理和生理健康。

咀嚼

通常在咀嚼活动中，后牙之间相互靠近但并不是一定发生接触。机体可以在没有牙齿接触的情况下咀嚼形成食团并进行吞咽。将食物粉碎形成食团的效率受到咬合面形态的影响，陡峭的牙尖斜面是否会提高咀嚼效率并不确定，但是会使得牙齿受到的侧向负荷增大。现代食物处理技术的发展大大降低了对咀嚼效率（后牙）的需求，因此修复过程所需提供的咬合面形态只需要满足最低咀嚼效率的要求即可。特别是当修复后的牙齿缺少牙周组织和骨组织的支撑时，牙齿上所承受的侧向负荷就会更加显著，在这种情况下，较低的牙尖高度和较浅的窝沟深度都会有利于减少侧向载荷。对于种植体支持的修复体，由于不能通过生理性动度来消除侧向力，所以将导致修复材料承受更高的载荷，而出现明显的应力集中，常表现为崩瓷或明显的牙冠劈裂。

副功能运动

紧咬牙和磨牙（夜磨牙）是涉及牙齿咬合接触的常见副功能运动形式。然而，有时很难区分哪些是正常生理活动，哪些是副功能运动。在力量运动中（如举重）伴随的紧咬牙，更像是一种正常的生理性活动，而不是副功能运动。牙齿萌出或精神压

力较大时出现的紧咬牙和夜磨牙可能也是正常生理性活动的一部分。通常认为这些副功能运动产生的咬合力比其他形式的牙齿接触所产生的力更大。然而，以紧咬牙和夜磨牙为主的副功能运动很可能是普遍存在的，而且其幅度和频率在个体之间存在显著差异，并将会导致出现各种形式的适应性变化和形态学改变，如咀嚼肌肥大、牙齿移位、牙齿压低和磨损、牙周膜腔增宽、牙周骨密度增高以及颞下颌关节改建（图17-3）。除此之外，副功能运动还可能导致病理性变化，如颌面部神经肌肉和TMJ功能紊乱、牙齿和牙周膜敏感症状、牙髓炎及牙折。对于种植体支持的修复体，还可能会导致修复材料

和部件的机械并发症（崩瓷、螺丝松动和断裂、基台断裂）和生物并发症（骨结合丧失）。

应该假设所有的个体在某些时候都会出现紧咬牙和磨牙，不论是生理性的还是副功能运动，因而牙齿修复体都将会承受相对较大的咬合力。在个体之间这些副功能运动咬合力的强度和持续时间存在着很大的差异（图17-4）。因此从这些异常力的角度来考量，在临床上最好能应用一些咬合保护装置以保证咬合各相关部件的完整性。

牙齿磨耗

因为副功能运动导致的牙齿磨耗本身并不能认为是一种病理结果，只有当磨耗过度超出牙髓的耐受程度病变并引起疼痛时，才认为是病理性改变。但是，牙齿磨耗与牙齿动度增加可能会影响患者心理状态和社交影响。可以接受的牙齿磨耗与牙齿颜色雷同，存在着不同文化的接受差异。正如商业营销提倡所有牙齿都应该"洁白"的概念一样，也存在认为牙齿应在整个生命过程中保持青少年时期的解剖形态这样的认识。

保持牙齿完整性

牙周韧带能够将牙齿和牙槽骨之间的压应力转换为拉应力，而且这样的转换作用在咬合力沿着牙齿的长轴传递时最为有效。牙槽骨在受到压应力

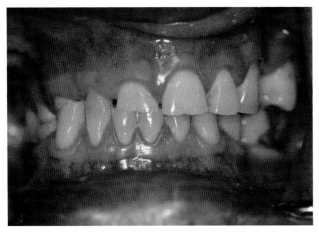

图17-3 副功能运动导致的严重牙齿磨耗表现。这位患者并没有疼痛或不适的症状，生理功能基本正常。社会地位的改变促使其需要改善牙齿的美学外观。

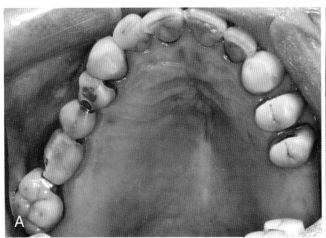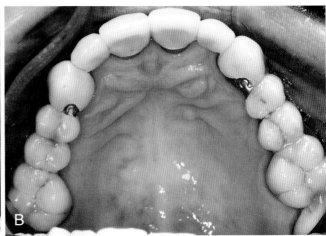

图17-4 两位患者上颌均有牙支持的修复体，修复时间均为21年，对于力的作用表现出不同的反应。**A**，一位重度磨牙症患者。所受一定强度和持续时间的外力导致瓷贴面的力学失败和支持牙齿的生物学性能破坏（活力丧失和牙根折断）。**B**，患者B无夜磨牙症，功能性咬合力量只引起材料和生物结构的微小改变。

时发生吸收，但在适当的拉应力下可以对骨形成刺激而维持其完整性。牙周韧带具有的固有弹性在受力过程中能起到减震器的作用，从而降低牙槽骨、牙齿和修复材料所受的冲击载荷（阻尼效应）。此外，牙齿在施加力的作用下移动，会使得其他邻牙来共同承担负荷。正中咬合的初始咬合接触通常仅局限于1~2颗牙齿，但随着咬合力的增加，会有更多的牙齿承受载荷（Riise & Ericsson 1983）。因此，生理性牙齿动度是一种"保护"机制，有助于维持牙齿和支持组织的完整性。同时，这种动度还将有助于保持修复体的机械完整性。特别是在牙周存在损伤时，将牙齿固定是很必要的，但更为合理的目标应该是尽可能地保持单颗牙齿的活动度，而不要出于修复目的将牙齿连接在一起。因此在固定义齿修复中使用非刚性连接，有助于实现上述目标，并辅助维持修复体的机械完整性（Walton 2003）。

过大的侧向咬合力可能会导致牙齿的折断或牙周支持组织的损伤。对于因龋坏或修复治疗后结构受损的牙齿，或者因牙周病而失去牙周支持的牙齿，增大的侧向咬合力对其影响尤为明显。在紧咬牙和磨牙过程中牙齿承受的咬合力要高于任何其他功能过程中的受力，因此在副功能运动中，修复治疗后牙齿形态和咬合接触部位所受到的负荷也将是最大的，所以应将侧向咬合力降至最低，以确保生物健康和修复体的机械完整性。

在咬合和咀嚼过程中，上前牙本身存在的倾斜度使其承担了更大的侧向咬合力（Wiskott & Belser 1995），并且在后牙磨损或其他原因导致的咬合垂直距离（OVD）丧失后，这种情况会进一步加剧。当闭合至ICP时，前牙之间的过度接触会导致牙震颤。如果这种前牙过度接触的情况长期存在，尤其是在伴有牙周支持组织丧失的情况时，可能就会出现前牙移位。牙齿固定有助于减少牙震颤的发生，但由于其限制了牙齿固有动度，可能会增加牙齿折断的风险。已有证据证明与固定修复体相关的最常见的失败表现形式就是牙齿断裂（Walton 2003）。由于临床上无法直接测量咬合接触的强度，因此建议在ICP患者上下颌前牙之间保留10μm左右的咬合间隙（10μm咬合膜厚度）较为合理。

对于非正中运动型磨牙症患者而言，所有牙齿都存在可能承受较大侧向负荷的潜在风险。因此普遍认为牙尖斜度越小以及窝沟越浅，在侧向滑动过程中所产生的侧向载荷就越小。

功能运动中的侧向引导

尖牙具有良好的冠根比、宽颊舌径、致密的周围牙槽骨以及牙尖倾斜度相对较小的特点，因此最适合承受侧向咬合力（见第1章）。对于其他动物而言，在撕裂食物时尖牙将承受最大的侧向力。而对于人类而言，尽管这种进化适应在食物采集中显得有些多余，但是仍然能够显示出尖牙在副功能运动中具备承担侧向力的能力，这一点对于修复治疗尤为有益。除非尖牙存在结构性磨损或在非正中运动过程中无接触（安氏Ⅱ类1分类的前牙排列状况时），否则应在修复过程中将侧向引导接触集中在尖牙上。当无法实现上述条件时，临床上应将侧向力分布在几颗牙齿上，但应尽可能远离咬合力最大部位，即在牙弓中位置尽可能靠前。当无法达到尖牙独立引导时，侧向滑动接触可以同时分布在几颗牙齿上，即包括切牙和前磨牙的"组牙功能拾"，进而将侧向力均匀分布在这些生物机械强度较小的牙齿上。

由于存在不同程度的磨耗，以及伴随肌力和颌骨变化的作用，修复后的牙齿形态不可避免地也会发生相应改变。对于天然牙列而言，机体可以通过很长一段时间来适应这些相对较小的变化。在天然牙列中已经表明组牙功能拾可以随时间发展而形成（Beyron 1969），并同样可以发生在修复后的牙列中。虽然为了方便起见治疗性咬合形态常采用尖牙引导，且会促使机体形成生理性适应，但随着适应过程而"缓慢"发展成为的组牙功能拾并不需要去调整修改，如果能够将咬合力分散得更广泛反而是可取的，但前提是所修复的牙齿必须具有足够的结构完整性、抗力形和牙周支持，以能够承受任何破坏性的侧向力。

在下颌滑动运动过程中，后牙多会起到杠杆支点的作用，正如Hylander（1979）所提出的那样，这可能形成干扰，导致同侧颞下颌关节内的负压，并伴随出现关节囊附着处的拉应力。反复的应力可能会导致关节囊处承受拉伸或撕裂的应变，并最终造成关节"松动"，进而引起关节内部紊乱，影响髁突和相关的关节盘运动。因此，形成平坦的咬合平面将有助于避免非正中运动中的后牙接触。

来源于临床研究结果的支持证据

出于上述考虑，建议在修复过程中只恢复牙齿形态和咬合接触。目前尚无前瞻性研究证实，在固定修复治疗中哪一种特定的咬合设计能够提高其生物和机械稳定性。很少有纵向研究将咬合接触方式作为研究方案的一部分。然而，一项关于单冠和固定修复体的10年回顾性综述将这些建议纳入治疗设计方案，结果显示344位患者中只有2%在治疗后出现颞下颌关节紊乱病（TMD）（Walton 1997）。

在这些患者中，78%的人在治疗前经历过TMD，治疗后症状的发展可能是TMD本身具有反复发作的特性所导致。此外，有长达25年的研究表明在2340个金属烤瓷冠修复中只有0.6%（Walton 2013）因机械故障（固位力丧失、材料断裂）而失败；在另一个跨度15年的研究（Walton 2002，2003）中，515个金属烤瓷局部固定义齿修复的1208颗基牙中只有1.0%因上述原因失败（Walton 2002，2003）。这些数据表明，前文提到的咬合形式准则有助于维持修复体的生物和机械稳定性。

弊与利

牙科治疗可能产生一定程度的医源性损伤，因此，必须权衡牙齿修复的收益以及可能造成的损伤。如果没有出现咬合相关的功能紊乱的症状或体征，表现包括牙齿结构完整性受损、软硬组织美学效果欠佳（牙齿或支持组织），则很难证明修复操作过程（或调殆）的合理性。出于文化需求修复牙齿磨耗、变色或其他可察觉的缺陷，甚至牙齿缺失修复都可能会造成过度治疗，其治疗所带来的医源

性后果和经济成本以及长期维护的需要，远远超过了修复治疗获得的收益。对于后牙区的修复，常常会导致剩余软硬组织医源性损伤，但是功能却没有明显地改善，因此"短牙弓"的概念可以作为针对上述情况一种可行的治疗方案选择。对短牙弓治疗结果的文献回顾（Kanno & Carlsson 2006）证实，其完全可以满足患者的舒适和功能需求。

"正中"治疗位

在修复治疗中，关于如何确定正确的上下颌位置关系（MMR）位置关系存在着很多混淆和争论。对于MMR最初的考量是应用于无牙颌确定颌间位置关系进行全口义齿的修复过程中。下颌以颞下颌关节为轴闭合在特定的垂直距离位置，作为上下颌间位置的参考点，而且还开发出特殊仪器来模拟这一闭口轨迹。但是髁突在关节窝中的实际位置仍然是一个有争议的话题（见第1章）。

一直以来如何记录下颌后退位（RP）或正中关系（CR）也存在一定的争议。一些临床医生强烈提倡由牙医来引导下颌，以确保获得正确的髁突和关节窝位置关系。然而颞下颌关节具有一定的弹性和耐受性，很难确定应该施加多大的引导力来防止关节处于非自然的紧张位置。此外不可避免的是，不同的操作者还会施加不同力度的引导力，因此获得一个生理性的MMR是很难的。而且临床上评估髁突是否位于关节窝中的"理想"位置也是另一难点。还有一些临床医生主张在没有或者消除异常牙齿咬合接触的前提下，采用非引导方式来进行下颌闭合，然而在这种情况下，很难评估习惯性的神经肌肉模式是否会掩盖最佳的生理性闭口轨迹，并可能持续记录的是一种紧张的颞下颌关节关系。在后退接触位（RP），采用在颌间咬合记录材料上不出现牙齿咬合接触所确定的咬合垂直距离（OVD），可以用来关联上下颌模型的位置关系。在确定铰链轴以及上下颌模型与铰链轴之间的方向关系之后，殆架模型沿此弧线轨迹做进一步的开闭口运动，才能与真实的临床情况保持一致。

牙尖交错位（ICP）部分取决于咬合力和头部姿

势。在上下牙发生初始接触后，因为牙齿表面形态的影响可能会导致闭口轨迹的偏移，而随着咬合力的增加，个别牙齿出现移动，进而使得更多的牙齿才能发生接触。事实上已经在临床中得到证实，只有大约10%的人群其ICP与RP（CO）是一致的（见第1章）。

对于一组给定的石膏模型，在模型上牙齿的最大牙尖交错位置是可以重复的，但是由印模中所记录的牙齿位置来决定的，在大多数情况下非常接近于临床检查中度咬合力所产生的ICP。当牙齿的活动度都很小，并且有足够的牙齿接触来稳定石膏模型时，这种方法可作为间接修复治疗的一个方便且可接受的参考位置。异常的牙齿咬合接触可能会导致这一参考位置较RP（CR）时的上下颌位置关系MMR偏移至前方或侧方。当存在牙周严重受损、活动度明显增加的牙齿时，模型就无法准确地记录口内牙齿的真实位置，因此它们之间的牙尖交错关系也不能模拟临床ICP。

在石膏模型上所提供记录的牙齿最大牙尖交错位，可以应用于单颗牙修复、单侧一颗或多颗后牙缺失的局部固定修复以及前牙缺损或缺失的固定修复等情况。但是当患者存在下颌功能障碍的症状或体征，或从RCP到牙尖交错位有明显偏斜（偏斜范围>2.0mm）时，则上述记录不可用，而且在制取印模过程中牙齿位置也不应发生改变。

牙齿的咬合接触关系可以通过调殆或修整暂时修复体的外形轮廓进行改变，从而形成面接触而非点接触。在相同的垂直高度下，调整后的咬合接触面也包含了牙尖交错的位置关系。但是，尚无科学研究证据表明在实施修复治疗前有必要进行这样的咬合调整。当之前的修复操作导致牙齿结构损伤或牙周支持功能明显降低时，而且当咬合接触出现在牙齿的牙尖斜面上时，适当的咬合调整（见第1章）可以有效地减少侧向力，有利于维护牙齿和修复体的完整性。

工具的作用

在固定修复中使用的工具应该允许形成生理性的咬合关系，而不需要特定的牙齿接触形式。无论使用的工具有多复杂，都必须建立起各咬合组成结构之间的和谐关系。由于在治疗过程中涉及诸多导致不精确的可能性，所以谨慎的做法是简化所使用工具的作用和类型（见第6章）。

修复过程中咬合面形态的改变可能会导致无法将ICP用作治疗性颌位。先通过调整咬合或使用暂时修复体来消除异常的牙齿咬合接触，可能会暴露出习惯性的神经肌肉控制形式。而后，通过患者自主引导闭口的记录就可以获得生理性RCP（CR），从而避免临床医生引导下颌闭口过程中产生的不确定因素。然后在预期进行修复的OVD处记录MMR，从而不需要再去考虑精确地记录铰链轴。然而已经证实，当采用经验铰链轴时，如果殆架模型的旋转幅度不超过2mm（从牙齿部位测量），那么产生的临床误差是在可以接受的范围内（Morneburg & Pröschel 2002）。如果咬合记录材料本身不会引起下颌位置偏移，那么随后恢复的牙齿咬合接触形式（ICP）将接近于CO。

为了精确记录和再现下颌侧方运动，在临床上就不可以将侧方咬合接触限制在尽可能少的牙齿上、降低牙尖高度和窝沟深度以及形成平坦的殆平面。对于殆架上平均值的设置，能够确保在侧向运动过程中后牙存在充足的间隙。沿用经验铰链轴原理的面弓是通过殆架上的髁球来定位模型相对于髁间轴位置关系的一种简便方法，而且，这种方法还可以近似地模拟在冠状面、矢状面和垂直面上下颌相对于颞下颌关节的实际位置。平坦的殆平面指示器可能对某些临床治疗程序同样有效（Shodadai et al. 2001）。由数学推导结果得知，采用平均值殆架设置参数，在侧方运动时前磨牙和磨牙区出现咬合错误问题的风险相对较低（Pröschel & Morneburg 2000）。因此即使修复过程中涉及的是包含后牙接触在内的组牙功能殆（如安氏Ⅱ类1分类牙关系），也只需要进行少量的口内调殆，就能确保合理的牙齿咬合接触。

使用复杂的下颌运动记录装置和全可调殆架是否可以改善固定义齿的治疗效果，目前尚无公开发表的数据可以证实。相反，有数据表明，使用本章所述工具进行固定修复治疗可以确保长达15年的最佳修复效果（Walton 2002）。而且还有病例研究说明，在长达10年的病例随访过程中，极少患者出现咬合不适的情况（Walton 1997）。

殆平面方向

在过去是非常强调殆平面方向的，最初的考虑源于在非正中运动中，可以通过减少上下颌后部修复体的空间来促进全口义齿的稳定性。补偿曲线（Spee曲线和Wilson曲线）的存在有助于在特定的前牙覆殆覆盖条件下实现平衡殆。另外还有其他的概念如在固定修复中用来定位殆平面的Monson曲线，借助它可以实现非正中运动时多颗牙齿发生咬合接触，也就是组牙功能殆。

没有证据可以证明咬合平面的方向与固定义齿的功能或疗效有任何相关关系。

对于天然牙列，殆平面中最显著的特征与美学相关，而不是与功能相关。在微笑的姿态时，以上颌牙齿的切缘和颊尖顶作为参照测量的前后向斜度，大多与下唇的曲线相协调，这样才是符合美学外观的表现。因此，"陡峭"的殆平面斜度通常与安氏Ⅱ类的骨性特征和较钝的下颌角相关；而平坦的殆平面则通常与更锐的下颌角有关。如果在固定义齿修复中需要改变殆平面的方向，那么治疗计划应该是出于美学考量而非功能考虑。

长期维护

本章内容旨在建议通过治疗设计来实现牙列的相对稳定，并最大限度地减少咬合系统组成部分的适应和/或病理性改变。可以肯定的是，随着时间的推移，变化是不可避免的。有证据显示即使在完整的牙弓中，牙齿位置也会发生微小的变化。由于所受力的不同，前牙和后牙会出现特异性的磨耗。许多情况下牙列的咬合接触会由不同材料（天然和人工）形成，由于这些材料的韧性、耐磨性和耐腐蚀性不同，所以导致这些材料的磨耗程度也不同。对牙齿和牙周支持组织的长期随访监测应包括调整咬合以重新建立本章所描述的咬合接触形式，从而最大限度地提高咬合系统的生物、生理和机械稳定性。

参考文献

[1] Beyron H: Optimal occlusion, *Dent Clin North Am* 13:537–554, 1969.

[2] Creugers NH, Kayser AF, van't Hof MA: A meta-analysis of durability data on conventional fixed bridges, *Community Dent Oral Epidemiol* 22:448–452, 1994.

[3] Hylander WL: An experimental analysis of temporomandibular joint reaction force in macaques, *Am J Phys Anthropol* 51:433–456, 1979.

[4] Kanno T, Carlsson GE: A review of the shortened dental arch concept focusing on the work by the Käyser/Nijmegan group, *J Oral Rehabil* 33:850–862, 2006.

[5] Morneburg TR, Pröschel PA: Predicted incidence of occlusal errors in centric closing around arbitrary axes, *Int J Prosthodont* 15:358–364, 2002.

[6] Pröschel PA, Morneburg TR: Predicted incidence of excursive occlusal errors in common modes of articulator adjustment, *Int J Prosthodont* 13:303–310, 2000.

[7] Riise C, Ericsson SG: A clinical study of the distribution of occlusal tooth contacts in the intercuspal position in light and hard pressure in adults, *J Oral Rehabil* 10:473–480, 1983.

[8] Shodadai SP, Türp JC, Gerds T, et al: Is there a benefit of using an arbitrary facebow for the fabrication of a stabilization appliance?, *Int J Prosthodont* 14:517–522, 2001.

[9] Walton TR: A ten-year longitudinal study of fixed prosthodontics: 1. Protocol and patient profile, *Int J Prosthodont* 10:325–331, 1997.

[10] Walton TR: An up to 15-year study of 515 metal-ceramic fixed partial dentures: Part 1. Outcome, *Int J Prosthodont* 15:439–445, 2002.

[11] Walton TR: An up to 15-year study of 515 metal-ceramic fixed partial dentures Part 11. Modes of failure and influence of various clinical characteristics, *Int J Prosthodont* 16:177–182, 2003.

[12] Walton TR: The up to 25-year survival and clinical performance of 2340 high gold-based metal-ceramic single crowns, *Int J Prosthodont* 26:151–160, 2013.

[13] Wiskott HW, Belser UC: A rationale for a simplified occlusal design in restorative dentistry: Historical review and clinical guidelines, *J Prosthet Dent* 73:169–183, 1995.

推荐阅读

[1] Helsing G, Helsing E, Eliasson S: The hinge axis concept: A radiographic study of its relevance, *J Prosthet Dent* 73:60–64, 1995.

[2] Picton DC: Tilting movements of teeth during biting, *Arch Oral Biol* 7:151–159, 1962.

[3] Sarver DM: The importance of incisor positioning in the esthetic smile: The smile arc, *Am J Orthod Dentofacial Orthop* 120:98–111, 2001.

[4] Tradowsky M, Kubicek WF: Method for determining the physiologic equilibrium point of the mandible, *J Prosthet Dent* 45:558–563, 1981.

[5] Wood GN: Centric relation and the treatment position in rehabilitating occlusions: A physiologic approach. Part 11: The treatment position, *J Prosthet Dent* 60:15–18, 1998.

殆与活动修复

Occlusion and Removable Prosthodontics

Rob Jagger

概述

　　对活动修复体与固定修复体的咬合考量从本质上是一样的。

　　可摘局部义齿修复体（PDPs）建立咬合的方法通常是明确的，即局部义齿不能传递过度的力量到支持组织，也不能对牙尖交错位（ICP）或者功能运动形成任何咬合干扰接触。有时候还需要借助覆盖义齿来进行重建。

　　全口义齿修复与局部义齿修复相比，在殆处理方面有三点显著区别：

- 对于天然牙缺失的无牙颌患者，最显著的难度在于确定适宜的咬合垂直距离

- 全口义齿的咬合关系需要重新建立

- 牙齿缺失会导致义齿稳定性出现问题（对抗侧向力引起的位移），这点在下颌总义齿中表现得尤为明显，通常采用平衡殆来合理地实现全口义齿的稳定性

　　本章对局部和全口可摘义齿修复的殆关系做一个概述，包含临床和技工室的处理过程。

章节要点

- PDPs不应对支持组织施加过度的力，也不能在牙尖交错位（ICP）或者功能运动时形成任何咬合干扰接触，其咬合形式通常参照余留天然牙来确定。有时可能还需要进行咬合重建，如在牙列出现广泛磨耗的时候

- 全口总义齿修复通常是需要重建咬合关系

- 对于无牙颌患者而言，因为天然牙齿全部缺失，所以临床处理显著的难度在于如何获取合理的咬合垂直距离（OVD），具体可以选择的方法有多种，有经验的临床医生通常结合多种办法来进行确定

- 几乎没有证据能够支持多种咬合方案孰优孰劣。实现全口义齿最佳稳定性的条件是殆和关节的平衡。可以通过借助平均值殆架和义齿戴入后的咬合调整来实现殆和关节的平衡

可摘局部义齿修复

骀关系：确定和重建的方法

可摘局部义齿修复体（活动义齿）的常规治疗目标（从咬合的角度来看）是通过合理定位人造牙，在牙尖交错位（ICP）时实现双侧后牙同时接触。对于涉及范围更大的局部义齿，如扩展到双侧牙列远中的修复体，治疗目标则是达到平衡骀。当牙列存在广泛的磨耗时，则需要重新确定骀关系，也就是需要进行咬合重建；重建的方法可以是借助冠桥来组成义齿，也可以采用覆盖局部或全部牙列咬合面和切端的覆盖义齿来实现。

局部义齿修复的治疗计划

在修复缺失牙的时候，制订一个全面的综合治疗计划是非常重要的。治疗计划必须源于详尽的病史追溯和检查，以及适当的特殊检查。对于局部义齿修复患者，特殊检查通常包括放射片、牙齿敏感性测试，以及研究模型上骀架进行分析。局部义齿患者的治疗计划必须包括针对即将制作的任意一种修复体的细节设计。

咬合分析

在制订治疗计划期间，通过分析咬合关系来发现任何牙齿排列的问题是非常重要的，如在出现牙齿过度萌出时，将可能会阻碍修复体重建达到理想的咬合。

在修复治疗之前，是否需要做咬合调整或者改变，这点是必须提前确定的。通过临床观察和使用研究模型上骀架，来对余留牙列进行严格分析，是咬合分析所包含的内容。临床咬合分析的详细描述见第8章。

如果在模型上有足够的牙支持可以提供稳定的牙尖交错关系，研究模型上骀架可以不需要咬合记录。如果没有足够的余留牙齿，则应该使用蜡骀堤，以便在骀架上能够提供一个稳定的牙尖交错记录。

临床步骤
记录下颌正中关系

如果没有足够的牙齿来提供稳定的咬合关系，就需要使用蜡骀堤。如果正在制作的义齿包含金属支架，那么就可以在金属支架上制作蜡堤。在进行咬合记录之前，一定要确保支架精确就位，并且在ICP、后退接触位（RCP）或者侧方运动时不能形成咬合干扰，这点非常重要。

戴牙——咬合调整

在义齿制作过程中，由于临床或技工室在操作中可能存在的误差，所以常常在义齿戴入时可能会出现微小的咬合干扰。因此必须通过义齿调整，使得不论在有义齿还是没有义齿的情况下，天然牙都能以完全相同的方式精确地咬合，通常在椅旁进行选择性的调磨就可以解决。必须通过观察确认和询问患者他/她的牙齿接触感觉，来审慎地理解咬合纸上获得的印迹所能揭示的情况。需要询问患者牙齿是平稳均匀接触，还是单侧牙齿先发生接触。如果患者能够意识到存在一个早接触点，患者是否能够确定是哪颗牙齿或者哪些牙齿先接触？对于获得的以上这些信息同样必须谨慎对待。

当上颌和下颌都需要戴入可摘义齿时，必须分别检查和调整每个义齿，在上下颌义齿均就位后再进行最终的咬合调整。

但是极个别情况可能会出现，在义齿戴入后发现咬合误差过大，椅旁调整也无法解决问题。在这些情况时，必须将造成干扰的人工牙磨除。在移除人工牙的义齿基板位置放置蜡块，然后重新记录颌位关系。如果义齿是随着上下颌石膏模型一起返回临床的，则可以重新取一个咬合记录，然后将石膏模型重新上骀架，就可以让技师来调整咬合。否则就必须在义齿就位后，取一个带义齿的整体印模。印模灌制模型后义齿重新上骀架，经过重新设定和调整后最终完成。这种应对方式在戴入义齿发现明显异常的时候，是非常重要的处理措施。

覆盖义齿

覆盖义齿是一种修复一个或多个牙尖以及相邻咬合面缺损的修复体。当可摘局部义齿的一部分延伸覆盖牙齿的咬合面或者切端表面，则可被称为覆盖义齿修复体。这种义齿的基托材料可以由丙烯酸树脂或者铸造金属构成，另一种制作方法是将丙烯酸树脂添加到贴合牙齿表面铸造而成的金属支架上，这样的优点是丙烯酸树脂咬合面很容易调整。诊断性或者过渡覆盖义齿也可以用丙烯酸树脂来制作。

有些时候通过结合覆盖义齿和冠外修复体，来用于纠正咬合过度磨耗（OVD降低）或者改善咬合关系的情况，如当RCP与牙尖交错位之间存在显著不一致时。如图18-1即为使用覆盖义齿来纠正广泛牙齿磨耗的示例。

广泛覆盖牙齿咬合面的覆盖义齿可以起到预防牙齿龋坏的作用，但是如果临床条件允许，更好的治疗选择应该还是固定修复体。

全口义齿修复体

咬合

通过对全口义齿咬合考量相关文献进行详细回顾，结论发现患者对全口义齿的满意度取决于多种复杂因素，𬌗在其中起到的作用并不显著（Palla 1997），而对于不同牙齿形态、牙齿排列或者咬合形式的利或弊会影响患者满意度这一经常会被提及的观点，也几乎没有可以用来支持的证据。患者对义齿的满意度与工艺技术质量之间也没有很密切的相关性（Fenlon & Sherriff 2004），如对于垂直距离显著降低且咬合面磨耗严重的患者而言，他们并不会抱怨修复体，但是事实上他们可能无法适应这种新的或者是从技术层面上更为合理的修复体。不管怎样，理解全口义齿的咬合原则，尽力提供最适合于每个个体的合理治疗方案，这一点是很重要的。着眼于为每位患者所尝试获得的咬合关系，临床医生应该有一个清晰的认识。

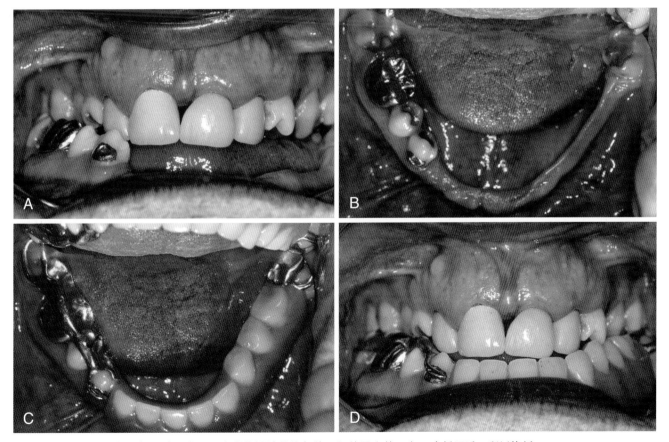

图18-1 **A ~ D**，下颌局部覆盖义齿。原先类似设计的修复体已经使用大约20年，磨耗严重，所以换新。

推荐适合全口义齿修复的咬合关系

- 对于全口义齿而言，推荐的做法是在可接受的咬合垂直距离（OVD）下，下牙弓后退闭合能够达到最大牙尖交错的位置。如果不能实现，将会导致义齿无法耐受，其原因通常是不均匀的应力分布和高度应力集中所导致的牙槽嵴黏膜疼痛

- 还建议提供平衡殆（在所有非正中运动时上下颌牙列存在协调的跨牙弓咬合接触关系）来帮助实现咬合稳定性

咬合垂直距离

很多证据表明增加天然牙列和全口义齿磨耗者的OVD是没有不良后果的（Palla 1997），但是个体适应抬高或者降低OVD的能力是有限的。OVD对面部外观有很大的影响，全口义齿患者如果没有足够的息止殆间隙，将会导致发音困难，而且还可能引起义齿下方牙槽嵴黏膜疼痛。

一旦天然牙列的咬合接触全部丧失，那么重新确定一个可接受的OVD将是非常困难的，因而逐渐形成了很多办法来帮助建立OVD（框18.1），这些方法在权威的修复齿科教材中都有详细描述。其中最常使用的方法可能就是确定在被称为静息垂直距离（RVD）时的下颌姿势位，然后在RVD基础上减去2～4mm即可建立OVD。但是RVD并不是恒定的，测量方法得到的结果常常可重复性不佳。此外RVD还受到以下因素的影响：头位、给予患者获得"静息位"的指示、患者的疲劳程度，以及时间。众所周知，OVD的改变会导致建立一个新的RVD。

临床医生必须选择并记录一个OVD，并将信息传递给技师。在记录阶段，有经验的临床医生通常采用多种方法结合的方式；如测量RVD，观察患者在选定OVD时的外貌，在合适OVD接收患者关于触觉感受的反馈，以及测定先前佩戴合适义齿的OVD。然后临床医生必须在义齿试戴阶段再用类似的组合方法去验证所确定的距离。

通常出于美学需要，应该尽可能为患者提供一个比之前旧义齿更大OVD的新义齿，通过在旧义齿人工牙咬合面逐步增加自凝丙烯酸树脂的方法，可以来测试患者对于OVD增加的耐受性，但是这样做是很耗费时间的，而且很难再将义齿恢复到其原始的咬合面外形轮廓。

人工牙

早先人工牙由丙烯酸树脂或者瓷制作而成，近年来丙烯酸树脂牙的质量有很大改善，而瓷牙已经不再常规使用。由人工牙制造商生产的后牙按照牙尖形态不同分两种类型（图18-2）：

- 解剖型牙齿——可能有不同的牙尖斜度，如20°、30°和40°牙尖斜度；全口义齿常用牙尖斜度为20°的人工牙

- 0°牙齿（平尖牙，无尖牙）——适用于牙槽嵴平坦的病例、颌位关系为后缩或前突的情况，或者很难记录正中关系（CR）的病例

对于人工牙不同形态所具有的优缺点，目前的研究结果并不能给予足够的证据来支持这种常见观点。一篇系统性文献综述中微弱的证据表明，对于义齿中的后牙，牙医设计使用有尖牙往往比无尖牙更有利，因为那样患者的满意度更高。然而需要指出的一点是，对于全口义齿不同咬合方案的比较，还需要更进一步设计严谨的实验，这个结论可能只是暂时的（Sutton et al. 2005）。

平衡殆

平衡殆是指在所有下颌位置时双侧牙齿咬合面能够同时发生接触的咬合状态，这种平衡是由技师

框18.1　确定咬合垂直距离的一些方法

- RVD，下颌姿势位（PJP）；降低2～4mm即为OVD
- 测量先前各方面均合适义齿的OVD
- 美学评估
- 牙槽嵴平行——后牙区打开5°，上下无牙颌的牙槽嵴顶保持平行，预示垂直距离正确
- 拔牙前记录
- 头颅侧位放射片
- 面部测量
- 发音
- 患者主诉的舒适位置
- 哥特式弓描记针

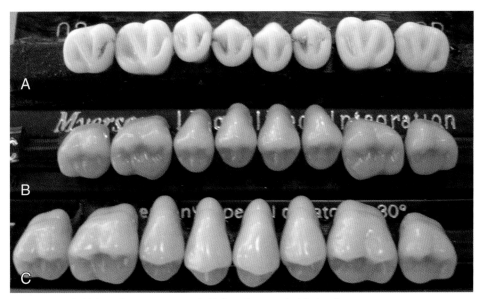

图18-2　人工后牙　**A**，0°牙尖斜度牙齿。**B**，10°牙尖斜度牙齿，**C**，解剖型牙齿。

在粉架上进行调整来实现的。

影响咬合接触的5个因素或者相关变量被称为Hanau五因素（框18.2）。

在粉架上调整形成的平衡粉在口内能够实现的程度，很明显地取决于正中颌位关系记录的精确性。调整平衡粉需要依赖于侧方和前伸记录，而这些记录将用于粉架的参数设置，并且与面弓转移中第三个参考点也有关联；此外还取决于粉架上的设置参数能够在多大程度上复制重现出患者下颌运动的对应参数。下颌正中关系记录的准确性，能够反映出临床医生在正中咬合处精确地实现最大牙尖交错的能力，如果记录不正确，就不可能在侧方颌位实现平衡粉；即使记录是正确的，但是如果粉架不能模仿患者实际的运动形式，那么粉架上所有的侧方运动都将是不准确的。对于很多临床佩戴义齿的病例，调整咬合是必需的。口内借助咬合纸检查，在椅旁完成特定的咬合调整，最终实现平衡粉。必须注意的是，可以证明平衡粉优势的证据有限，所以还有待进行深入的研究来确定是否特殊的临床症状可以从平衡粉中获益（Farias-Neto & Carreiro 2013）。

框18.2　Hanau五因素——平衡粉相关的咬合变量
（1）粉平面方向：平均值粉架已经预先设定好双侧髁突部分与切牙切端之间的距离，在临床医生借助解剖标志修整上颌粉堤时，在前部使其与瞳孔间连线平行，在后部与Campers平面（鼻翼耳屏线）平行，从而可确定粉平面的方向。
（2）髁导：尽管可以通过前伸记录来获得髁道斜度，但是平均值粉架的髁突运动角度也是预先设定好的，通常设定在30°。侧方和前伸咬合蜡记录都可以用于设置髁道角度。
（3）切牙引导：切牙引导通常设置在10°或者15°，也可以通过定位前牙的位置实现美观和发音的需求而获得。
（4）牙尖斜度或者牙尖高度（Hanau）：各种牙尖斜度的人工牙是由制造厂商生产的。
（5）补偿曲线：牙科技师按照补偿曲线来排列人工牙，这样就能形成平衡粉。

尖牙引导

尖牙引导是指在下颌的侧方运动过程中，工作侧尖牙接触，而后牙和前牙脱离接触。尖牙引导多见于年轻患者的天然牙列中，但是随着时间的推移，天然牙列经过磨耗后常常会变成单侧组牙功能粉。固定修复体的咬合重建通常也会采用尖牙引导的形式（见第17章），但是修复医生并不推荐采用尖牙引导来作为全口义齿修复的咬合形式，因为研究表明，全口义齿患者不论是采用尖牙引导还是平衡粉，其满意度的差异很小（Heydecke et al. 2008；Paleari et al. 2012；Farias-Neto & Carreiro 2013）。

舌侧集中殆

在传统的人工牙排列方法中，下颌人工牙的颊尖咬在对侧上颌牙齿的窝内，上颌腭尖咬在对应下颌牙齿的窝内。而对于舌侧集中殆而言，则是通过降低下颌颊尖的高度，进而使得接触部位只有上颌的腭尖。

相比使用0°牙尖的人工牙，采用这种咬合处理形式可以很容易地实现平衡殆，并且还具有能够保留后牙牙尖形态和外形美观的优点。舌侧集中殆的优势为很多医生所倡导，然而这些优势还并没有被临床研究证实（Heydecke et al. 2007）。

与殆相关的临床考量
确定咬合垂直距离

如前所述，要想确定一个可接受的OVD是比较难的，但是正如讨论的那样，临床医生不得不记录一个OVD并将相关信息传递给技师，在进行记录时，有经验的临床医生通常会结合多种方法来进行。

记录下颌正中关系

下颌正中关系位是一个可重复的位置，常用于无牙颌模型上殆架，这时人工牙在正中咬合进行排牙，对于全口义齿修复来说，它与ICP是一样的。在表中列举了记录CR的许多种不同方法（表18.1），可以分为静态的或功能性两类方法。

大多数方法都能给出精确结果，但是诸如"咀嚼法"之类的功能性技术并不常用，因为在选用"咀嚼法"时很难维持一个稳定的OVD，最常用的方法还是使用颌间咬合蜡堤。

表18.1 制作全口义齿记录正中关系的方法

静态方法	功能性方法
咬合蜡堤	咀嚼法
口外描记轨迹	吞咽法
口内描记仪器	（哥特式弓）描记法
咬合蜡堤	咀嚼（功能性引导路径）
口内或口外描记（哥特式弓）法	吞咽法

全口义齿修复的殆架选择

正如前面讨论的，使用平均值殆架就可以获得很好的结果。

全口义齿修复排牙

对于人工牙的排牙过程，在其他书籍中已经有很详细的阐述（Zarb et al. 2012），排牙相当考验技师的技术，其对于咬合的需求以及平衡殆如何决定在前面都已经说明。

模型分段技术

全口义齿修复的过程中，由于人工牙在模具中可能会出现轻微移动，进而产生咬合误差，所以后续加工处理过程中，在殆架上推荐采用模型分段技术来重新定位全口义齿修复体，这样就可以将加工处理过程中出现的任何微小的咬合误差予以纠正。

戴入后的咬合调整

由于CR记录的不精确性和殆架使用带来的局限性，所以在义齿戴入阶段经常会出现咬合干扰。这时纠正咬合关系有3种方法：选磨，正中前（检查）记录，以及重新记录CR。

（1）选磨：借助咬合纸的使用经常可以检查到一些微小的偏差，在椅旁就可以调磨纠正。由于修复体基托本身固位的不稳定性，所以在辨别修复体上咬合纸印迹时需要谨慎。椅旁咬合调整过程主要分为两步：

第一个目标是确保在CR位实现最大牙尖交错（MI），这时可能出现两个误差：第一个误差是指尖窝关系正确，但存在一颗或者多颗牙齿的早接触。为了纠正这种误差，必须加深对颌的咬合窝直到双侧稳定接触。另一种误差的是因为尖窝关系未对准，纠正这种误差首先调磨相对牙齿的近中和远中斜面，直到获得尖窝对齐的位置关系，然后继续加深相对的咬合窝直到再建立稳定的咬合接触。

第二个目标是获得平衡殆。为了实现这个目标，建议遵照"BULL（上颌颊侧，下颌舌

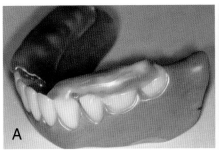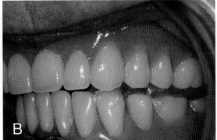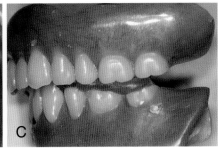

图18-3　正中前检查记录　A，下颌后牙区放置软蜡。**B，**患者后退闭口咬合在软蜡处，在人工牙出现咬合接触之前停止闭口。**C，**从口内取出正中前记录。

侧）法则"，具体所调磨的部位是这些牙尖上的咬合接触面（上颌颊尖的腭侧斜面和下颌舌尖的颊侧斜面），而不是牙尖的顶部。当修复体在非工作侧存在咬合接触时，需要调磨上颌舌尖的颊斜面和下颌颊尖的舌斜面。如果存在尖窝关系未对准，那么应该调整牙尖和它们对侧相应的外展隙之间的关系，具体为调磨对侧牙齿的近中和远中牙尖斜面。直到获得平衡稳定的咬合接触关系，调殆过程才算结束。

而有一些临床医生认为，任何咬合调整都必须借助正中前（检查）记录来实施，有关正中前（检查）记录的具体描述如下。

（2）正中前（检查）记录：可以通过正中前检查记录来消除更为广泛的误差。在下颌前磨牙和磨牙区，放置双层加热软化的基板蜡，指导或引导患者下颌后退闭口咬合在软蜡上（但是不能闭合到出现牙齿接触）。修复体采用这个记录上殆架，然后将发现的任何误差进行消除（图18-3），这样在戴入修复体后，存在的微小误差就可以很容易纠正。

（3）重新记录CR：偶然也会存在咬合误差太大的情况，以至于椅旁调整甚至检查记录都不能解决问题，针对这样的病例，如果患者对前牙美观情况是满意的，那么就将后牙全部去除，并在这些区域的基托上放置软蜡，重新记录CR。然后修复体重新上殆架、排牙和口内试戴，当整个过程达到要求之后，再将牙齿与基托加工成一个整体。

咬合维持。在常规的牙科预约复诊检查中，将检查义齿的完整性包括在内是很重要的。需要检查义齿固位或功能是否存在任何的退化，并且还需要检查确保义齿没有对口腔带来不良的影响。

随着时间的变化，咬合面会出现磨耗，原本不平衡的咬合关系可能会变得平衡。在牙槽骨发生吸收的区域，黏膜-骨或者牙与黏膜-骨构成的基底就会向组织这一面移动，因此牙齿的咬合接触会发生变化或者完全丧失。

修复体可以通过重新组织面衬垫和替换已经磨耗的人工牙来"翻新"。

参考文献

[1] Farias-Neto A, Carreiro A: Complete denture occlusion: an evidence-based approach, *J Prosthodontics* 22:94–97, 2013.

[2] Fenlon MR, Sherriff M: Investigation of new complete denture quality and patients' satisfaction with the use of dentures after two years, *J Dent* 32:327–333, 2004.

[3] Heydecke G, Akkad AS, Wolkewitz M, et al: Patient ratings of chewing ability from a randomised crossover trial: lingualised vs. first premolar/canine-guided occlusion for complete dentures, *Gerodontology* 24:77–86, 2007.

[4] Heydecke G, Vogeler M, Wolkewitz M, et al: Simplified versus comprehensive fabrication of complete dentures: patient ratings of denture satisfaction from a randomized crossover trial, *Quintessence Internat* 39:107–116, 2008.

[5] Paleari AG, Marra J, Rodriguez LS, et al: A cross-over randomised clinical trial of eccentric occlusion in complete dentures, *J Oral Rehab* 39:615–622, 2012.

[6] Palla S: Occlusal considerations in complete dentures. In McNeil C, editor: *Science and Practice of Occlusion*, Chicago, 1997, Quintessence, pp 457–467.

[7] Sutton AF, Glenny AM, McCord JF: Interventions for replacing missing teeth: denture chewing surface designs in edentulous people, *Cochrane Database Syst Rev* (1):CD004941, 2005.

[8] Zarb G, Hobkirk JA, Eckert SE, et al: *Prosthodontic Treatment for Edentulous Patients*, ed 13, St Louis, 2012, Mosby.

颅颌面修复中的𬌗

Occlusion in Maxillofacial Prosthetics

Rhonda F. Jacob, Thomas J. Vergo Jr

概述

颌面部修复体是针对癌症术后、创伤或先天性异常引起的颅颌面部畸形患者进行修复治疗的方法，这些畸形通常属于骨性，对咀嚼肌的影响可有可无。对于上颌颅面缺损的患者，其下颌边缘运动范围的改变是源于面部外形的异常和肌肉的损伤。对于同侧和对侧肌肉协同性以及咬合接触的改变，都可以根据异常或畸形的病因和部位来进行预测。

上颌骨的异常通常会影响上颌牙齿的位置，有时可能还会影响到垂直距离。在这种情况时，下颌边缘运动范围很少受到影响，然而再切除涉及翼板的上颌后部肿瘤时则是例外，因为翼内外肌附丽于翼板和下颌骨，所以会影响到下颌运动。

下颌骨异常通常会影响垂直距离和边缘运动范围。而且下颌骨和肌肉缺陷常常是单侧发生的；但是因为下颌骨会出现位置错乱，所以全牙弓的咬合接触都会被影响。

上颌面部缺损的患者通常没有可重复的咬合接触关系，但是临床医生可以通过修复建立𬌗关系，构建与异常的下颌边缘运动范围相协调的、可重复的咬合接触关系。

- 上颌骨的骨骼异常影响面部外形和垂直距离，但通常不会破坏下颌边缘运动范围

- 头颈部的创伤、切除和重建可能会破坏运动神经，导致肌肉纤维化，并改变咀嚼肌的协同收缩作用

- 咀嚼肌外形和功能出现异常通常发生在单侧，并且在知晓先天或后天畸形的病因和部位之后，就可以预测边缘运动范围的偏移

- 咀嚼肌的破坏可能会导致下颌骨的偏斜和旋转

- 咀嚼肌的破坏可能导致下颌骨无法闭合到正常合理的牙尖交错位，因此需要通过修复治疗来重新获得稳定的咬合关系

- 与点接触相比，颌面部异常患者的咬合可能更多的是面接触

- 对于颅颌面缺损患者，尽管其咬合和下颌骨的位置均有严重的破坏，但颞下颌关节（TM）不适并不是患者常见的主诉问题

颌面赝复体，根据美国颅颌面缺损修复协会的定义，是指针对因癌症手术、外伤或先天性疾病而

导致颅面部异常患者进行的修复治疗。患者面部骨骼和肌肉附着经常会受到影响，并且还可能伴随牙齿缺损、缺失、畸形或错位。对于重建面部骨骼的各个阶段，其范围从不需要重建到非常复杂的上下颌骨的移植重建；患者常常需要牙科治疗的干预。这些疾病因素常会影响到咀嚼肌和面部表情肌，而这些肌肉又会影响到后续的重建治疗。同样的，殆和下颌边缘运动的范围可能也会随之改变。

下颌运动由许多对咀嚼肌协同调控来完成。在下颌侧向运动、开口和闭口运动过程中，同时包含一些肌肉的松弛和另一些肌肉的收缩，其中调控的时机、速率和幅度都是非常精细的（Laskin 2006）。对于颌面部修复患者，通常对侧与受到影响的同侧肌肉存在结构完整性和神经支配的不同。在发生改变的下颌边缘运动范围中，整体平衡性的缺失会导致使下颌骨偏斜和旋转。与颅颌面缺损患者所表现出的严重错殆畸形或者没有殆关系相比，正常的口颌系统中所存在的正中关系和最大牙尖交错位之间微小的"碰撞和滑动"，就显得很微不足道。对患者诊断发病因素的了解，使得有经验的医生能够预测相应错殆畸形的发展。

先天性异常

腭裂是最常见的颌面部畸形表现。可以单独作为一项明确的诊断，也可以在几种罕见的家族遗传疾病如多器官表型异常中见到表现。

裂隙的前部会导致尖牙区域骨缺损，取决于腭裂的范围，缺损表现可以是双侧或单侧。婴儿期的外科治疗常会损害上颌骨的生长，会导致反殆、前牙出现缺失或者严重的排列错乱。因此可以通过必要的正畸治疗以实现上颌骨的扩张和调整牙齿理想的位置。更复杂的重建可能还包括在牙槽骨缺损处植骨来固定尖牙位置，或为种植体植入做术区预备。因为费用的问题，正畸治疗和上腭部骨扩张手术可能是一些患者无法接受或不愿治疗的原因。而且即使采用正畸治疗，通常也无法弥补以前手术操作所产生的瘢痕。患者仍可能具有上颌前部发育不良，伴随着前牙开殆或前牙缺失。腭裂患者的殆关系通常会导致前牙的相互保护殆缺失，以及下颌非正中运动引起后牙咬合面磨损。

腭裂患者可能在前牙和后牙区都存在反殆关系，以及较小的垂直距离（OVD）（图19-1；框19.1）。尽管这些咬合方式并不是最理想的，但在这类人群中却很少会有颞下颌关节（TM）的功能障碍。

外胚层发育不良常伴有部分和全部牙齿缺失。当垂直距离丧失较多时，覆盖整个上颌牙列的活动义齿将会辅助获得正常的垂直距离和唇部支撑。该修复体可以提供与下颌骨协调平衡的殆关系（图19-2）。维护保留这些牙齿，并在青少年时期根据需要及时调整修复体，通过这样的方式来达到维持牙槽骨的稳定，直到成年再计划进行下一步的种植体植入治疗。

伴随其他器官系统畸形也会出现颅面异常表现（如DiGeorge综合征）。例如由于下颌骨过度生长，会表现为面下1/3变长，同时伴有前牙的开殆，以及同侧面部和下颌骨的异常生长（半侧颜面短小综合征）。由于缺乏相互保护殆，牙列可能会出现特殊的磨损形式，这种情况通常必须进行正颌外科手术和牙齿矫正。如果不经过手术来纠正骨骼异常，仅通过牙齿矫正很难达到正常的咬合关系和面部外形。而且在受损牙列上采取覆盖义齿修复比固定修复可能会更好一些，因为固定修复无法实现合理的冠/根比。

颌骨外科手术和创伤

肿瘤确诊后常需要对咀嚼肌和颌骨进行手术，这样会影响最终的咬合关系。颌骨大面积创伤也需要手术干预，最终的重建和咬合恢复结果类似于肿瘤切除术后重建。

牙槽骨缺损的修复

如果外科手术或者创伤累及牙槽骨，但是下颌骨和上颌骨外形的完整性得到保留时，虽然牙齿的缺失会影响到咬合，但是因为肌肉的附丽通常保持完整，所以下颌运动仍会保持在正常范围内。对牙

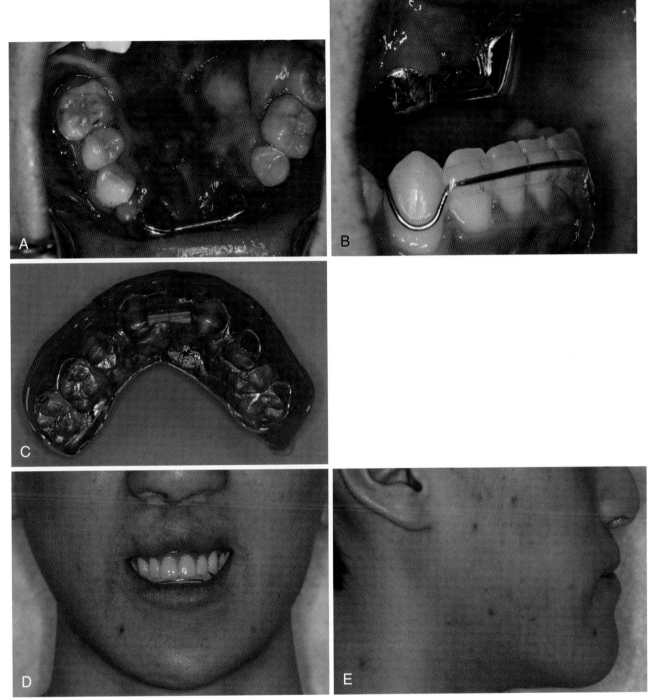

图19-1 **A和B**，这位双侧腭裂患者，在幼儿时期切除了7～10牙位的牙齿及其相应的牙槽骨。他的上腭弓缩窄，牙列完全反殆，而且伴有垂直距离的丧失。**C～E**，带有部分金属支架和卡环组件的丙烯酸树脂义齿，起到支撑口唇和恢复咬合垂直距离的作用（治疗和照片由密歇根州Bloomfield的Jonathan Wiens博士提供完成）。

框19.1 腭裂缺损
• 上颌骨发育不良
• 反殆
• 垂直距离降低
• 牙列前部缺失

齿和牙槽骨缺失进行修复替代以恢复面部形态是所有患者的需求。这些影响通常会由撕脱伤引起，如由于机动车事故或严重跌伤所导致的上颌前牙区牙齿和牙槽骨撕脱。

切除牙齿和牙槽骨的肿瘤手术被称为冠状切除

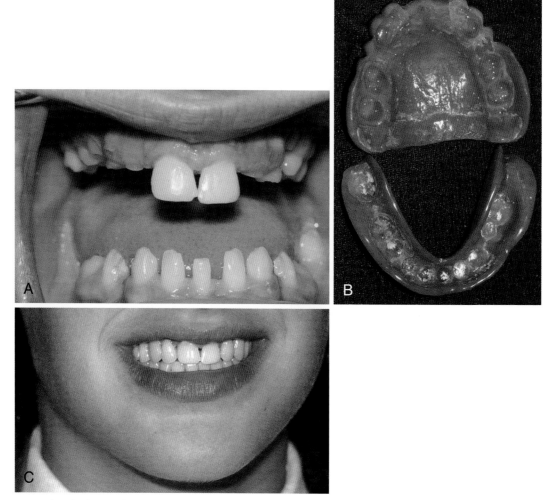

图19-2 A~C，先天部分牙齿缺失的青少年，表现包括恒牙缺失和错位以及磨耗明显的乳牙列。通过佩戴覆盖义齿，可以在口腔内不断进行调整，起到持续保证咬合接触稳定，同时恢复咬合垂直距离的作用。

术，因为切除的是冠状平面中的牙槽骨和基底骨，常见于诊断为牙龈和腭部上皮肿瘤的情况。如果剩余足够的基底骨，则可以采用活动义齿或种植体支持的固定或覆盖义齿来恢复与对颌天然牙和谐的咬合关系，以及恢复下颌运动的正常范围。

颌骨不连续的恢复

下颌骨外伤或切除都会形成骨的不连续性缺损。不仅由于牙齿缺失导致咬合的改变，而且因为肌肉缺失、瘢痕形成、肌肉附着破坏，以及其余咀嚼肌协同作用的阻断这些因素改变了下颌边缘运动范围，进而严重影响术后功能（Beumer 2011）。

上颌骨

切除上颌骨前部对咀嚼肌没有影响，但是如果切除涉及上颌骨后部翼状切迹区域，因为有翼板和翼内外肌的附着，所以会有影响，这些肿瘤常见唾液腺来源、上皮肿瘤或骨肉瘤。翼板脆弱地附着在上颌骨后部，即使肿瘤不累及翼板，上颌骨切除也会使翼板出现分离或骨折，并破坏部分或全部的翼肌纤维。然后这样的组织破坏会影响到下颌骨同侧（切除侧）的边缘运动范围。

术后会立即发现下颌骨不能向对侧（未切除侧）移动，从而不能达到完全牙尖交错的咬合关系。翼肌附着处感染和手术破坏，使得下颌骨在对侧翼肌的作用下偏向同侧。对侧牙齿的咬合接触较原先的牙尖交错接触稍向内移动，下颌牙尖与上颌牙齿的腭侧斜面发生接触。因为同侧上颌牙齿是缺失的，所以错殆表现在对侧，实际上是由于术区的肌肉缺损所导致的。另外，由于疼痛、炎症过程，以及对翼内外肌的外科损伤等原因，垂直向开口度会出现减小。

在术后后期，当肿胀和疼痛消退时，咬合错乱也将会减轻。患者通常可以做准确的闭口运动，或沿牙尖斜面引导并实现最大牙尖交错的咬合接触。颞下窝剩余的软组织（包括翼内外肌）内部之间以及与皮肤移植物之间都会通过纤维附着的形式而愈合（图19-3）。这些组织愈合形成瘢痕和长度缩短都将导致开口度垂直向受限。但是，如果在该愈合纤维组织的形成期间，通过采用张口练习是可以增加患者垂直向的开口度，甚至可以恢复到接近正常的张口范围。

对于术后放疗患者，上颌骨切除术后术区形成的瘢痕组织会导致垂直向开口度受限，同时还会限制下颌侧向运动的幅度（特别是咀嚼功能范围之外的部分），其原因在于同侧和对侧的翼内外肌无法协调工作（Curtis 1974）。

下颌骨

沿着下颌骨，附着有许多对肌肉，这些肌肉影响着下颌运动的范围，分别附着于髁突（翼

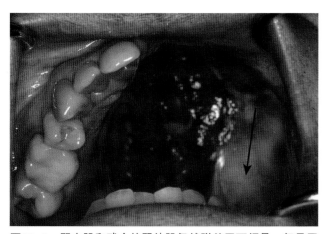

图19-3 翼内肌和残余的翼外肌仍然附着于下颌骨，但是因为翼板缺失，所以没有骨性附着。不仅残余组织彼此形成瘢痕粘连，而且皮肤移植物也会参与粘连，共同形成缺损（箭头）（Hanasono and Jacob 2010）。

外肌）、下颌升支（颞肌和翼内肌）、下颌骨体（咬肌和下颌舌骨肌）和下颌骨前部（舌骨和二腹肌）。在常规牙科诊疗中，每个肌肉群的作用并不明显，但是当肌肉出现不平衡时，可能会导致牙尖交错殆和正中关系殆出现几毫米的偏差。但是对于颅颌面手术治疗的患者，肌肉附着的丧失会导致牙齿接触的位置与术前牙尖交错位相差几厘米。

下颌骨连续性丧失可能会由撕脱伤或肿瘤切除所导致。而由于缺失下颌骨具体部位的不同，所余留下颌骨在运动方面会表现出显著的差异。

沿下颌骨体部行横向切除术时，同侧下颌升支会被拉向上向内，对侧下颌骨出现偏斜，并朝向切除侧向下旋转，其中手术侧下颌升支的位移是受到同侧颞肌和翼内外肌的作用。下颌升支剩余的部分越小，髁突从关节窝移出的距离越大；如果下颌升支得到保存的部分较多，可能会使得喙突前移与上颌牙列或牙槽骨相对，进而导致患者出现疼痛和妨碍义齿的佩戴（图19-4）。长久以来认为如果不立刻进行重建，那么保留髁突剩余部分并没有意义，因此如果切除下颌骨体，那么下颌升支也应一并切除。

朝向缺损侧的下颌偏斜会破坏对侧牙列之间的接触关系，偏斜在下颌骨前部最为明显，在磨牙区域则逐渐减小。唯一可能存在接触的部位是在下颌第二磨牙颊尖和上颌第二磨牙腭尖处，这种接触形式并不稳定，并且可以在前牙区观察到垂直距离OVD的增大。所以有必要修整或磨平牙尖外形，以便恢复正确的垂直距离。由于出现下颌偏斜，所以需要为患者制作上颌修复体，使得能够为上颌对侧余留的天然牙提供偏腭侧的咬合接触。

由于舌骨肌和二腹肌、重力以及头位置发生的变化，除了出现对侧下颌的偏斜，还会导致颏点向内的旋转。一些临床医生认为如果下颌骨切除术发生在体部中段，旋转的程度可能会更少，但是旋转的量是无法预测的。这时可能会伴有轻微的面部畸形表现，而且在同侧前磨牙区域存在几毫米的开殆（图19-5）。在恢复这些患者的咬合关系时，需要采用固定修复体来覆盖同侧下颌牙列或抬高牙齿的

209

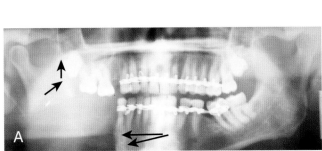

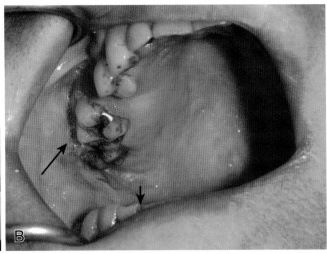

图19-4 **A**，下颌骨体右侧后部切除术后，箭头指出右侧升支向内侧和上方移位。下颌骨前部向下旋转并向手术侧偏斜，请注意下颌骨中线的改变。**B**，口内可见，余留的下颌骨向右侧偏移，并标记出与牙列相对应的右侧下颌升支的位置（箭头）。

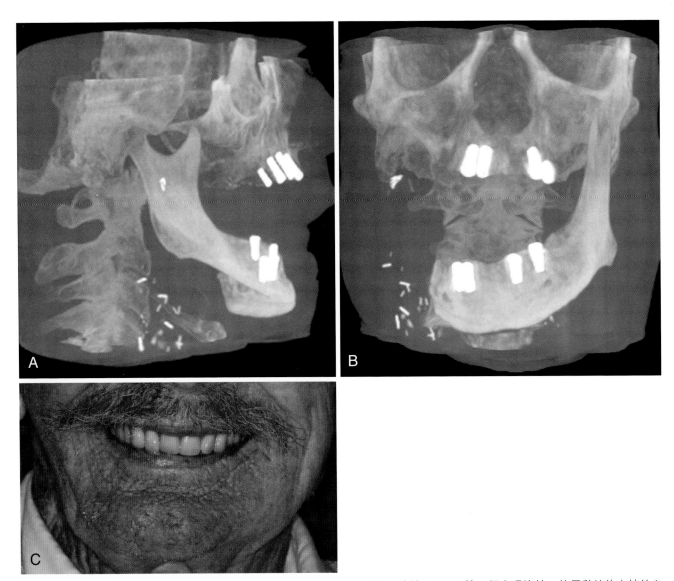

图19-5 **A和B**，对于下颌骨后外侧切除的患者，明显可见下颌骨的偏移和旋转。**C**，尽管下颌出现旋转，使用种植体支持的义齿可减少前牙水平向覆盖和咬合平面的倾斜。可见下颌颏点偏向右侧。

高度。当对侧后牙发生咬合接触时，对侧咬肌产生收缩，在颏点和同侧前磨牙区域可以观察到下颌骨向下旋转幅度更大，这种运动形式使得同侧咬合分离更为显著。

由于下颌骨发生偏斜而使得颏点后移，所以患者常常出现前牙水平覆盖的增加，由于前牙脱离接触而表现为更偏向Ⅱ类咬合关系。任何下颌牙列咬合关系的变化都会使前牙围绕接触点漂移并旋转或伸长，但当这种情况发生在上颌牙齿时结局则是有异议的。因为在下颌牙列被破坏后，应该立刻在患者上颌制作佩戴相应的舌侧或腭侧保持器（图19-6）。如果上颌修复体需要延伸到上颌对侧牙齿的腭侧来形成功能性牙列时，则该义齿也兼具保持器的作用。

当下颌骨缺失部位接近或者包括中线区域时，由于颏部的塌缩，会造成面部的明显变形，脸的宽度显著减小。而剩余的下颌骨会发生明显的旋转和偏斜，以至于对侧脸也出现变形，并且唇的功能也会受到影响。因为肌肉左右成对必然都会受到累及，所以偏斜和旋转的程度是非常严重的。如果在不进行骨组织重建的条件下，想要恢复功能殆和牙周组织几乎是不可能的。

下颌骨体部的任何缺损都被认为是重大的破坏，如果患者的健康程度可以接受较长时间的微血管手术，那么下颌骨重建是其标准的治疗方法。一旦实施下颌骨体切除，那么外科医生就无法对下颌骨左右侧剩余部分进行功能定位；因此，在术前计划时应包括当进行移植骨的固定时，应具有将剩余骨组织确定在对应正确位置的装置（图19-7）。手术部位的面部肌肉、咀嚼肌和软组织共同形成纤维附着围绕悬吊下颌骨，并与对侧下颌骨剩余的肌肉协同来完成重复的下颌运动。众所周知，如果无法维持术前下颌骨的位置，就会严重地限制下颌的开口运动，并将导致重建的下颌骨侵犯修复空间，以上这两个结果都可能会妨碍这些患者后续的修复重建。

颅颌面修复中有关殆的其他观察

咬合记录

如果患者具有涉及咀嚼肌并影响下颌骨运动范围的颅颌面异常、创伤或手术切除时，想要获得精确的正中关系几乎是不可能的。下颌骨铰链运动的重复性并不理想；相反常常发现运动轨迹出现偏移和旋转，即使是殆架也无法模拟这种运动形式（Hanasono and Sevallos 2010）。垂直距离的轻度改变也会导致下颌出现明显的偏移和旋转。对于开口运动时下颌骨的位置临床医生很少担心，他们更在意最终与对颌牙列发生接触时的功能问题。为了尽可能减少咬合接触时下颌骨的偏移程度，并重新对正以颏点为标志的面部外形，有一种观点认为临床医生应引导或推动下颌骨进行特定的闭口运动以获得最终的咬合接触位置。然而遗憾的是，这种引导下颌骨处于某一位置的方法，在闭口过程中患者自

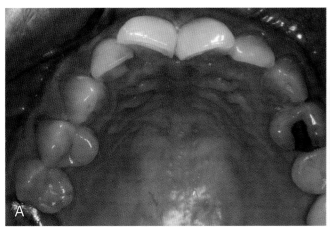
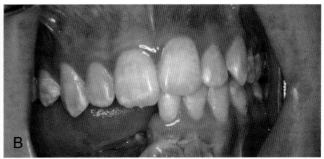

图19-6 **A**，该患者下颌骨前部和后部切除后进行骨重建，但是牙列缺失数月未修复，在此期间切牙发生旋转。**B**，这位青少年患者已在下颌骨前后部切除后进行了重建，但是这一年中的牙齿修复过程中，整个上颌牙列的半侧牙弓出现明显的伸长。

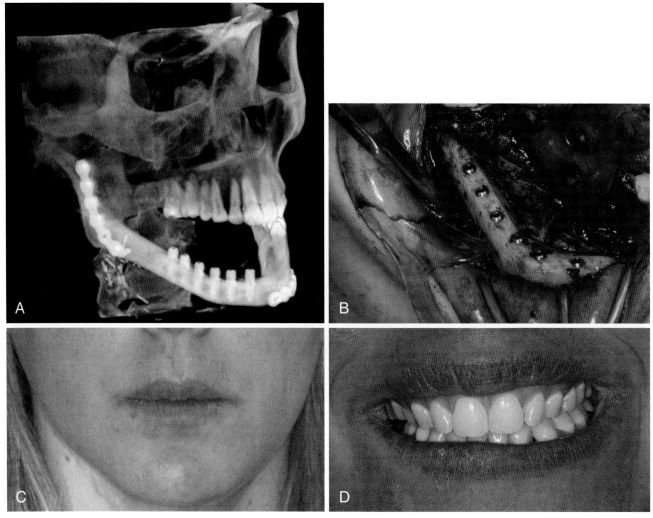

图19-7 A，术中在切除前调整骨板形态与下颌骨相适应并固定，然后再次定位与腓骨皮瓣固定。**B**，在腓骨中植入多枚种植体。**C和D**，采用借助种植体固位的活动义齿进行修复，术后患者咬合关系正常（Iizuka 2005）。

身是无法独立完成的，因为残余的肌肉与组织都有自己所主导的运动和闭合方式。尽管存在因为双侧肌肉功能缺失导致的异常，但是由于患者确实还具有本体感觉和一定的运动范围，因此常常可以重复性地获得几毫米的接触面积。而且由于双侧肌肉功能的缺失，头姿也将改变下颌的姿势和闭口运动形式。因此，咬合重建取咬合记录需要选用头部直立位置时的OVD，因为这个位置不是由临床医生引导的，而是患者自行引导的，所以这是确保患者获得最大舒适度的方法。功能性殆可能才是有价值的。

导板

临床医生不应低估咀嚼肌和面部表情肌收缩所产生的强大力量，尤其是对于颌面部缺损的患者，

在手术切除（或者外伤）前后，下颌运动能力范围的破坏和牙齿的缺失，都会导致余留牙齿产生异常且不稳定的咬合接触。已发表的有关导板的文献表明，为余留牙制作修复导板，在异常的下颌闭口时，可以使得导板或牙齿形成咬合锁结关系，并且迫使下颌骨回归更自然的闭合轨迹，该轨迹与在余留肌肉作用下的闭口轨迹和时序是正好相反的。修复的目标应该是通过拮抗下颌骨的旋转和偏移，来让患者余留的牙列可以获得全面的咬合接触，同时能够改善患者术后的面型。导板修复体起到引导下颌骨来对抗瘢痕软组织和肌肉运动不平衡的作用。这时就会在牙齿上产生很大的水平向力，这样的力将产生类似正畸移动牙齿或殆创伤的作用，最终导致牙松动。为了降低作用于牙列上的力，所恢复的

牙列必须与新的下颌运动范围相协调，这些措施包括调整咬合，制作覆盖义齿以协调平衡牙齿咬合接触，以及制作修复体来保护或依靠天然牙来抵消侧向力的影响。

关闭咬合垂直距离

一些专家指出，对于下颌骨不连续的患者，应该通过"降低"垂直距离来获得合理的功能。在常规修复治疗中，患者的咬合垂直距离是由语音、唇姿态和面部整体外观来决定的，而对于颌面缺损的患者，也需要考虑类似的参数。由于下颌偏移并与上颌后牙的牙尖斜面发生咬合接触，所以下颌骨连续性缺失的患者会表现出明显的垂直距离增大，对这些非常规的咬合接触进行调磨，将会恢复到缺损出现前的垂直距离。

对于下颌骨缺损的患者，由于颏点的旋转和下颌的偏斜，所以倾向于呈现出Ⅱ类面部外形，因此会导致唇的状态明显异常（表19.1）。获得理想的唇功能、言语和面部容貌，也都是为该患者重新建立垂直距离的指导参数。因此在临床工作中，从垂直距离的测量参数的角度来看，不能想当然地来认为常规都需要降低OVD。

表19.1 下颌不连续性缺陷

颏点旋转	同侧
下颌偏斜	同侧
后牙无咬合接触	同侧
下颌与上颌牙列接触偏近中	对侧
安氏Ⅱ类表现	前侧
切牙开殆	前侧

总结

在为患者恢复咬合关系时，通常临床医生都会尝试在可重复的下颌位置上来构建咬合。对于颅颌面缺损的患者也是如此，需要在特定垂直距离上选定一个可重复的下颌位置。

对于颅颌面缺损患者来说，尽管左右侧髁突在关节窝内的位置可能不同，但是通常也能够获得一个近似可重复的下颌位置用于修复。这些位置通常会偏离常规的牙齿接触位置，但首要目标仍然应该是双侧同时存在咬合接触。应该采用殆垫样的修复体或保持器来支持余留的牙列，以额外提供牙周支持力和维持位置的稳定。

参考文献

[1] Beumer J III, Marunick MT, Esposito SJ, editors: *Maxillofacial Rehabilitation: Prosthodontic and Surgical Management of Cancer-Related, Acquired, and Congenital Defects of the Head and Neck*, ed 3, Chicago, 2011, Quintesssence.

[2] Curtis TA, Cantor R: The forgotten patient in maxillofacial prosthetics, *J Prosthet Dent* 31(6):662–680, 1974.

[3] Hanasono MM, Jacob RF, Bidaut L, et al: Midfacial reconstruction using virtual planning, rapid prototype modeling, and stereotactic navigation, *Plast Reconstr Surg* 126(6):2002–2006, 2010.

[4] Hanasono MH, Zevallos HP, Skoracki RJ, et al: A prospective analysis of bony versus soft-tissue reconstruction for posterior mandibular defects, *Plast Reconstr Surg* 125(5):1413–1421, 2010.

[5] Hannam AG, Stavness IK, Lloyd JE, et al: A comparison of simulated jaw dynamics in models of segmental mandibular resection versus resection with alloplastic reconstruction, *J Prosthet Dent* 104(3):191–198, 2010.

[6] Iizuka T, Häfliger J, Seto I, et al: Oral rehabilitation after mandibular reconstruction using an osteocutaneous fibula free flap with endosseous implants. Factors affecting the functional outcome in patients with oral cancer, *Clin Oral Implants Res* 16(1):69–79, 2005.

[7] Laskin DM, Greene CS, Hylander WL, editors: *Temporomandibular Disorders: An Evidence-based Approach to Diagnosis and Treatment*, Chicago, 2006, Quintessence.

拾垫与咬合治疗

Occlusal Splints and Management of the Occlusion

Tom Wilkinson

概述

100多年以来，拾垫一直是用于治疗口颌系统功能紊乱的方法，而且今后仍然也是首选的治疗方法。曾经有很多假说都尝试去解释它的治疗机制，但是却都没有得到充足的科学验证依据。

对于拾垫有着这样的共识，它不仅可以保护牙齿免受磨耗，而且尤其是在需要改变咬合垂直距离或者下颌位置的复杂修复情况时，拾垫在口腔治疗的预备过程中是非常重要的。但是目前仍然很难确定拾垫在治疗颞下颌关节紊乱病（TMDs）中的有效性，虽然有很多研究表明拾垫可以减轻夜磨牙，但是同样存在反面的报道，如一些患者在佩戴拾垫后出现咀嚼肌肌力明显增大的现象。

近些年来临床研究的实验设计更为合理，其结果提高了我们对拾垫有效性的认识，如在治疗组和对照组都出现疼痛减轻的现象，预示着戴用拾垫只是一种安慰剂效应，不进行干预疼痛症状也会随着时间自然消退。从治疗效果来看，还发现戴用稳定型拾垫（或者Michigan拾垫）和腭侧覆盖拾垫（不覆盖咬合面，作为研究对照）比使用"消极对照"拾垫（只在复诊时戴用）或"不戴拾垫"的对照都更为有效。

研究证据显示稳定型拾垫与无咬合的腭侧拾垫在治疗效果上没有显著差异，这揭示出疼痛的缓解并不是因为下颌位置或感觉运动反馈的改变，而是源于佩戴拾垫引起的非特异性的行为学反应。

回顾这些文献研究，有充足的证据来支持拾垫可以作为治疗局限性肌痛或关节痛的辅助措施，最常用的设计是覆盖全上颌牙列平面–稳定型（或者Michigan）拾垫（图20–1）。

本章将详细讲解制备这种拾垫的临床和技工操作步骤，以及调磨和戴用的方法。

章节要点

- 印模制取：拾垫覆盖上颌所有牙齿，并与下颌所有牙齿相对应，所以需要用托盘来制取上下颌牙列精确的藻酸盐印模

- 记录转移：使用面弓来转移上颌与髁间轴和Frankfort平面的位置关系，颌间［上下颌位置关系（MMR）］记录体现了正中关系时下颌与上颌的对应位置关系

- 模型上拾架：制作拾垫使用半可调拾架即可，髁

突各项参数设置为平均值。上颌模型通过面弓上
殆架，下颌模型通过咬合记录与上颌模型对应来
上殆架

- 填倒凹：设计殆垫理想的就位道，填掉不必要的
  倒凹区域
- 压制殆垫：颊舌侧覆盖牙齿的区域为殆垫提供了摩
  擦固位力，平滑的咬合面与下颌前磨牙和磨牙的
  颊尖形成稳定的咬合接触，尖牙牙尖和切牙咬合
  在前牙区窄长的嵴上，殆垫前方的斜面保障尖牙
  或切牙的侧向和前伸运动引导
- 口内调整：为了保障稳定而舒适的固位要求，
  所以需要调整殆垫的组织面形态。调整咬合面来
  提供后退接触位（RCP）平稳和双侧同时咬合接
  触，然后形成理想的"长正中"。调整前方斜面
  使得前导过程中磨牙区不出现咬合接触
- 患者须知：告知患者夜间戴用殆垫，需要着重强
  调保持良好的口腔卫生习惯，并且提醒患者在清
  洁和储存殆垫时需要注意保护
- 殆垫复诊：复诊是长期治疗的重要部分，如果戴
  用殆垫之后进行了口腔修复治疗，就需要重新调
  整殆垫

文献回顾

对于殆垫治疗作用的机制，早期理论都是基于
如下情况：咬合干扰会导致咀嚼肌功能活动过度和
副功能运动的出现，进而引起肌肉疼痛，然后又
将导致肌肉功能亢进（Travell & Rinzler 1952）。
正因为殆垫可以提供理想的咬合接触关系，所以佩
戴殆垫会减弱或消除前面所述的一系列病理现象
（Posselt 1968）。

Laskin（1969）认为，副功能运动以及由其导
致的疼痛和功能紊乱，与中枢因素（如精神压力）
更为相关，而不是咬合异常这一外周因素，他把这
种表现称为肌筋膜疼痛功能紊乱综合征（MPD）。
有些研究证实生活事件、夜间肌电图（EMG）水
平和咀嚼肌疼痛之间存在正相关（Rugh & Solberg
1979），这也印证了前面的理论。

殆垫常用于治疗肌筋膜痛和肌肉运动后的疼

痛，如磨牙症，也用于治疗较为不常见的肌炎和
肌痉挛。但是在殆垫对TMD治疗的有效性方面一直
存在争议。1997年NIH会议报道称："大多数针对
TMD的治疗方法，其有效性都不明确，究其原因是
都没有充足的长期实验评估，以及几乎都没有采用
临床随机化分组设计。而且这些治疗方法组与安慰
剂组或'无治疗'的对照组相比，其优越性仍然没
有定论"（Lipton & Dionne 1997）。

殆垫与肌肉关节疼痛

文献报道，对于肌筋膜痛［依照Dworkin &
LeResche 1992年发表的颞下颌关节紊乱病的研究
诊断标准（RDC/TMD）研究用诊断标准］患者，
以面部疼痛为表现来就诊大约占50%（Fricton et al.
1985）。在磨牙症和非磨牙症患者中都会出现这种
表现，可以通过肌肉压痛、功能性疼痛和牵涉痛区
域来对其进行分类。但是目前仍然没有确定而令人
信服的循证医学证据来解释肌筋膜痛的病因。

研究表明，肌肉的不自主收缩会导致咀嚼肌
肌痛的发展（Arima et al. 1999）。对于存在精神压
力较大的间歇性磨牙症患者，多在睡醒后会表现出
肌肉运动后疼痛的症状。但是绝大多数磨牙症患者
并不会伴有疼痛，因为有研究证实，如同进行训练
的效果一样，肌肉可以随着时间实现适应磨牙的情
况，所以并不会表现出疼痛症状。研究证实，伴有
疼痛的磨牙症患者与无疼痛磨牙症患者相比较，静
息肌电水平并没有显著差异（Lund 2001）。因而疼
痛与静息肌电之间存在的相关性较差，这就否定了
早先咬合异常所导致的"恶性循环"理论。

在一项多导睡眠监测实验中，选取19位确诊的
夜磨牙症患者，与另一个实验的61位无磨牙症的咀
嚼肌肌筋膜痛患者（RDC/TMD），进行疼痛自我评
估的比较（Dao et al. 1994a），结果发现19位磨牙
症患者中只有6位存在疼痛症状，而且典型发生在
晨间；但是大多数肌筋膜痛组患者出现疼痛是在夜
间，因而学者认为磨牙症与咀嚼肌肌筋膜痛是不同
病因来源的两种不同临床现象。

对于咀嚼肌疼痛患者，其表现可为肌痛或肌痉

挛、肌筋膜痛或者运动后肌肉疼痛，通常采用殆垫进行治疗。目前缺乏研究证据来说明这些疾病现象是否各自独立，有关这些表现的病因、疾病自然发生过程以及磨牙症在其中的意义现在仍然未知，而且导致疼痛出现可能还存在着其他未知的因素。

研究发现殆垫可以降低夜间肌电水平，但是不同研究得出的结果具有很大的差异性，如有些研究报道反而观察到肌电活动的增强。Clark（1998）回顾了这些种类殆垫的有效性研究，得出肌肉过度活动与下颌疼痛症状之间有着显著相关性这一结论，而殆垫可以非常有效地用于治疗这些问题。但是因为证据并不是非常强有力，所以在确定得出磨牙症与不同类型TMD之间存在因果关系时，还是需要非常慎重的。

Clark（1988）还阐述了其他几种用于解释殆垫能够缓解临床症状的理论，包括有提供没有殆干扰的特定咬合方式、垂直距离的改变、调整咬合到正中关系、颞下颌关节调整以及改善认知感受状态。Dao & Lavigne（1998）回顾了这些研究理论，认为证据的质量是存在疑问的，而且其病因理论的基础来源并没有得到证实。

治疗有效性最有力的证据应该来自设计严谨的随机化对照实验（RCTs），因为TMD的临床症状存在非常明显的波动变化，并且还有很高的自愈概率，同时治疗的安慰剂效应也会促使症状显著改善，所以设立对照组是非常关键的。故此患者随机化分组与数据信息的盲法收集和分析对于减少误差是至关重要的。但是以往绝大多数研究都不能满足上述这些要求，因此殆垫治疗的确切治疗价值仍然没有得到建立。

Dao等（1994a）完成了一项包含61位肌筋膜痛（依照RDC/TMD）患者的临床随机化分组实验研究，实验中将患者分为3组：试验组采用稳定性（Michigan）殆垫治疗且全天佩戴，被动对照组只是在每次复诊时戴用同类的殆垫半小时，主动对照组全天佩戴没有咬合面的腭侧殆垫。对于疼痛程度，采用视觉模拟评分法（VAS）由患者自我评估，结果发现所有3组的疼痛评估数值均随着时间显著下降，并且组间没有显著差异。这项研究的结论对殆垫的治疗效果提出质疑，认为疼痛感觉下降可能是由于安慰剂效应或自愈的原因。因为其结果与临床针对咀嚼肌疼痛患者的处理息息相关，所以引起临床医生的广泛关注。

但是，学者并没有提及在这项研究中将具有磨牙症病史作为患者的排除因素，这一点在后续文章中（Dao et al. 1994b）上述这些患者复诊时才提及，因此在前面1994年发表的文章中殆垫治疗有效性的结论，只适用于TMD组中不伴有磨牙症的肌筋膜痛患者。

1994年这项研究的学者继续对结果进行深入分析，通过比较每次复诊时患者主诉的"疼痛"（疗效）与"疼痛缓解程度"（有效性）（Feine et al. 1995），发现3组患者的疼痛缓解数值都随着时间增加，但是被动对照组增加的最为不显著。猜测其原因在于被动对照组患者会逐渐确信他并没有接受"真正的"治疗，这就能够解释为什么感到治疗有效性越来越差。结果表现在患者对治疗的满意度不在于疼痛缓解程度，而在于是否给予干预。似乎组间存在安慰剂效果强度的差别，但这种结果只有在把评估指标从"疼痛"改成"疼痛缓解程度"时才表现得明显。笔者认为因为TMD的病因目前仍然未知，所以最合理的治疗方法并不是缓解疼痛，而是让患者感觉舒适起来。

Ekberg等（1998）针对关节痛患者（依照RDC/TMD）也进行了一项类似的临床随机化分组实验，设定稳定性（Michigan）殆垫组，将无咬合面的腭侧殆垫组作为主动对照组，来比较二者的治疗有效性。实验中没有将磨牙症作为排除标准，疼痛评价采用VAS数值记录。实验结果发现稳定性殆垫和腭侧殆垫在缓解疼痛程度方面并没有显著差异，但是当分析指标采用"自我感受缓解程度"时，稳定性殆垫比腭侧殆垫显著有效，这点与Dao等实验（1994a）的结论是相矛盾的，究其原因学者认为他的实验患者是关节源性疼痛，而Dao研究组的患者则为肌筋膜痛。

还有一些研究也对殆垫治疗效果进行了RCT评

价（Meta分析），Ralphael和Marbach（1997）对殆垫用于治疗TMD的相关文献进行回顾后，得出结论"大多数对照研究的结论认为殆垫并无治疗效果"。

Dao和Lavigne（1998）回顾相关文献后，得出结论认为殆垫的真实有效性仍然值得质疑，大多数研究中疼痛缓解是由于治疗的非特异性效果，如安慰剂效应或自愈。他们认为，殆垫可能只是通过改变患者的不良习惯和提高患者舒适感来发挥作用，所以在TMD的发病史及病因被清晰揭示和更多治疗康复手段应用之前，殆垫只能作为缓解疼痛的一种辅助手段。

Forssell等（1999）针对殆垫治疗有效性进行了一项采用Meta分析的RCTs实验研究，结果发现稳定性殆垫优于3组治疗对照，与12组治疗对照作用相当，与4组被动对照相比具有优势或效果相当。但同时也特别提及，腭侧殆垫、针灸、超声波、经皮电刺激（TENS）作为对照，本身就可能会影响肌肉功能和患者的认知感受。最后给出的结论为"殆垫对于TMD的治疗可能是有益的"。

Kriener等（2001）在对殆垫治疗相关的RCTs试验文献进行回顾后发现，实验结果会受到研究所纳入TMD患者人群的群体差异影响，比如其中有些研究只涉及肌筋膜痛患者，而有些研究则包含了肌源性和关节源性患者，而且对于磨牙症人群和非磨牙症人群，研究结果可能也会不同。

上述研究发现殆垫通过类似于生理反馈或松弛作用的行为干预方式来达到治疗作用，而不是作为一种改变下颌物理位置的医疗装置来起到治疗作用。并且在出现局部的肌痛或关节痛情况时，应用殆垫可以缓解疼痛，这一点是具有充足的证据支持。

Fricton（2010）针对TMD患者实施了一项矫治殆垫的RCTs Meta分析试验，报道发现与无咬合面的殆垫和无治疗的对照组相比，硬质稳定性殆垫在TMD疼痛缓解方面有着明显的有效性，与物理治疗、行为治疗、药物治疗和针灸治疗在疼痛缓解方面同样有效，而软质殆垫、前导殆垫以及再定位殆

垫在缓解疼痛有效性方面也有一些RCT证据，但是这几种殆垫佩戴后出现不良反应的可能性比较高，所以一定要密切监控其临床应用过程。

前导殆垫曾被建议用于预防和治疗磨牙症、TMD、紧张型头痛和偏头痛，对于这种殆垫有效性的系统性RCTs评估研究（Stapelmann & Turp 2008）结果发现，虽然与全牙弓稳定性殆垫相比具有相似的有效性，但是并没有发现前导殆垫可以预防磨牙症、TMD、紧张型头痛或者偏头痛的相关证据支持。而且学者对于前导殆垫进行了阐述，需要重点关注其可能导致意外的咬合改变，所以必须在医生的严格监控下戴用。最后给出的结论是：全牙列稳定性殆垫仍然是TMD患者治疗的"金标准"。

殆垫制作

殆垫设计

对于殆垫的设计，不同医生有着不同的偏好，如有些选择制作上颌殆垫，有些则做在下颌；殆面形态设计也是各有选择，如锁结或者平坦形式，还如前导设计的有无，以及殆垫厚度选择的不同，然而这些选择偏好都没有得到包括RCTs临床实验研究结果在内的数据支持。

在选择殆垫的材质方面，用硬质或软质还是存在区别的。有些医生偏好使用软质殆垫，是因为其佩戴舒适性和容易就位的特点。但是有证据表明软质殆垫在减轻磨牙症方面有效率并不高（Kuboki et al. 1997），因为一小部分患者主诉在戴用这种殆垫会出现不自主"挤压或弹咬殆垫"的习惯。

世界各国专业牙医最常用的殆垫是稳定性（Michigan）殆垫，它是一种硬质的上颌殆垫，咬合面平坦光滑，而且在前牙区具有能够提供前导的斜面。在制作时会轻微抬高垂直距离，并能够提供足够的支持强度，而且在后退接触位或正中关系位都能够确保所有下颌牙齿平稳接触，文字所描述的殆垫设计情况如图20-1所示。

模型预备

用托盘制取上下颌藻酸盐印模，翻制石膏模型

用于殆垫制作。

使用面弓来转移上颌骨与髁突间轴和Frankfort平面的关系，然后记录正中关系时上下颌牙列的位置关系即上下颌位置关系（MMR）记录，最终完成颌位转移记录（见第1章和第6章）。

为了提供摩擦固位，殆垫需要在切牙和尖牙区覆盖唇面的25%，覆盖前磨牙颊面的33%，覆盖磨牙颊面的50%（图20-1）。在殆垫就位调整时，为了缩短椅旁操作时间，非常重要的一步操作是上颌石膏模型填倒凹（图20-2），同时殆垫的腭侧边缘位置需要延伸到距离腭侧龈缘5~10mm处。

殆垫成型

加热2mm厚热压成型基板，覆盖于上颌模型经由压力成型，然后在基板表面铺垫自固化树脂，闭

合殆架至已经确定好的殆垫垂直距离，这样树脂就与下颌磨牙和前磨牙的颊尖接触而成型，形成大约5mm宽的平坦咬合面（图20-3），而在尖牙和切牙区形成2mm宽的前方平台，平台再向前方延伸出一个45°的斜面，为下颌运动提供侧方和前伸引导（图20-4），为减少气泡产生，最后将树脂基板置于压力盒固化。

技工室殆垫调整

在殆架上借助塑料咬合纸来进行殆垫调整，需要保证在正中关系位上，切牙、尖牙牙尖以及前磨牙和磨牙的颊尖与殆垫同时出现稳定的RCP接触（图20-5A），这种正中咬合接触用一种颜色来着色显示，而侧向和前伸运动时下颌牙尖在前斜面上的运动轨迹则用另一种颜色显示（图20-5B和C）。

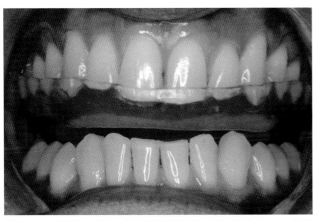

图20-1 小开口状态时上牙列戴入稳定性（Michigan）殆垫的口外照 为了实现摩擦固位，殆垫在切牙和尖牙区覆盖唇面的25%，前磨牙区覆盖颊面的33%，磨牙区覆盖颊面的50%。

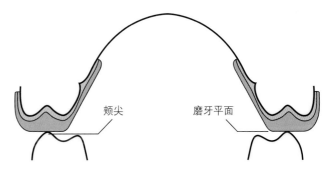

图20-3 经上颌第一磨牙的殆垫冠状剖面视图，可见2mm热凝基板覆盖磨牙表面和腭部，基板表面铺垫丙烯酸树脂，与下颌磨牙的颊尖对应接触，形成一个平坦的咬合平面。

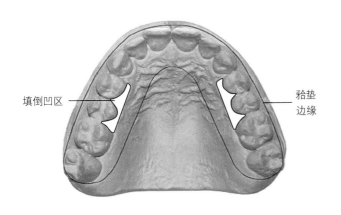

图20-2 殆垫的边缘和舌侧石膏填倒凹区。

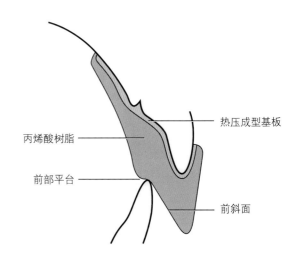

图20-4 经上颌中切牙的殆垫矢状剖面视图，显示出2mm热凝基板覆盖上颌切牙和腭部，表面铺垫丙烯酸树脂形成前部平台和45°的前斜面。

对于殆垫咬合面的接触点调整要求是：侧向运动时只有单侧下颌尖牙牙尖上有唯一的接触，在前伸运动时只有切牙和尖牙牙尖与殆垫有接触，也就是说需要消除在磨牙和前磨牙上存在的任何侧向运动或前伸运动接触点。

然后从模型上取下殆垫，磨去腭侧部分，抛光唇颊及腭侧边缘（图20-6）。殆垫咬合面暂时不抛光，以便在口内调整时咬合纸可以清晰着色。

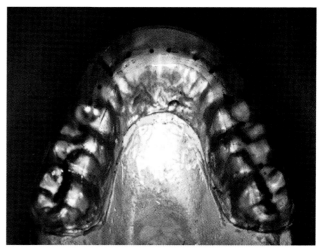

图20-6　稳定性（Michigan）殆垫口内咬合面形态照　显示带有一个前斜面的咬合平面形态，咬合纸印记可见前斜面上的左右尖导轨迹，以及下牙的正中接触。

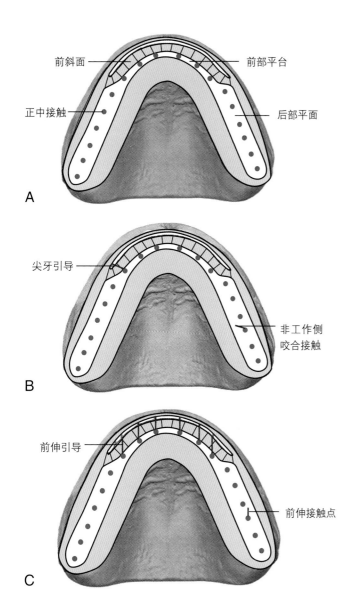

图20-5　殆垫　**A**，平坦的水平咬合面与下颌磨牙和前磨牙颊尖相接触，下颌尖牙和切牙与殆垫前部较窄的平台接触，从下前牙咬合接触点向前立刻抬高形成45°前斜面。**B**，下颌向右侧做侧向运动时，右侧下颌尖牙相对前斜面滑动形成的工作侧运动路径，左侧下颌第一磨牙区出现的平衡侧或非工作侧接触。**C**，前伸运动时下颌切牙和尖牙相对前斜面滑动的接触路径，左侧下颌第一磨牙上存在的前伸运动接触轨迹。

口内调整

制作殆垫时应合理地填倒凹，这样就可以在临床佩戴时节省椅旁诊疗时间。在阻止殆垫完全就位或引起撬动的区域，可以使用压力印记膏来封闭组织面上的局部点来消除影响。

调整殆垫咬合面光滑平坦，保证在正中关系所有下颌前牙牙尖和前磨牙及磨牙的颊尖同时与殆垫接触，调整过程中用Miller镊来辅助夹持咬合纸。有些牙医还会调磨殆垫咬合面，使得下颌牙列在中等力咬合接触位（MOP）与之形成平稳接触，这个位置是较RCP略前"下颌快速闭口"的位置，这样就保证了患者下颌运动存在"正中自由度"。

最后调整前斜面保证侧向运动时切牙和尖牙的平滑引导，以及前伸运动时前牙的平滑引导。

患者须知

嘱患者只在夜间戴用殆垫，因为殆垫会引起睡眠时唾液分泌增强或减弱的现象，所以可以建议有些患者睡觉时偶尔不戴。患者可能会感觉到殆垫不同牙位区域会有过紧的情况，一般随着继续戴用，这种不舒服将会消失。因为牙齿周围和殆垫下方会有菌斑聚集的风险，所以需要建议患者关注自身的口腔卫生。

殆垫复诊

殆垫复诊时需检查咬合接触的稳定性，通常进行加固以免日间副功能运动习惯对其有影响。戴用殆垫最初6个月期间需要每2个月复诊一次，以确定症状是否有改善，如有改善则患者可以开始降低佩戴殆垫的频率。如果患者自觉症状加重，或者自我监控发现尤其是在精神紧张时紧咬牙的表现更为明显，则需要继续戴用殆垫。

还需要告知患者如果停戴殆垫一段时间，牙齿可能会出现微小移动，因而重新戴用殆垫后会有不适感和较紧的现象。长期佩戴殆垫的患者需要每年复诊一次，以确保没有咬合以及牙周改变。如果佩戴新的修复体，那么殆垫也需要进行调整。

参考文献

[1] Arima T, Svensson P, Arendt-Nielsen L: Experimental grinding in healthy subjects: a case for postexercise jaw muscle soreness, *J Orofac Pain* 13:104–114, 1999.

[2] Clark GT: Interocclusal appliance therapy. In Mohl ND, Zarb GA, Carlsson GE, et al, editors: *A Textbook of Occlusion*, Chicago, 1988, Quintessence, pp 271–284.

[3] Dao TT, Lavigne GJ: Oral splints: the crutches for temporoman-dibular disorders and bruxism? *Crit Rev Oral Biol Med* 9:345–361, 1998.

[4] Dao TT, Lavigne GJ, Charonneau A, et al: The efficacy of oral splints in the treatment of myofascial pain of the jaw muscles; a controlled clinical trial, *Pain* 56:85–94, 1994a.

[5] Dao TT, Lund JP, Lavigne GJ: Comparison of pain and quality of life in bruxers and patients with myofascial pain of the masticatory muscles, *J Orofac Pain* 8:350–355, 1994b.

[6] Dworkin SF, LeResche L: Research diagnostic criteria for temporomandibular disorders: review, criteria, examinations and critique, *J Craniomandib Disord* 6:301–355, 1992.

[7] Ekberg EC, Vallon D, Nilner M: Occlusal appliance therapy in patients with temporomandibular disorders: a double-blind controlled study in a short-term perspective, *Acta Odontol Scand* 56:122–128, 1998.

[8] Feine JS, Lavigne GJ, Lund JP: Assessment of treatment efficacy for chronic orofacial pain. In Morimoto T, Matsuya T, Takada K, editors: *Brain and Oral Functions*, Amsterdam, 1995, Elsevier, pp 257–264.

[9] Forssell H, Kalso E, Koskela P, et al: Occlusal treatments in temporomandibular disorders: a qualitative systematic review of randomised controlled trials, *Pain* 83:549–560, 1999.

[10] Fricton J: Systematic review and meta-analysis of randomized controlled trials evaluating intraoral orthopedic appliances for temporomandibular appliances, *J Orofac Pain* 24:237–254, 2010.

[11] Fricton JR, Kroenig R, Haley D, et al: Myofascial pain syndrome of the head and neck: a review of clinical characteristics of 164 patients, *Oral Surg* 60:615–623, 1985.

[12] Kriener M, Betancor E, Clark GT: Occlusal stabilisation appliances: evidence of their efficacy, *J Am Dent Assoc* 132:770–777, 2001.

[13] Kuboki T, Azuma Y, Orsini M, et al: The effect of occlusal appliances and clenching on the temporomandibular joint space, *J Orofac Pain* 11:67–77, 1997.

[14] Laskin DM: Etiology of the pain-dysfunction syndrome, *J Am Dent Assoc* 79:147–153, 1969.

[15] Lipton JA, Dionne RA: National Institutes of Health technology assessment conference on management of temporomandibular disorders, *Oral Surg Oral Med Oral Pathol Oral Radiol Endod* 83:49–183, 1997.

[16] Lund JP: Pain and movement. In Lund JP, Lavigne GJ, Dubner R, et al, editors: *Orofacial Pain: From Basic Science to Clinical Management*, Chicago, 2001, Quintessence, pp 151–163.

[17] Posselt U: *Physiology of Occlusion and Rehabilitation*, ed 2, Philadelphia, 1968, FA Davis.

[18] Raphael K, Marbach JJ: Evidence-based care of musculo-skeletal facial pain. Implications for the clinical science of dentistry, *J Am Dent Assoc* 128:73–79, 1997.

[19] Rugh JD, Solberg WK: Psychological implications in temporo-mandibular pain and dysfunction. In Zarb GA, Carlsson GE, editors: *Temporomandibular Joint Function and Dysfunction*, Copenhagen, 1979, Munksgaard, pp 239–258.

[20] Stapelmann H, Turp JC: The NTI-tss device for the therapy of bruxism, temporomandibular disorders, and headaches—where do we stand? A qualitative systematic review of the literature, *BMC Oral Health* 8:22, 2008.

[21] Travell JG, Rinzler SH: The myofascial genesis of pain, *Postgrad Med* 11:425–434, 1952.

咬合治疗中的调𬌗

Occlusal Adjustment in Occlusion Management

Anthony Au, Iven Klineberg

概述

　　调𬌗作为修复治疗前的预处理是非常重要的，同时也用于颞下颌关节紊乱病（TMD）中特殊病例的治疗，其临床操作包括牙齿表面形态的修减和采用合适的修复材料进行牙齿表面形态的增塑。在适应证和治疗目标上，调𬌗治疗与咬合平衡以及选磨有着清晰的区别。临床前和临床中的系统性处理措施对于治疗结果的长期稳定是非常有益的。但是在治疗TMD尤其是急性口颌面痛疾患时，对于调𬌗治疗相关的学术称谓和科学证据仍然存在争议。本章目的在于澄清这些定义，并校验那些适宜应用调𬌗治疗的试验研究证据。

章节要点

- 调𬌗包括牙面形态的减和/或增
- 调𬌗不是咬合平衡和选磨
- 阐述调𬌗的特殊目标和适应证
- 只有情况符合明确的适应证时才能应用调𬌗治疗
- 在TMD治疗方面，没有强有力的证据证明调𬌗治疗比保守可逆治疗更有效，同样也没有证据其可以用于急性口颌面痛的治疗
- 在临床调𬌗治疗前，建议先将研究模型上𬌗架进行模拟调𬌗治疗
- 应用真空成型的模板可以精确地辅助实现预先确定的调𬌗治疗方案

前言

　　不论是全牙列抑或部分牙列患者，调𬌗治疗指的是通过调改牙齿表面的特定区域，来实现牙齿和颌骨稳定性的增强，并且在侧向运动时将咬合力直接加载于特定牙齿上的操作方法，这种操作包括对牙齿表面结构的修减和用修复材料进行表面形态增塑。如果需要对咬合面形态进行减法处理，应尽可能采用微量调磨，有病例对照的研究证实调磨咬合接触干扰可以减轻TMD的特定症状和体征，如颞下颌关节弹响（Pullinger et al. 1993；Au et al. 1994），但是这些研究并不是具有前瞻性的对照实验研究。如果要对咬合面形态进行增塑，则需添加修复材料来提高关键牙齿颊舌向和近远中向的稳定性，或为侧向运动提供更为精确的引导斜面。

　　调𬌗治疗与咬合平衡及选磨有着明显的区别。

　　咬合平衡：是为了实现特定的咬合形式所进行的治疗操作，一般是针对严重破坏的牙列需要大范围修复治疗的情况。常规需要实现如下目标：

- 后退接触位（RCP）与牙尖交错位（ICP）协调一致

- 精细的尖窝或牙尖-边缘嵴接触
- 前导使得后牙在下颌侧向运动时顺利实现咬合分离

因此咬合平衡需要通过广泛的牙齿调改来实现前面描述的特定咬合形式，常可以借助固定修复方法来达到上述特征要求。

选磨：是为了减少或者改变不必要的特定咬合接触或牙齿斜面，而对单颗牙齿或多颗牙齿进行形态重塑的临床操作方法。具体如调磨突出的牙尖、无对颌接触而伸长的后牙、𬌗曲线不良的修复体以及正畸牵引的牙齿，因为这些情况都会导致出现牙齿咬合干扰的状况，进而阻止下颌向前方和侧方的自由运动。选磨还作为辅助手段用在多学科治疗当中，如牙周治疗、正畸治疗、常规的修复治疗和牙体牙髓治疗，但是在文献中常被错误地命名为调𬌗治疗。"补充书目"下面列出的参考文献，可以提供其在不同牙科学科中的应用范例。

调𬌗治疗的目的

- 通过提供具备最小化的前后向曲度和最小限度的侧向曲度的𬌗平面，以期尽可能地避免咬合干扰
- 在正确的咬合垂直距离（OVD）下，通过提供双侧后牙在RCP和ICP时同时接触，以维持牙列间稳定性，这时后牙支持尖与对颌的咬合窝或边缘嵴保持稳定的接触关系
- 在前牙特定的近中斜面，或者是尽可能位于牙列前方的区域，为下颌侧向和前伸运动提供引导。调整后牙的引导接触，使其在侧方运动时不能承担主导作用。因其临床把握的便利性，所以这是常规治疗后选择的咬合关系形式，但是对其在天然牙列中的日常应用，目前还没有足够的对照研究证明
- 维持理想的盘-突功能，保证髁突沿着关节结节后斜面做平滑的滑动和转动
- 确保下颌前伸和侧方运动自由无阻碍，克服由于牙齿锁结咬合关系导致受限的功能性咬合角度（FAO）。如下颌牙齿排列情况会导致出现受限的FAO：与髁突运动轨迹不协调的前牙深覆𬌗表

现，OVD丧失伴随修复体外形不良，正畸牵引的牙齿，以及突出的牙尖。这是在传统修复牙科学中能够被接受的做法，尽管患者主观感受受益，但是并没有临床对照试验来证实

调𬌗治疗的适应证

- 作为修复前的预处理和常规牙齿修复的护理：
  - 可以为ICP下颌关系和牙齿咬合接触提供稳定的支持
  - 可以提高单颗牙齿的稳定性
- 为下颌侧向和前伸运动提供平滑的引导，以实现增强咀嚼功能的作用，包括调磨突起的牙尖、相互锁结的牙尖斜面，以及侧向运动中非工作侧和工作侧前伸运动咬合干扰
- 改变创伤𬌗时牙齿咬合接触干扰所导致的牙齿过度受力状况，如常发生在副功能运动紧咬牙时，这样会导致牙齿敏感、楔状缺损或牙折，以及牙齿动度增加。调𬌗治疗可以将𬌗力直接加载于适当的牙齿，并且受到力的方向较为理想化，尽可能沿着牙体长轴方向
- 为了稳定正畸、牙体修复和口腔修复治疗效果的需要。在这种情况下，如果决定保留现存的修复体，就需要进行调𬌗治疗，或者对于所选定的牙齿需要采用咬合面调磨结合堆积重塑的方法

调𬌗治疗既被用作固定和活动修复的预处理步骤，也作为针对TMD的辅助治疗方法来应用。在一项Forssell等（1987）报道的随机化对照试验研究中发现，经过调𬌗治疗之后，TMD的症状和体征显著改善，神经肌肉协调性明显提高；但是因为采用非同源的对照组和混合治疗方法，所以削弱了其实验证据的可靠性。需要强调的是同一组研究者在后续的系统性文献回顾中提出，支持调𬌗治疗作为TMD的合理治疗方法的证据是不足的（Forssell et al. 1999；Forssell & Kalso 2004）。调𬌗治疗对夜磨牙的治疗作用也有学者采用非对照的研究方法进行了分析（Bailey & Rugh 1980）。Clark等（1999）回顾了对健康无TMD受试者采用实验性咬合干扰研究的文献，发现表现出的症状包括短暂的牙齿疼痛和动度

增加，以及肌肉静息水平紧张度改变和下颌运动顺滑性障碍，而且偶有咀嚼肌疼痛和颞下颌关节弹响出现，但是这些数据并不能强烈支持实验性咬合干扰与TMD的关联性。有关调𬌗治疗能否作为TMD的治疗方法，Tsukiyama等（2001）针对已发表文章进行了严格的综述回顾，结果发现：现有的证据不能够支持在治疗磨牙症和非牙源性TMD时调𬌗治疗效果优于其他保守治疗方法。一些系统性综述回顾了从1966年到2009年的相关研究，结论为从可靠的随机化对照试验研究结果来看，没有证据显示调𬌗治疗可以减轻TMD的症状或者预防TMD。

牙齿咬合接触干扰与磨牙症或急性口颌面痛之间的联系，目前无法采用随机化对照试验来证实，这一点并不奇怪。有一些证据支持牙齿咬合接触干扰可能与咀嚼肌疼痛和TMD有关，其作用机制可能是通过影响牙齿的功能性引导而导致出现症状；但是目前相关的研究支持证据很弱，因为直接进行组间比较是不可能实现的：

- 不同研究中下颌和髁突位置的生理差异，以及调𬌗治疗时获取RCP方法的不同
- 咬合接触特征的差异
- 对于实验研究和结果指标的评价方法缺乏标准化
- 患者治疗组中TMD分组诊断的分类标准不够明晰
- 实验缺乏足够的盲法设计
- 样本量较小而且常常大量患者未能随访
- 随访时间较短
- 没有标准的对照治疗组
- 研究机构界定不明确（医院还是疼痛门诊的就诊人群）
- 对于潜在的干扰因素和效应修正因素没有进行调整

如果想要证明调𬌗治疗的有效性，需要满足以下条件：充分设计的多中心研究，采用明确的诊断分组，大样本量以及长期随访。至此，国际牙科研究学会（IADR）神经科学组对于TMD治疗的一致意见，建议应该遵从如下原则："强烈建议，除非存在特殊和合理的适应证，治疗应该首选保守、可逆和适宜的循证治疗方法。因为不能证明任何一种特

定的治疗方法始终有效，所以与各种侵入性治疗相比，很多保守治疗至少可以提供缓解效果，而且它们导致伤害的风险概率明显要小"。10年过去了，并没有出现更进一步的科学证据，Turp和Schindler（2012）建议在治疗选择时应当关注非咬合因素。而且得到公认的是美国牙科研究学会也支持这样的临床治疗方案。

临床操作

执行以下操作流程可以使得临床调𬌗治疗变得容易：首先取研究模型，然后精确转移颌位关系上可调𬌗架（图21-1），这样的治疗计划有如下优点：

- 缩短临床操作时间，在经过研究模型分析和调磨之后，就可以确定牙面上需要调磨的精确位置，接下来操作则相对简单，按照模型上调磨的方式完成临床调𬌗治疗即可
- 在𬌗架研究模型上进行诊断性调𬌗治疗，还能够确定牙齿咬合面形态需要磨除的量。如果诊断性调𬌗发现牙齿磨除量太大，就需要考虑其他的牙齿形态减法治疗方法，如正畸治疗或高嵌体
- 牙齿咬合面调磨的部位需要慎重选择，如果失败则可能会破坏咬合稳定性，进而导致现有的临床情况进一步恶化

同样重要的一点是可以向患者展示所建议调磨治疗的具体情况、描述选择治疗的原因以及具体需

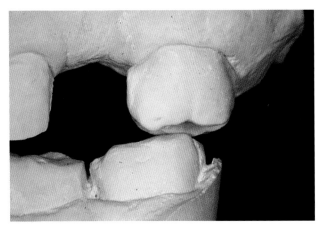

图21-1 显示𬌗架石膏模型上位于上颌第二磨牙腭尖的非工作侧咬合干扰。

要调磨的牙齿，确保患者填写知情同意书，这是非常重要的保护手段，可以避免出现医患法律纠纷问题。如何将已经在秴架研究模型上确定的调秴治疗操作精确地转移到口内相应的牙齿结构区域上，是下面将具体阐述的内容。

临床前准备

临床前处理程序包括制取颌位关系转移记录之后，再进行上秴架模型验证。使用Kerr咬合蜡（Kerr，Emeryville，California）来记录RCP咬合接触，咬合记录在口内冷却结固后取出送至技工室，再次确认记录上的穿透点与秴架模型上的起始接触点是否一致，如果一致说明模型上秴架很精确。使用Tru-fit染色涂层（George Taub Products and Fusion Co. Inc.，Jersey City，New Jersey）或者与石膏模型颜色不同的荧光笔将上下颌模型牙齿的所有咬合面完全涂抹覆盖（图21-2）。在秴架模型上进行模拟调秴治疗的程序如下：

- 调整RCP咬合接触实现双侧同时广泛接触，提供理想的下颌支持
- 调整ICP咬合接触实现广泛的双侧同时接触
- 减少或消除RCP与ICP之间的滑动，但是消除这种滑动并不是常规必须要求的
- 消除非工作侧咬合干扰，保证侧向引导位于尖牙（尖导）、尖牙和前磨牙、尖牙和前磨牙以及磨牙（组牙引导）

- 下颌模型进行侧方和侧前方运动时没有咬合干扰，尖牙或者尖牙与后牙一起提供引导，完成工作侧调磨
- 调整前伸接触保证尖牙和切牙提供前伸引导，调磨范围尽可能限制在牙尖之间的区域。注意保存支持尖、修整牙尖斜面、对颌咬合窝或边缘嵴的形态，这样就能保证牙尖顶与咬合窝或边缘嵴的接触

需要强调的是，尽可能少量地磨除牙齿，为了简化操作步骤，如果可能的话可以将调磨范围限制在上颌牙列。用墨水笔在石膏模型上标记调磨区域以便清楚区分，用原始石膏模型来压制透明真空热压成型基板（Bego adaptor foils，0.6mm厚）（图21-3），然后复位于调秴后的模型上（图21-4），用尖锐的手术刀或平头的裂钻，小心去除与模型上调秴区域对应的基板部位，修剪基板（图21-5）边缘，延伸边界不超过龈缘下2mm，最后抛光边缘，消除可能损伤口内软组织的锐利边缘。

临床操作步骤

将基板覆盖于牙齿表面，检查其在牙齿周围的密合度，并且不能压迫口内软组织导致不适。通过提前在基板上预备好的穿通部位（图21-6），将需要调整的牙尖和边缘嵴显示得非常清晰。建议用梨形树脂抛光磨头（Komet 8368.204.016）或12槽麻花钻钨钢磨头（Komet H46.014）来调磨牙齿，磨去基

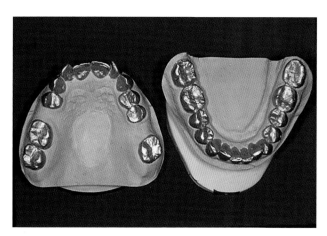

图21-2 用染色涂层涂抹翻制上下颌模型的牙齿表面，为临床处理前技工室模拟调秴治疗做准备。

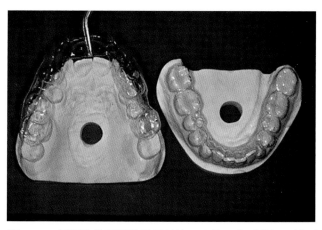

图21-3 用调秴前石膏模型压制的透明热压成型基板 模型中心部位的透热孔可以调节热压成型材料与模型之间的密合度。

板上磨穿部位以外的牙齿突起结构（图21-6）。如果需要添加修复材料，则可以用诊断蜡型翻制模型来制作热压真空成型基板，在临床操作时，借助基板可以在预定的牙面上精确地放置复合树脂。上述过程为调𬌗的初始阶段。

接下来需要完善和结束调𬌗治疗，借助塑料咬合纸（GHM foil—Gebr.Hansel-Medizinal，Nurtingen，Germany；Ivoclar/Vivadent，Schaan，Liechtenstein）以及医生的触觉来反复检查确证：

- 调𬌗后检查确保RCP时双侧支持尖形成广泛的止接触
- 调𬌗后检查确保ICP也是形成双侧止接触，这样就可以消除或减少RCP/ICP之间滑动的量
- 调磨非工作侧咬合干扰，确证工作侧形成尖牙或前牙引导或者组牙引导
- 调磨前伸咬合干扰，使得引导位于尖牙或尖牙和切牙
- 所有调磨过的牙面都需要抛光和局部涂氟
- 为了下一步治疗的可能需要，为调磨后的牙列取印模，灌制石膏模型，在经过调𬌗后的𬌗架研究模型上为最终修复体制作诊断蜡型（图21-7）

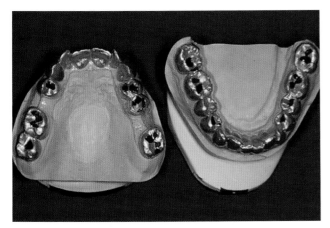

图21-4 将基板放置于调磨过的复制模型上 调磨过的区域用墨水来清晰识别，13牙齿腭侧面添加蜡的部位代表需要添加复合树脂来提供咬合接触的区域。

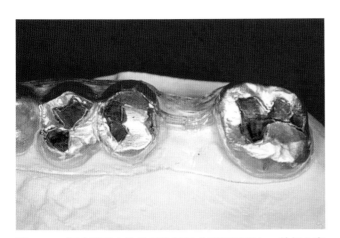

图21-5 调𬌗模型上修剪后的基板（腭侧面观） 基板上穿通处与模型上牙尖需要调磨的部位相对应。

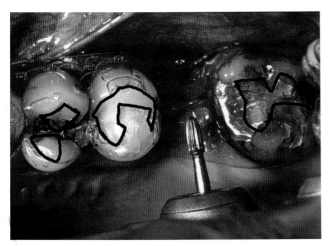

图21-6 上牙列对应的上颌基板 牙齿上需要调磨的部位借助基板穿通的部位突出显示并用高亮边缘线标记出来。

致谢

在此向Charles Kim为其所做的技师预备工作表达我们的感谢。

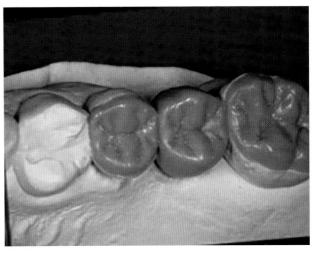

图21-7 图中所示为第一象限设计三单位桥修复的诊断蜡型，完成调𬌗治疗是制作上颌后牙区域三单位桥架的预备操作。如果不再需要更进一步的处理，调磨完成后的牙齿表面需要抛光和涂氟。

参考文献

[1] Au A, Ho C, McNeil DW, et al: Clinical occlusal evaluation of patients with craniomandibular disorders, *J Dent Res* 73:739, 1994. (abstract).

[2] Bailey JO, Rugh ID: Effect of occlusal adjustment on bruxism as monitored by nocturnal EMG recordings, *J Dent Res* 59:317, 1980. (abstract).

[3] Clark GT, Tsukiyama Y, Baba K, et al: Sixty-eight years of experimental occlusal interference studies: what have we learned?, *J Prosth Dent* 82:704–713, 1999.

[4] Forssell H, Kalso E: Application of principles of evidence-based medicine to occlusal treatment for temporomandibular disorders: are there lessons to be learned?, *J Orofac Pain* 18:9–22, 2004.

[5] Forssell H, Kalso E, Koskela P, et al: Occlusal treatments in temporomandibular disorders: a qualitative systematic review of randomized controlled trials, *Pain* 83:549–560, 1999.

[6] Forssell H, Kirveskari P, Kangasdniemi P: Response to occlusal treatment in headache patients previously treated by mock occlusal adjustment, *Acta Odont Scand* 45:77–80, 1987.

[7] Koh H, Robinson P: Occlusal adjustment for treating and preventing temporomandibular joint disorders, *Cochrane Syst Rev* CD003812, 2003.

[8] List T, Axelsson S: Management of TMD: evidence from systematic reviews and meta-analyses, *J Oral Rehabil* 37:430–451, 2010.

[9] Pullinger AG, Seligman DA, Gornbein JA: A multiple logistic regression analysis of the risk and relative odds of temporoman-dibular disorders as a function of common occlusal features, *J Dent Res* 72:968–979, 1993.

[10] Tsukiyama Y, Baba K, Clark GT: An evidence-based assessment of occlusal adjustment as a treatment for temporo-mandibular disorder, *J Prosth Dent* 86:57–66, 2001.

[11] Turp JC, Schindler H: The dental occlusion as a suspected cause for TMDs: epidemiological and etiological considerations, *J Oral Rehabil* 39:502–512, 2012.

推荐阅读

[1] Branam SR, Mourino AP: Minimizing otitis media by manipulating the primary dental occlusion: case report, *J Clin Pediatr Dent* 22:203–206, 1998.

[2] Davies SJ, Gray RMJ, Smith PW: Good occlusal practice in simple restorative dentistry, *Brit Dent J* 191:365–381, 2001.

[3] Foz AM, Artese HPC, Horliana CRT, et al: Occlusal adjustment associated with periodontal therapy—a systematic review, *J Dent* 40:1025–1035, 2012.

[4] Gher ME: Changing concepts. The effects of occlusion on periodontitis, *Dent Clin North Am* 42:285–297, 1998.

[5] Greene CS, Laskin DM: Temporomandibular disorders: moving from a dentally based to a medically based model, *J Dent Res* 79:1736–1739, 2000.

[6] Hellsing G: Occlusal adjustment and occlusal stability, *J Prosth Dent* 59:696–702, 1988.

[7] Karjalainen M, Le Bell Y, Jamsa T, et al: Prevention of temporomandibular disorder-related signs and symptoms in orthodontically treated adolescents. A 3-year follow-up of a prospective randomized trial, *Acta Odont Scand* 55:319–324, 1997.

[8] Kopp S, Wenneberg B: Effects of occlusal treatment and intra-articular injections on temporomandibular joint pain and dysfunction, *Acta Odont Scand* 39:87–96, 1981.

[9] Luther F: Orthodontics and the temporomandibular joint: where are we now? Part 2. Functional occlusion, malocclusion, and TMD, *Angle Orthod* 68:305–316, 1998.

[10] Marklund S, Wänman A: A century of controversy regarding the benefit or detriment of occlusal contacts on the mediotrusive side, *J Oral Rehabil* 27:553–562, 2000.

[11] Minagi S, Ohtsuki H, Sato T, et al: Effect of balancing-side occlusion on the ipsilateral TMJ dynamics under clenching, *J Oral Rehabil* 24:57–62, 1997.

[12] Rosenberg PA, Babick PJ, Schertzer L, et al: The effect of occlusal reduction on pain after endodontic instrumentation, *J Endod* 24:492–496, 1998.

[13] Tsolka P, Morris RW, Preiskel HW: Occlusal adjustment therapy for craniomandibular disorders: a clinical assessment by a double-blind method, *J Prosthet Dent* 68:957–964, 1992.

[14] Vallon D, Ekberg EC, Nilner M, et al: Short-term effect of occlusal adjustment on craniomandibular disorders including headaches, *Acta Odont Scand* 53:55–59, 1995.

专业课程必须经过严格的认证程序，以确保所有课程所遵守的教育标准能够准确地达到该专业的水平。在口腔修复学专业中，最严格的教学标准应该是在固定、活动和种植修复学领域以及咬合领域。

虽然不同国家的教育方式不同，但咬合仍然是牙科教育中最重要的科目之一，如果不了解咬合相关知识，对于口腔临床病例的治疗就无从谈起。此外，如果参与临床研究项目的人员没有掌握如何把握和控制咬合，临床研究就无法继续。如果没有按照上述要求去做，就会带来很多变数，进而破坏研究结果的可靠性。

临床医生会疑惑为何把𬌗学从口腔修复学中单独分离出来。因为在所有的口腔修复治疗中，咬合都是必不可少的环节，如果把咬合从固定、活动和种植修复中分离出来，又怎样才能提供合理的口腔修复治疗呢？

对于这一点，我和我的同事也都很是困惑。如果在口腔修复学中，𬌗学是作为一门基础学科存在的话，那么它的知识体系应该要更强大才对，但是在这一点上，我们的看法有所不同。𬌗学的重要性在于其不可避免地与口腔修复的所有环节都有关联。随着患者年龄的增长、具体治疗方案的执行、修复体的变化以及相应肌肉和骨骼的反应，咬合也会随之出现变化，对这些现象的理解，可以使得口腔临床医生、教师和研究者对𬌗学的复杂内涵有更深层次的了解。

本书涵盖了口腔领域关于𬌗、疾病以及治疗方面广泛的信息和最现代的知识理念，希望提供的这些信息能够为深入理解𬌗与口腔诊疗提供更为开放的新思路。

Steven E. Eckert

Iven Klineberg